Körper und Seele
Band 7

Am Anfang des Lebens

Neue körperpsychotherapeutische Erkenntnisse über unsere frühesten Prägungen durch Schwangerschaft und Geburt

Peter Schindler (Hrsg.)

Schwabe Verlag Basel

Eine Schriftenreihe der Schweizerischen Gesellschaft
für Bioenergetische Analyse und Therapie (SGBAT)
Mitglied des International Institute for Bioenergetic Analysis (IIBA), gegr. von Alexander Lowen, M.D., New York; Mitglied der Schweizer Charta für Psychotherapie; Mitglied der European Association for Psychotherapy (EAP); Mitglied der European Federation for Bioenergetic Analysis/Psychotherapy (EFBA-P); assoziiertes Mitglied der European Association for Body Psychotherapy (EABP und CH-EABP)
www.sgbat.ch

Die zweite Auflage wurde gedruckt mit freundlicher Unterstützung der European Association for Body Psychotherapy Schweiz (www.ch-eabp.ch) und der Internationalen Studiengemeinschaft für Prä- und Perinatale Psychologie und Medizin Schweiz (www.isppm.ch).

Titelbild: Salvador Dalí, Éléments énigmatiques dans un paysage, 1934

2. Auflage 2013

Gesamtherstellung: Schwabe AG, Druckerei, Muttenz/Basel, Schweiz
Printed in Switzerland
ISBN 978-3-7965-2644-2

rights@schwabe.ch
www.schwabeverlag.ch

Inhalt

Am Anfang des Lebens

Eine Einführung

Peter Schindler

Dieses Buch handelt von Grenzen und Grenzerfahrungen. Es möchte grundlegende Grenzen unseres menschlichen Daseins ausloten und von noch zu erforschenden Kontinenten unseres Seelenlebens erzählen.

Da ist zunächst *die Grenze unseres Lebensbeginns,* die pränatale Zeit, wo wir unseren Körper ausbilden. Was geschieht in dieser Zeit mit unserer Psyche? Was wissen wir darüber heute, was werden wir noch entdecken? Die tiefenpsychologische Erforschung unserer Seele hat sich in den letzten hundert Jahren unter anderem immer weiter zurück zum Anfang unseres Lebens hin bewegt. Von der Erforschung des ersten sprachlichen Lebensalters durch die frühe Psychoanalyse zur Erkundung der präverbalen frühen Entwicklung in der modernen Säuglingsforschung. Die Geburt und die vorgeburtliche Lebenszeit wurden von der prä- und perinatalen Psychologie zwar schon länger erforscht, aber wissenschaftlich salonfähig war diese Disziplin bisher seltsamerweise nie.

Ludwig Janus, einer der psychoanalytischen Pioniere auf diesem Gebiet und langjähriger Präsident der Internationalen Studiengemeinschaft für Prä- und Perinatale Psychologie und Medizin (ISPPM), beschreibt in seinem Beitrag in diesem Band die Geschichte der prä- und perinatalen Psychologie.

Erst durch die neuesten neurobiologischen Erkenntnisse und dank neuer technischer Mittel wie zum Beispiel der modernen hochauflösenden Ultraschallgeräte in der Schwangerschaftsdiagnostik werden wir immer unausweichlicher mit der Tatsache konfrontiert, dass unser seelisches Erleben nicht erst nach der Geburt beginnt und geformt wird. Im Gegenteil, unser Neurosystem und damit sehr wahrscheinlich auch unser emotionales und geistiges Erleben wird schon in der allerersten Entwicklungszeit der Schwangerschaft wesentlich geprägt und erhält in der Zeit bis und mit der Geburt seine tiefsten Engramme und Vernetzungen.

David Chamberlain, auch ein Pionier der prä- und perinatalen Forschung, und *Rien Verdult* berichten in ihren Arbeiten in diesem Buch über neue pränatale wissenschaftliche Erkenntnisse und ihre Konsequenzen, über faszinierende neurobiologische und bindungstheoretische Entdeckungen, welche die letzten Jahre hervorgebracht haben und welche uns herausfordern, die Landkarte der seelischen Entwicklung des Menschen völlig neu zu überarbeiten.

Je sensibler ein biologisches System ist, desto grösser ist seine Anfälligkeit auf Trauma und Stress und desto tiefer sind seine Prägungen durch traumatische Erfahrungen. Wenn man, was dieses Buch zeigen will, annimmt, dass wir die Schwangerschaft und Geburt nicht in einem «seelenlosen» Zustand, sondern als psychisch hochsensible Wesen durchleben, muss man anerkennen, dass wir in diesem Zeitraum so viele lebensbedrohliche und existentielle Erfahrungen durchmachen wie später nie mehr im Leben. Nur etwa 40% der befruchteten Embryonen überleben die Schwangerschaft und Geburt schlussendlich. Und 80% der synaptischen Verbindungen in unserem Gehirn, so behaupten gewisse Neurobiologen, werden im Zeitraum der letzten vier Wochen vor und bis vier Wochen nach der Geburt festgelegt.

Dies ist eine nächste entscheidende Grenze, *die Grenze der Geburt,* die wir überschreiten müssen, um «auf die Welt zu kommen», eine uns alle zutiefst prägende körperlich-seelische Urerfahrung. «Es ist nicht egal, wie Du auf die Welt kommst», heisst ein Buch von Michel Odent, einem führenden Gynäkologen und Vertreter der sanften Geburt. Und die American Medical Association hat vor ein paar Jahren geschrieben, die menschliche Geburt sei wahrscheinlich die traumatischste und bedrohlichste Erfahrung im ganzen Leben eines Menschen, sofern er nicht schwersten Unfällen oder Folterungen ausgesetzt werde.

Es waren Pioniere wie der Psychoanalytiker Otto Rank, der «das Trauma der Geburt» in den zwanziger Jahren des letzten Jahrhunderts verfasste, oder der grosse Gynäkologe Frédérick Leboyer, der sich seit den sechziger Jahren für eine sanfte Geburt einsetzte, die uns für diese Tatsachen zu sensibilisieren versuchten. Einige ihrer Schüler und Epigonen können wir erfreulicherweise in diesem Buch zu Wort kommen lassen.

William Emerson hat zwei Beiträge für uns geschrieben. Er ist einer der wichtigsten Forscher, Lehrer und Therapeuten auf dem Gebiet der prä- und perinatalen Psychotherapie, der in den letzten 30 Jahren unzählige Therapiesitzungen mit Babys, Kindern und Erwachsenen durchgeführt, aufgezeichnet und ausgewertet hat.

Die Psychotherapie hat eine immense Chance erhalten, einerseits diese allerfrühesten Traumatisierungen bei Erwachsenen, Jugendlichen und Kindern zu verstehen und zu behandeln, andererseits schon bei Babys traumatische Schwangerschafts- und Geburtserfahrungen unmittelbar therapeutisch anzugehen und ihnen so von Anfang an eine viel bessere Entwicklung zu ermöglichen, so wie Wilhelm Reich das schon in den fünfziger Jahren in einem seiner letzten visionären Projekte, «Children of the Future», forderte.

Marjorie Rand und *Christine Caldwell* versuchen in ihrem Beitrag, eine Verbindung zwischen Reichs körperpsychotherapeutischen Ansätzen und der prä- und perinatalen Psychotherapie herzustellen.

Eine Grenze, die uns immer wieder beschäftigt, ist *die Grenze zwischen Körper und Psyche.* Die Körperpsychotherapie, die sich seit jeher mit dieser Grenze auseinandersetzt, ist dazu prädestiniert und wahrscheinlich auch methodisch unabdingbar notwendig, den Zugang zu diesen präverbalen Erinnerungen zu eröffnen. Es geht, um es in kürzester Form zusammenzufassen, darum, die im prozeduralen Körpergedächtnis gespeicherten Erinnerungen in unser deklaratives Bild- und Sprachgedächtnis zu bringen und so der Verarbeitung zugänglich zu machen. Die Traumatherapie und die neuere neurobiologische Forschung haben uns viel über unsere verschiedenen Gedächtnisspeicher gelehrt. Traumatische Erinnerungen, und solche sind die Erinnerungen an unsere prä- und perinatalen Traumata natürlich, bleiben oft so lange im Unbewussten aktiv und wirksam, bis sie im expliziten Sprach- und Bildgedächtnis angesehen, besprochen, langsam verstanden und verarbeitet werden können. *Rien Verdult* setzt sich in seinem Beitrag mit diesem Thema auseinander und beschreibt, wie eine therapeutische Theorie und Praxis dazu aussehen könnte.

Eine weitere Grenze, von der dieses Buch handelt, ist *die Grenze zwischen der akademischen Wissenschaft und der prä- und perinatalen und körperpsychotherapeutischen Erfahrungswissenschaft.* Die meisten Forschungsresultate der prä- und perinatalen Psychologie stammen aus unzähligen Therapiesitzungen. Menschen von Erwachsenen bis zu Kleinkindern und Babys erinnern sich in therapeutischen Regressionen, in Träumen, spontanen Bildern, Ängsten und Symptomen an ihre prä- und perinatalen Erfahrungen.

Salvador Dalí zum Beispiel beschreibt in seinen biographischen Aufzeichnungen, dass er sich an seine Pränatalzeit erinnere und die Quelle seiner Bilder vor allem diese Erinnerungen seien. Und tatsächlich finden wir in seinen Bildern oft genaueste Abbildungen von pränatalem Geschehen, zellulären, genetischen, chromosomalen Abläufen, die man erst in jüngster Zeit, lange nach Dalís bildlichen Darstellungen, elektronenmikroskopisch sichtbar machen kann.

Ein eindrückliches Beispiel ist das Titelbild unseres Buches mit dem rätselhaften Namen «Paysage avec éléments énigmatiques» (Abb. 1). Mit unserem heutigen pränatalen Wissen können wir das Rätsel deuten. Wir sehen nämlich eine genaue Abbildung eines Stadiums der Konzeption.

Nachdem das Spermium in die Eizelle eingedrungen ist und sein Kopf sich aufgelöst hat, um die Chromosomen freizugeben, legen sich die mütterlichen Chromosomen der Eizelle und die väterlichen des Spermiums, jeweils umgeben von einer Hülle, der pronukleären Hülle, aneinander, bevor sie sich dann endgültig mischen. Diese intrazelluläre, erste «Paarung», die auch in mehreren anderen Werken Dalís auftaucht, wird auf dem Bild in einer Wüstenlandschaft dargestellt. Dalí beschreibt die intrauterine Umgebung

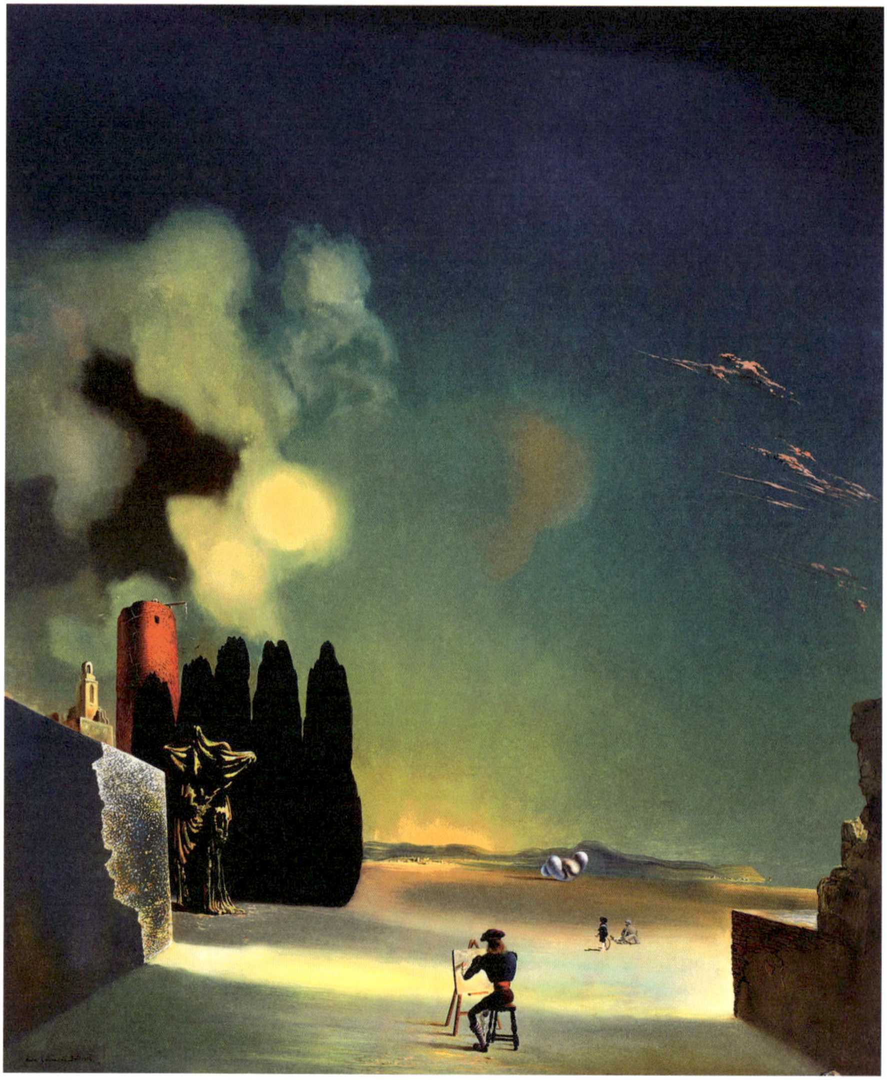

als heiss, wüstenartig, was in vielen Regressionen von Patienten ebenso erlebt wird. Die trockene wüstenartige Gebärmutter treffen wir oft bei Müttern an, die innerlich nicht bereit sind für eine Schwangerschaft, weil sie zum Beispiel noch sehr jung sind. Häufige andere Gebärmutterqualitäten sind «kalt gletscherähnlich», «giftig sumpfig» oder «fruchtbar urwaldähnlich»; alle entsprechen einem tiefen seelischen und körperlichen Grundzustand der Mutter in Bezug auf ihre Schwangerschaft.

Links sehen wir eine Zypressengruppe und einen Turm, davor eine mysteriöse Gestalt, die nur aus Hüllen zu bestehen scheint; offensichtlich eine Anspielung auf den Tod, die Todesnähe des ganzen Geschehens. Dalí zitiert die Toteninsel von Böcklin hier, wie übrigens auch an anderen Stellen in seinem Werk, und platziert damit das Geschehen des Bildes an der Grenze zwischen Leben und Tod. Die Konzeption stellt ja effektiv diesen Übergang zwischen Jenseits und Diesseits dar, den ersten Moment der Verkörperung eines neuen Wesens in der materiellen Welt gewissermassen. Beobachtet wird die Szenerie von einem Maler, dem «Zeugenbewusstsein» Dalís sozusagen. Der Junge, der mit dem Reifen spielt, könnte darstellen, dass das Spiel des Lebens, das «karmische Rad» sich weiterdreht, sobald die entscheidende Verteilung der menschlichen Erbfaktoren vorgenommen ist.

Natürlich vertritt die akademische Wissenschaft überwiegend den Standpunkt, ein pränatales Erinnerungsvermögen sei schon deshalb nicht möglich, weil die entsprechenden neurologischen Strukturen in der Embryonal- und Fötalzeit dazu noch nicht ausgebildet seien. Es gibt aber immer mehr seriöse Wissenschaftler, die wie zum Beispiel der Zellbiologe Bruce Lipton oder der Biologe Rupert Sheldrake ein zelluläres Gedächtnis (Lipton) oder einen energetischen Erinnerungsspeicher, ein sogenanntes morphogenetisches Feld (Sheldrake), postulieren. Wo und wie unsere Erinnerungen tatsächlich gespeichert werden, ist bis heute wissenschaftlich noch nicht erwiesen und wichtiger Gegenstand der aktuellen neurobiologischen Forschung.

Man kann in der Bewusstseinsforschung verschiedene Richtungen ausmachen. Eine sagt, ohne menschliches Gehirn kein Bewusstsein, das Bewusstsein wird durch unser Neurosystem generiert, eine andere sieht im Gehirn eine Art Fernseher, der die Bewusstseinserfahrungen erst sichtbar macht. Bewusstsein kann aber wie ein Fernsehprogramm auch ohne Fernseher existieren. Die prä- und perinatalen Erinnerungen von Tausenden Klientinnen und Klienten sprechen deutlich für die zweite These. Unsere Seele scheint schon von Anfang an präsent zu sein, und die tiefprägenden Erfahrungen, die sie macht, können wir nachträglich unserem erlebnishaften, bildlichen und sprachlichen Bewusstsein zugänglich machen.

Karlton Terry, ein Schüler William Emersons und wichtiger Lehrer der prä- und perinatalen Psychotherapie, beschreibt in seinem faszinierenden Artikel über die «Spermienreise», wie unser Bewusstsein von diesen frühesten biologischen Erfahrungen geprägt ist.

Auch dies führt uns wieder an eine Grenze, *die Grenze zwischen Mythologie und Biologie.* In unseren Mythen und überhaupt in der Kunst werden oft die pränatalen Seelenerlebnisse thematisiert. Schuberts Winterreise kann ebenso wie Dalís Bilder als Ausdruck seiner persönlichen Erfahrung auf der Reise der Seele in diese Welt verstanden werden. Karlton Terry beschreibt eindrücklich, wie unsere menschlichen Gewohnheiten, unser Verhalten, unsere Kultur, unsere Architektur, unsere Religionen, unsere Riten, unsere Sportwettkämpfe, ja sogar unsere Kriege von der biologischen Reise in diese Welt geprägt werden.

Und natürlich ist *die Grenze zwischen Spiritualität und Psychologie* allgegenwärtig. Je tiefer man sich mit der menschlichen Seele auseinandersetzt, desto unmittelbarer kommt man mit spirituellen Fragestellungen in Kontakt. Schon einfach darum, weil wir als Menschen – auch wenn wir in einer Kultur leben, die das ständig zu verdrängen versucht – vielleicht am allermeisten daran interessiert sind, zu ergründen, was hinter *der Grenze von Leben und Tod, von Diesseits und Jenseits* ist. Man könnte metaphorisch den zeitlich-topographischen Aufbau unserer seelischen Erfahrung mit dem Querschnitt durch einen Baumstamm vergleichen. Im Zentrum finden wir die frühesten Erfahrungen, dann legt sich ein Jahrring von Erfahrungen um den anderen bis in die Gegenwart. Wenn wir nun im Hier und Jetzt in Kontakt mit unserem Zentrum kommen möchten, rühren wir an unseren frühesten Erfahrungen als Baby, Fötus, Embryo, Gametenzelle und ganz zuinnerst vielleicht an dem, was wir sind, bevor wir uns mit der materiellen Welt verbinden, bevor wir uns verkörpern, an unserer Essenz, wie die transpersonale Psychologie das nennen würde. Viele Klienten machen in prä- und perinatalen Sitzungen interessanterweise tiefe spirituelle Erfahrungen, wie sie vergleichsweise durch lange und tiefe Meditationspraxis erreicht werden. Das kann dann zu einer wertvollen persönlichen Ressource werden.

Albert Pesso, auch er ein Pionier der Körperpsychotherapie, berichtet in diesem Buch über prä- und perinatale Erfahrungen und deren Konsequenzen in seiner therapeutischen Arbeit. Auch *Rose Drescher Schwarz* beschreibt eindrücklich anhand einer vielschichtigen Fallgeschichte die prä- und perinatalen Dimensionen unseres Seelenlebens. *Franz Renggli,* gleichfalls ein langjähriger Erforscher dieser Wissenschaft, berichtet über seine prä- und perinatalen Therapien mit Erwachsenen, während *Antonia*

Stulz-Koller die prä- und perinatale Arbeit mit Kindern und Familien anhand einer ausführlichen Fallstudie schildert.

Schliesslich veröffentlichen wir noch einen Therapiebericht von *Karlton Terry,* der die Therapie mit zwei künstlich gezeugten Kleinkindern, sogenannten IVF(In-vitro-Fertilisation)-Babys, beschreibt und uns zur Auseinandersetzung mit der *Grenze der medizinischen Machbarkeit* zwingt. Es ist auch nicht egal, wie Du gezeugt wurdest, könnte man das obengenannte Zitat von Michel Odent erweitern, und es ist zu hoffen, dass in der heute einseitig materialistisch ausgerichteten Reproduktionsmedizin durch die dringend anstehende Erforschung der psychologischen Konsequenzen dieser medizinischen Interventionen langsam ein differenzierteres Bewusstsein entsteht.

Ich hoffe, dass dieses Buch mithelfen wird, die Türe zu dieser faszinierenden Welt unserer tiefsten seelischen Erfahrungen und Prägungen zu öffnen, und zu einem so dringend notwendigen Paradigmenwechsel in unserem Bewusstsein beitragen kann, damit wir erkennen, dass unser seelisches Erleben lange vor unserer Geburt beginnt und dass es für die Entwicklung der menschlichen Persönlichkeit ungemein wichtig und grundlegend bestimmend ist, wie die erste hochsensible Lebensperiode der Schwangerschaft und die Geburt ablaufen.

Die Geschichte der pränatalen Psychologie

Ludwig Janus

Einleitung

Die Geschichte der pränatalen Psychologie ist nur dann darstellbar, wenn der grundsätzliche Zusammenhang verstanden ist, der in der pränatalen Psychologie die Leitidee ist. Es geht dabei darum, dass unser Verhältnis zur vorgeburtlichen Mutter oder unsere vorgeburtliche Beziehung lebensgeschichtlich der Ausgangspunkt für unsere spätere Lebenserfahrung ist. Dieser grundsätzliche Zusammenhang in unserem Verhältnis zu uns selbst und zur Welt wurde bisher und wird immer noch verleugnet. Er bildet aber den Kern unseres Unbewussten, und die Geschichte der pränatalen Psychologie ist eine Geschichte der Bewusstwerdung dieses Zusammenhangs. Diese Geschichte beginnt mit dem Erscheinen zweier Bücher im Jahre 1924, des *Traumas der Geburt* von Otto Rank und der *Ambivalenz des Kindes* von Gustav Hans Graber. Beide Bücher reflektieren erstmals die vorsprachlichen Ursprünge unserer Individualität. Rank beschreibt, dass unser In-die-Welt-Kommen mit einer elementaren Erfahrung von Bedrohung und Überlebensnot verbunden ist, was er in dem Ausdruck «Trauma der Geburt» zusammenfasst. Dabei ist Geburt nicht nur Weltgewinn, sondern auch Weltverlust, der Verlust der vorgeburtlichen Lebenswelt. Weil wir so hilflos und unfertig zur Welt kommen, suchen wir gewissermassen lebenslang nach einem Ersatz, der zunächst einmal in der Fürsorge unserer Eltern besteht, die den Mangel durch Nähren, Wärmen und Herumtragen ausgleichen. Dieser Ausgleich sichert unser Überleben in der Welt. Das hiermit verbundene Schutzbedürfnis heftet sich später an den Vater und die Kultur, in die ich hineingeboren bin. Die vorgeburtliche Wurzel dieses Schutzbedürfnisses zeigt sich darin, dass der Vater zum himmlischen und kosmischen Vater wird, wie er in unseren Mythologien beschrieben wird. Dieser himmlische Vater soll uns die verlorene Mutterleibswelt ersetzen. Und meine Gesellschaft und meine Kultur sind in gleicher Weise mein mystisches Zuhause, für das ich darum Leib und Leben einsetze. Hier wird deutlich, dass pränatale Psychologie nicht nur Individualpsychologie, sondern immer auch zugleich Kulturpsychologie ist.

Die Entdeckungsgeschichte der Tiefenpsychologie verläuft rückläufig. Es wird von Freud zunächst die Bedeutung des Vaters für das kindliche Erleben und seine mythologischen Widerspiegelungen entdeckt, und dann erst wird in den Tiefenpsychologien von Jung und Adler die frühe vorsprachliche Muttererfahrung zugänglich. Dabei steht bei Jung die regenerative Seite der frühen Muttererfahrung im Vordergrund, während bei Adler die vorgeburtlichen und nachgeburtlichen Bedrohungen und Traumatisierungen sowie die Gegenreaktion eines Macht- und Sicherungsstrebens zugänglich werden. Doch waren dies nur erste Ansätze, und erst die Werke von Rank und Graber lassen die Bedeutung der frühen Muttererfahrung lebensgeschichtlich konkret werden.

Graber geht von der positiven Erfahrung eines vorgeburtlichen Selbst aus, das in der «Dualeinheit» mit der Mutter in Sicherheit geborgen ist. Das Unvermittelte der Geburt und deren traumatische Aspekte reissen das Kind aus dieser Geborgenheit heraus und begründen eine grundsätzliche Ambivalenz im Verhältnis zur Welt, die diese Dualeinheit nicht ersetzen kann, sondern uns verformende Anpassungen aufzwingt, so dass die Geburt mit einem Selbstverlust verbunden ist. In diesem Sinne geht es in der Psychotherapie darum, das Erleben des vorgeburtlichen Selbst wieder zugänglich zu machen und sich in dieser Erfahrung in seiner Individualität neu zu begründen (Reiter 2005). In ähnlicher Weise formuliert Rank, dass die Stärkung des Selbsterlebens in der «analytischen Situation» es ermöglichen soll, dass das Ende der Therapie als wirkliche Verselbständigung und Individuation mit einer Bereicherung des Selbsterlebens und eines Selbstgewinns verbunden ist und nicht mit einer Verlorenheit und einem Selbstverlust wie ursprünglich bei der Geburt (Rank 1926–31).

Es sollte durch das Vorangehende deutlich gemacht werden, dass die Geschichte der pränatalen Psychologie wegen ihres paradigmatischen Charakters nur dargestellt werden kann, wenn dieses neue Paradigma beschrieben worden ist. Dies soll darum im nächsten Abschnitt geschehen. Daraus erschliesst sich die kulturpsychologische Dimension der pränatalen Psychologie – Inhalt des zweiten Teils dieses Beitrages. Und dann kann die äussere Geschichte der pränatalen Psychologie als eines psychologischen Fachgebietes im dritten Teil dargestellt werden.

Das Paradigma der pränatalen Psychologie

Im Jahre 1923 vollzog sich in Rank die Entdeckung der pränatalen und perinatalen Ebene in der therapeutischen Beziehung. Er beschrieb dies mit folgenden Worten: «In zahlreichen Träumen dieses Endstadiums [der Analyse] drängte sich immer wieder die endlich unabweisbare Tatsache auf, dass diese Fixierung an die Mutter, welche der analytischen Fixierung zugrunde zu liegen schien, die früheste rein physiologische Beziehung zum mütterlichen Körper beinhaltet. Damit wurde auch die Regelmässigkeit der Wiedergeburtsphantasie verständlich und ihr reales Substrat analytisch fassbar. Die ‹Wiedergeburtsphantasie› des Patienten erwies sich als Wiederholung seiner Geburt in der Analyse, wobei die Lösung vom Libidoobjekt des Analytikers einer genauen Reproduktion der ersten Lösung vom ersten Libidoobjekt, des Neugeborenen von der Mutter, zu entsprechen schien» (Rank 1924, S. 8).

Dieser so wohlgeordnete Satz formuliert einen Paradigmenwechsel in der Tiefenpsychologie. Es geht bei den sogenannten «Mutterleibsphantasien» nicht nur um konfliktgesteuerte Projektionen, sondern wesentlich auch um die Wirklichkeit vorgeburtlicher Erfahrung oder, wie Rank sagt, die «Realität in der Mutterleibsphantasie». An anderer Stelle formuliert er: «[...] das perinatale Seelische, das eigentliche Unbewusste, erweist sich also als das im wachsenden Ich unverändert fortlebende Embryonale [...]» (Rank 1924, S. 186). Und in ähnlichem Sinne schreibt Graber aus seiner eigenen Erfahrung in seiner Analyse: «Die ursprüngliche, eigentliche Seele, die ‹alles enthält und all verbunden ist› (Freud), kann nur die intrauterine sein. Sie ist zutiefst unbewusst. Ich bezeichne sie als das unbewusste Selbst» (Graber 1978, S. 27).

Diese Formulierungen von Rank und Graber bringen die Rücknahme einer Mutterprojektion zum Ausdruck, wie sie durch die Analyse der Vaterprojektion durch Freud vorbereitet worden war. Ganz naiv selbstverständlich und kulturprägend war bis dahin, und in weiten Teilen unserer Welt ist es das heute noch, die frühen vorsprachlichen Gefühle auf Vater- und Muttergefühle in den Mythologien und Religionen zu projizieren. Anders ausgedrückt: Wir beheimaten uns in der Welt über die Projektion früher vorsprachlicher, insbesondere vorgeburtlicher, Gefühle in eben diese Welt. Wir suchen die verlorene vorgeburtliche Heimat in der Welt wiederzufinden, indem wir sie als eine Heimat erfinden und auch dazu umgestalten. Die Welt wird gewissermassen durch die Projektion vorgeburtlicher und geburtlicher Gefühle seelisch bewohnbar.

Zur Religion schreibt Rank: «Die letzte Tendenz aller Religionsbildung liegt in der Schaffung eines helfenden und schützenden Urwesens, in dessen Schoss man aus allen Nöten und Gefahren flüchten kann und zu dem man schliesslich in ein jenseitiges, zukünftiges Leben zurückkehrt, welches das getreue, wenn auch stark sublimierte Abbild des einmal verlassenen Paradieses ist. Am konsequentesten ist diese Tendenz ausgebildet, in der die gesamte antike Weltanschauung zusammenfassend abschliessenden christlichen Mythologie [...]. Die Kreuzigung entspricht somit ebenfalls der unlust-betonten Rückkehr in den Mutterleib, auf die ganz folgerichtig die

Auferstehung, d.h. die Geburt und nicht die Wiedergeburt folgt, denn es handelt sich auch hier um nichts anderes als um eine ethisch-religiös sublimierte Wiederholung und Reproduktion des Geburtsvorganges im Sinne der neurotischen Überwindung des Urtraumas» (Rank 1924, S. 113ff.). Diese Aussagen formulieren ein neues anthropologisches Paradigma unseres In-der-Welt-Seins und rühren an die Grundfesten unseres bisherigen kulturellen Selbstverständnisses.

Man hat seit dem deutschen Idealismus die Menschheitsgeschichte immer wieder als einen Bewusstwerdungsprozess beschrieben. Man kann diesen Bewusstwerdungsprozess über das Paradigma der pränatalen Psychologie nun tiefer verstehen. So waren die magischen Stammeskulturen und wesentlich auch noch die mythologischen frühen Hochkulturen durch eine naive Projektion vorgeburtlicher und geburtlicher Gefühle bestimmt. In der animistischen und magischen Weltanschauung wurde die Welt naiv als ein beliebtes uterusanaloges Wesen genommen, in dem man ein Zuhause fand und das man durch magische Praktiken zu beeinflussen suchte, wie vielleicht ein Fötus oder ein Säugling durch «magische» Gesten die Mutter wohlgesonnen zu stimmen versucht.

Diese Projektion früher Gefühle birgt die Kraft, sich überall auf der Welt zu beheimaten, und provoziert durch ihre Irrationalität Versuche, Techniken zu entwickeln, die Welt zur Heimat umzugestalten und wohnlich zu machen. Alle technischen Erfindungen lassen sich in diesem Sinne verstehen. Das Irrationale der Gefühlsprojektion erzwingt eine Auseinandersetzung mit den realen Verhältnissen und setzt damit eine Reflexion und Bewusstwerdung in Gang. Der Mensch schafft so eine zweite für ihn passende Natur. So langsam und unbeholfen dieser Prozess mit der Nutzbarmachung des Feuers und mit der Entwicklung des Hausbaus war, so beschleunigte er sich kumulativ durch die Erfindung von Ackerbau und Viehzucht und in der Neuzeit durch die Nutzung fossiler Energien, so dass heute diese vom Menschen geschaffene Umwelt unser Zuhause ist und wir unsere eigentliche Umwelt nur noch in der Freizeit oder im Urlaub aufsuchen.

Weil wir in unserer technischen Umwelt wirklich ein Überlebens-Zuhause finden, wo wir genährt und gewärmt werden und in winterfesten Behausungen aufgehoben sind, werden die früheren Mittel der seelischen Überlebenssicherung wie Magie und Religion zunehmend weniger wichtig. In dem beschriebenen Sinn fällt die Geschichte der pränatalen Psychologie mit der Geschichte der pränatalen Dimension in der Kulturentwicklung im Wesentlichen zusammen. Dies sei in einem eigenen Abschnitt erläutert.

Die Geschichte der pränatalen Dimension in der Kulturentwicklung

Zentrale Elemente der frühen Kulturen sind der Bezug zu einer jenseitigen Welt, sei es nun durch eine Schamanenreise oder durch priesterliche Riten, und das Opfer, das in einer uns kaum vorstellbaren Weise den Alltag und den Feiertag der frühen Kulturen bestimmte. Aus pränatalpsychologischer Sicht geht es beim Jenseitsbezug um eine Sicherung in der vorgeburtlichen Urvitalität und die Herstellung einer irrationalen Geborgenheit in einer unwirtlichen und gefährlichen Umwelt, und beim Opfer geht es um eine gleichzeitige Vergewisserung des Urbezuges und der Handlungsfähigkeit durch eine stellvertretende Wiederholung der Trennung der Geburt, die erst Handlungsfähigkeit in einem menschlichen Sinne ermöglicht. Um ichbezogen handeln zu können, muss ich einerseits die stärkende Kontinuität zum «Jenseits» wahren und andererseits die schmerzliche Trennung in der neuen selbstbestimmten Handlung realisieren. Dies war in den frühen Kulturen nur durch ein stellvertretendes Opfer möglich. Ich habe diese Zusammenhänge an anderer Stelle im Einzelnen dargestellt (Janus 2000a, 2000b, 2005a, 2005b).

Auf der Ebene der Stammeskulturen wurde die seelische Belastung durch Krankheit oder wirtschaftliche Not durch Schamanenreisen zum Baum des Lebens und zum Wasser des Lebens gewissermassen «gemanagt». Aus der Regression zur plazentaren Versorgung (Lebensbaum) und zur Geborgenheit im Urozean des Fruchtwassers (Wasser des Lebens) konnte eine seelische Kraft geschöpft werden, die eine Erhaltung der seelischen Stabilität in einer Krisensituation ermöglichte. Diese Möglichkeit der Mutterleibsregression als seelischen Rückhalts wurde in den frühen Kulturen in der Funktion des Priesters institutionalisiert, der durch seine Riten in einem kontinuierlichen Bezug zur «jenseitigen» Welt steht und damit die Stabilität der Welt als einer bewohnbaren Heimat garantiert.

Die Funktion des Opfers besteht, wie schon angedeutet, aus pränatalpsychologischer Sicht darin, Handlungsfähigkeit herzustellen. Bewusstes und geplantes Handeln stellte für den frühen Menschen eine elementare Anstrengung dar, die wir uns heute kaum noch vorstellen können. Die Anstrengung wird zugänglicher, wenn man ins Auge fasst, mit welchem inneren Aufwand Handeln jeweils nur möglich war. Handlung kann nur in der nachgeburtlichen Welt stattfinden. Da sich aber die Menschen in den frühen Kulturen über die Projektion vorgeburtlicher Gefühle mit ihrer Welt in einer magisch-mythischen Einheit fühlten, bedeutete jede Handlung eine Aktualisierung der Empfindungen und Gefühle der Geburt, wie sie mit diesem ersten Abenteuer und dieser Urhandlung verbunden sind. Berühmt ist das

Opfer der Iphigenie durch ihren Vater Agamemnon, um die Ausfahrt der Griechen zu ermöglichen. Die Windstille, die dies verhindert, symbolisiert in der mythischen Erzählung die Handlungslähmung vor einer solchen Tat durch die Tendenz, im Mutterland, in der Heimat zu bleiben. Agamemnon muss diese regressive Tendenz überwinden und den Schrecken der Trennung durchstehen, was ihm nur stellvertretend durch die Trennung von seiner Tochter durch deren Opferung möglich ist (s. auch Janus 2005b).

Durch die Sicherheit in unserer technischen Welt ist die Handlungsfähigkeit der Menschen in einer ganz erstaunlichen Weise gewachsen, doch bedeutet dies auch, dass wir uns heute mit den früher auf das Opfer oder den Gottessohn projizierten Individuationsängsten aus der Dramatik der Geburtserfahrung als eigenen Ängsten auseinandersetzen müssen. Das Bewusstwerden dieser Zusammenhänge ist dann der Beginn der pränatalen Psychologie als eines psychologischen Fachgebiets, wie er sich in den Werken von Rank und Graber 1924 darstellt.

Bevor wir uns dieser Geschichte der pränatalen Psychologie im engeren Sinne zuwenden, möchte ich noch einige Bemerkungen zur Funktion der Kunst in diesem Bewusstwerdungsprozess der Menschheitsgeschichte erläutern, die Rank in seinem Grundwerk *Kunst und Künstler* (1932) entwickelt hat. Er sagt:

«Das Kunstwerk stellt also [...] auch in seiner Wirkung und nicht nur in seiner Schöpfung, eine Einheit her, die in diesem Falle eine seelische Einheit zwischen dem Künstler und dem Empfänger bedeutet. Diese Einheit ist freilich nur eine temporäre und symbolische, aber die daraus entspringende Befriedigung deutet darauf hin, dass es sich nicht nur um die vorübergehende Identifizierung zweier Individuen handelt, sondern um die potentielle Wiederherstellung einer einmal bestandenen und verlorenen Einheit mit dem All. Die individualpsychologischen Wurzeln dieses Einheitsgefühls habe ich seinerzeit im ‹Trauma der Geburt› (1924) in dem vorgeburtlichen Zustand gefunden, dessen Wiederherstellung das Individuum im Sinne der Unsterblichkeitssehnsucht anstrebt. Den individuellen Drang nach Wiederherstellung dieser verlorenen Einheit habe ich seinerzeit als einen wesentlichen Faktor zur Schaffung menschlicher Kunstwerke aufgezeigt» (Rank 1932, S. 125).

Kunst hat also in diesem Sinne die Funktion, in einer zeittypischen Symbolik die Verbindung von vorgeburtlichem Erleben und aktuellem Selbsterleben nachvollziehbar und anschaulich zu machen. Dies geschieht in einer sehr unmittelbaren und einfachen Weise in der künstlerischen Gestaltung der Tempel- und Kirchenräume, die direkt die Sicherheit pränataler Raumgefühle wiederbeleben. In magischer Weise wird frühe traumatische Gefährdung in den Höllendarstellungen vergegenwärtigt und gleichzeitig im kollektiven Einheitsgefühl der Gemeinde und der Rettungsphantasie des Himmelreichs gebannt. In der christlichen Mythologie steht die Projektion der frühen Gefühle elementarer Abhängigkeit und ihre künstlerische Darstellung im Vordergrund. Mit der Entwicklung der Technik und der Staatsorganisation in der Renaissance tritt an die Stelle des Christusbildes das persönliche Porträt. In den bekannten Selbstporträts Dürers scheint das Christusbild noch unmittelbar durch. Die zunehmende Handlungsfähigkeit in der Neuzeit ermutigt zu einer Selbstbegründung in sich selbst, wie dies dann in der deutschen Klassik von Schiller formuliert wird: «Nehmt die Gottheit auf in euern Willen, Und sie steigt von ihrem Weltenthron» (Schiller 1992, S. 155).

Ganz psychologisch ist hier die Wirkung der Rücknahme einer Projektion des eigenen Urselbst ins eigene Ich beschrieben. In ähnlichem Sinne kann man den Wechsel von Gott zum Menschen verstehen, wie Goethe ihn ausdrückt: «Höchstes Glück der Erdenkinder sey nur die Persönlichkeit» (Goethe 1994, S. 84). Daraus folgt aber auch, dass das höchste Leid in der Persönlichkeit liegt und sich im neurotischen Unglück manifestieren kann. Dies ist aber ein weiterer Schritt der Bewusstwerdung oder Selbsterkenntnis, wie er sich in den Tiefenpsychologien des 20. Jahrhunderts vollzieht. Damit sind wir nun bei der Geschichte der pränatalen Psychologie angekommen, die sich recht kurz zusammenfassen lässt.

Die Geschichte der pränatalen Psychologie

Ein kurzes Aufleuchten der pränatalpsychologischen Perspektive gibt es bei einigen Autoren der Aufklärung, so etwa bei Johann Karl Wezel (1747–1819), der formuliert: «Man hat also angemerkt, dass man so nicht alle, doch die meisten gegenwärtig unerklärbaren Erscheinungen, die sich an vielen Menschen zum Erstaunen der Gelehrten und Ungelehrten zeigen, sehr leicht würde erklären können, wenn jemand eine genaue und umständliche Geschichte ihrer Schicksale im Mutterleibe vom ersten Augenblick ihres Daseins bis zu ihrer Geburt bekannt machte» (zitiert nach Bennholdt-Thomsen und Guzzoni 1990, S. 117). Ganz modern werden auch in der Autobiographie von Adam Bernds schon 1738 pränatalpsychologische Zusammenhänge hergestellt, wenn er schreibt: «[...] welches alles [die Kriegsängste] sie [die Mutter] in grosse Angst gesetzt, so dass es nicht wundert, dass er ein melancholisches Geblüte und ein zusammengepresstes Herz auf die Welt gebracht, den die Mutter unter einem 9 Monate lang zerknirschten und mit Furcht und Angst beklemmten Herz getragen, ‹partus enim sequitor conditionem ventris»» (zitiert nach Bennholdt-Thomsen und Guzzoni 1990, S. 116).

Diese Verstehensmöglichkeit gerät aber durch die im 19. Jahrhundert dominierende sogenannte naturwissenschaftliche Ausrichtung wieder in Vergessenheit, so dass die eigentliche pränatale Psychologie mit den beschriebenen Entdeckungen von Rank und Graber beginnt. Aber auch deren Entdeckungen scheitern am noch dominierenden naturwissenschaftlich-patriarchalen Zeitgeist. Doch gibt es eine Hintergrundtradition von einzelnen Psychoanalytikern, die immer wieder über die Aktualisierungen vorgeburtlichen und geburtlichen Erlebens in ihren Entwicklungen berichten (s. Janus 2000a). Einen bedeutsamen Fortschritt bedeutet die Erschliessung der traumatischen Aspekte der vorgeburtlichen Zeit durch den ungarischen Analytiker Nandor Fodor (1949). Doch sind die psychoanalytischen Gesellschaften zu sehr vom Zeitgeist bestimmt, so dass sich die pränatalpsychologische Perspektive in ihrem Rahmen nicht durchsetzen kann. Der veränderte Zeitgeist ermöglichte 1971 die Gründung der Internationalen Studiengemeinschaft für Pränatale Psychologie (ISPP), die sich zu einer interdisziplinären Gesellschaft zur Erforschung der lebensgeschichtlichen Bedeutung der vorgeburtlichen Zeit und der Geburt entwickelt, was zu einer Erweiterung des Namens zu Internationale Studiengemeinschaft für Pränatale und Perinatale Psychologie und Medizin (ISPPM) führte. Das wissenschaftliche Forum sind Kongresse und die *Internationale Zeitschrift für Pränatale und Perinatale Psychologie und Medizin*. Ein Literaturüberblick über die wichtigsten Arbeiten findet sich in dem von mir herausgegebenen Sammelband «Pränatale Psychologie und Psychotherapie» (Janus 2004).

Die reiche kasuistische Literatur führte zu der Einsicht, dass ein wesentlicher Bedingungshintergrund für spätere seelische Erkrankungen die Unreife der Eltern und die primäre Ungewolltheit der Schwangerschaft sind (Häsing, Janus 1999; Levend, Janus 2000). Dies ist in Psychotherapien nicht einfach zu thematisieren und betrifft auch die Therapeuten selbst, möglicherweise ist es gar ein bedeutsamer Grund für die Rezeptionsschwierigkeiten der pränatalpsychologischen Gesichtspunkte in der allgemeinen Psychotherapie. Die Annahme der Wirklichkeit der vorgeburtlichen Entwicklung und der Geburtserfahrung bedeutet oft eine erschütternde Selbstkonfrontation mit eigener Ungewolltheit und Gefährdung auf einer sehr elementaren Ebene.

Wegen der gesellschaftlichen Widerstände war es folgerichtig, dass sich die weiteren Fortschritte in der Erforschung pränatalen und perinatalen Erlebens ausserhalb der etablierten Psychotherapiegesellschaften in der humanistischen Psychologie vollzogen. Durch die Verwendung von psychoaktiven Substanzen wie dem LSD gelang es, sehr frühe vorsprachliche Schichten dem Erleben zugänglich zu machen. Hierdurch war es Stanislav Grof (1983) möglich, den Geburtsprozess in den Phasen der Eröffnung, der Austreibung und des Durchtritts in seiner Kontinuität und in den symbolischen und existentiellen Verarbeitungen zu erkennen und zu beschreiben. In Deutschland war das von Hans Carl Leuner (1981) initiierte «Europäische Collegium für veränderte Bewusstseinszustände» ein Forum für diese Forschung. Für die Erfassung der vorgeburtlichen Traumen war das Werk des griechischen Psychiaters und Psychotherapeuten Athanassios Kafkalides *The Knowledge of the Womb* (1995; s. auch Janus 1991) wegweisend. In England konnte Frank Lake (1980; s. auch House 1999) die Folgen vorgeburtlicher und geburtlicher Traumatisierungen spezifizieren. Parallel hierzu entwickelte Janov (1984) seine Methode, durch Intensivierung vorsprachlicher Gefühle und Körperempfindungen Zugang zu traumatischen Erfahrungen der Geburt und der vorgeburtlichen Zeit zu finden. Auf all diesen Einflüssen aufbauend konnte der amerikanische Primärtherapeut und Pränatalpsychologe William Emerson (2000, 2002, 2004) in jahrelanger Arbeit mit Regressionserfahrungen in Gruppen Landkarten der vorgeburtlichen seelischen Entwicklung und der Geburtsphasen entwickeln, deren Veröffentlichung in der nächsten Zeit zu erwarten ist. Aktuell wird seine Arbeit durch einen seiner wichtigsten Schüler, Karlton Terry, in Europa vermittelt (Terry 2004; s. auch www.karltonterry.com).

Das körpertherapeutische Setting mit seiner Betonung von Empfindungen und Gefühlen erwies sich in besonderer Weise als geeignet, die vorsprachliche Ebene vorgeburtlicher und geburtlicher Erfahrung zugänglich zu machen (Krens I, Krens H 2003). Dabei konnte auf die grundlegende Bedeutung einer positiven vorgeburtlichen Beziehungs- und Bindungserfahrung für ein späteres sicheres Selbst- und Beziehungsgefühl aufmerksam gemacht werden.

Unterstützt werden diese psychotherapeutischen Ansätze durch die Ergebnisse der psychotraumatologischen Forschung, die uns die Vorgänge bei Traumatisierungen und ihrer Verarbeitung viel genauer erfassen lassen (Hochauf 1999, 2003; Unfried 1999). Die Stressforschung belegt die Langzeitwirkungen von mütterlichem Stress (Huizink 2005; Van den Bergh 2005).

Praktische Konsequenzen aus der Entwicklung der pränatalen Psychologie

Das früher so in einzelne Schulen und Methoden aufgespaltene Feld der Psychotherapie beginnt sich zunehmend zu integrieren. Empirische Forschung, Neurophysiologie und Psychotraumatologie gewinnen die ihnen zukommende Beachtung. Es entwickeln sich Begegnungs- und Kooperationsfelder der verschiedenen tiefenpsychologischen Ansätze wie der Körperpsychotherapie, der tiefenpsychologisch fundierten Psychotherapie und der Psychoanalyse. Der neue Rahmenbegriff für dieses offene Feld ist «psychodynamische Psychotherapie», in dem auch der Ansatz der pränatalen Psychologie (Alberti 2005; Hüther 2005 u.a.) seinen Platz finden kann.

Diese integrative und interdisziplinäre Öffnung vollzieht sich auch im Bereich der pränatalen Psychologie (Freybergh 1987; Freybergh, Vogel 1988). Dies schafft einen stabilen Rahmen, in dem es möglich ist, die Daten aus der inneren Erfahrung, der entwicklungsbiologischen Forschung, der Sozialisationsforschung, der Psychotraumatologie und der Hirnforschung miteinander in Verbindung zu setzen. Es ist unsere Verantwortung, die Identitätsspannung, die aus solcher Interdisziplinarität hervorgeht, auszuhalten, wodurch unsere praktische Handlungskompetenz als Psychotherapeuten entscheidend erweitert wird. Ich denke, dass auf dem gezeigten Weg die pränatale Psychologie ihre frühere Personen- und Gruppengebundenheit überwunden hat und damit ihre herausfordernden Beobachtungen und Ansichten den anderen psychotherapeutischen und kulturwissenschaftlichen Wissenschaftsbereichen zur Verfügung stellen kann.

Praktisch haben engagierte Hebammen, Geburtsvorbereiter und Geburtshelfer den Mentalitätswandel von einer rein medizinischen hin zu einer beziehungsorientierten Schwangerschafts- und Geburtsbegleitung in den letzten Jahren in wichtigen Ansätzen vollzogen (Klaus M, Kennell J, Klaus P 1993, 2000; Janus 1995; Janus 2005a, 2005b; Hildebrandt, Göbel 2007). Das bedeutet auch, dass sich die im Bereich der Geburtshilfe und Geburtsvorbereitung Tätigen mit den Bedingungen ihres Lebensanfangs werden auseinandersetzen müssen. Erste Schritte hierzu haben mit Selbsterfahrungsgruppen für Hebammen der Heidelberger Pränatalpsychologe Terence Dowling und mit Angeboten für emotionales Coaching für im Geburtsbereich Tätige Inge Krens getan. Psychotherapeuten haben heute die Möglichkeit, sich prä- und perinatale therapeutische Kompetenz durch die Weiterbildungsangebote von Karlton Terry, William Emerson und anderen zu erwerben (s. www.isppm.de).

Eine zentrale Konsequenz der Einsichten in die lebensgeschichtliche Bedeutung der vorgeburtlichen Lebenszeit und der Geburt ist die Förderung der Elternkompetenz, wie sie in den letzten Jahren begonnen hat, aber noch viel entschiedener umgesetzt werden sollte. Eine Orientierung bieten die Bücher von Verny (1992, 2003), Hidas und Raffai (2006) und anderen. Die Förderung der Elternkompetenz, insbesondere auch des unteren Drittels der Gesellschaft, hat eine viel grössere gesundheits- und gesellschaftspolitische Bedeutung, als bisher realisiert. Hier besteht eine Möglichkeit, die Konfliktfähigkeit, Friedensfähigkeit und humane Atmosphäre in einer Gesellschaft entscheidend zu fördern. Diese Qualitäten menschlicher Gesellschaften waren bisher durch verbreitete vorgeburtliche, geburtliche und nachgeburtliche traumatische Belastungen der frühen Eltern-Kind-Beziehung beeinträchtigt, was dann auf der Erwachsenenebene in den Kriegs- und Notszenarien der bisherigen Geschichte ausagiert wurde (DeMause 2000, 2005).

Literatur

Adler A. Studie über die Minderwertigkeit von Organen. Darmstadt: Wissenschaftliche Buchgesellschaft; 1965 ([1]1907).

Alberti B. Die Seele fühlt von Anfang an. München: Kösel; 2005.

Bernds A, zitiert nach Bennholdt-Thomsen A, Guzzoni A. Zur Theorie des Versehens im 18. Jh. In: Kornbichler T, Herausgeber. Klio und Psyche. Pfaffenweiler: Centaurus; 1990. S. 116.

DeMause L. Was ist Psychohistorie? Eine Grundlegung. Giessen: Psychosozial; 2000.

– Das emotionale Leben der Nationen. Klagenfurt: Drava; 2005.

Dowling T. Pränatale Regression in der Hypnose. In: Janus L, Herausgeber. Erscheinungsweisen pränatalen und perinatalen Erlebens. Heidelberg: Textstudio Gross; 1991.

Emerson W. Die Behandlung von Geburtstraumata bei Kindern und Jugendlichen. Heidelberg: Sekretariat der ISPPM; 2000.

– Shock: a Universal Malady – Prenatal and Perinatal Origins of Suffering (deutsche Übersetzung von Gerhard Schroth). 2002. [Bezug über Gerhard Schroth, Johannesstrasse 22, D-67346 Speyer.]

– Psychotherapy with Children. In: Janus L, Herausgeber. Pränatale Psychologie und Psychotherapie. Heidelberg: Mattes; 2004.

Fedor-Freybergh P, Herausgeber. Begegnung mit dem Ungeborenen. Älvsjö: Saphir; 1987.

Fedor-Freybergh P, Vogel V, Herausgeber. Prenatal and Perinatal Psychology and Medicine. Casterton Hall, Carnforth: Parthenon; 1988.

Fodor N. The Search for the Beloved. A Clinical Investigation of the Trauma of Birth and Prenatal Condition. New York: University Books; 1949.

Freud S. Zur Einführung des Narzissmus. 1914. In: Gesammelte Werke X. Frankfurt/M.: Fischer; 1946:137–70.

– Vorlesungen zur Einführung in die Psychoanalyse. 1917. In: Gesammelte Werke XI. Frankfurt/M.: Fischer; 1946.

– Das Unbehagen in der Kultur. 1930. In: Gesammelte Werke XIV. Frankfurt/M.: Fischer; 1948: 419–506.

Goethe JW. Sämtliche Werke. Briefe, Tagebücher und Gespräche. I. Abteilung., Bd. 3/I: West-Östlicher Divan. Teil 1, Birns H, Herausgeber. Frankfurt/M.: Deutscher Klassiker Verlag; 1994.

Graber GH. Die Ambivalenz des Kindes. In: Gesammelte Schriften Bd. 1. Berlin: Pinel; 1978 ([1]1924). [Bezug über das Sekretariat der ISPPM, Friedhofweg 8, D-69118 Heidelberg.]

– Gesammelte Schriften. Berlin: Pinel; 1978. [Bezug über das Sekretariat der ISPPM, Friedhofweg 8, D-69118 Heidelberg.]

Grof S. Topographie des Unbewussten. Stuttgart: Klett-Cotta; 1983.

Häsing H, Janus L, Herausgeber. Ungewollte Kinder. Wiesbaden: text-o-phon; 1999.

Hidas G, Raffai Y. Die Nabelschnur der Seele. Giessen: Psychosozial; 2006.

Hildebrandt S, Göbel E. Geburtshilfliche Notfälle. Stuttgart: Hippokrates; 2007.
Hochauf R. Imaginative Psychotherapie bei frühtraumatisierten Patienten. Int J Prenat Perinat Psychol Med. 1999;11:502–17.
– Zur Rekonstruktion früher traumatischer Erfahrung. Persönlichkeitsstörungen. 2003; 7:44–55.
House S. Primal integration. The School of Lake. Int J Prenat Perinat Psychol Med. 1999; 11:437–58.
Huizink A. Pränataler mütterlicher Stress und die Entwicklung des Säuglings. In: Krens I, Krens H, Herausgeber. Grundlagen einer vorgeburtlichen Psychologie. Göttingen: Vandenhoeck & Ruprecht; 2005.
Hüther G. Pränatale Einflüsse auf die Hirnentwicklung. In: Krens I, Krens H, Herausgeber. Grundlagen einer vorgeburtlichen Psychologie. Göttingen: Vandenhoeck & Ruprecht; 2005.
Janov A. Frühe Prägungen. Frankfurt: Fischer; 1984.
Janus L. Die frühe Ich-Entwicklung im Spiegel der LSD-Psychotherapie von Athanassios Kafkalides. Z. f. Individualpsychol. 1991;16:111–24.
– Entwicklungen zu einer neuen Kultur im Umgang mit Schwangerschaft und Geburt. In: Schiefenhövel W, Sich D, Gottschalk-Batschkus C, Herausgeber. Gebären. Berlin: VWB; 1995.
– Die Psychoanalyse der vorgeburtlichen Lebenszeit und der Geburt. Giessen: Psychosozial; 2000a.
– Der Seelenraum des Ungeborenen. Düsseldorf: Walter; 2000b.
– Herausgeber. Pränatale Psychologie und Psychotherapie. Heidelberg: Mattes; 2004.
– Schwangerschaft im psychokulturellen Spannungsfeld unserer Zeit. In: Stöbel-Richter Y, Ludwig A, Franke P, Neises M, Lehmann A, Herausgeber. Anspruch und Wirklichkeit in der psychosomatischen Frauenheilkunde. Giessen: Psychosozial-Verlag; 2005a.
– Schwangerschaft und Geburt in psychologischer und kulturpsychologischer Sicht. Hebammeninfo 3/2005, Verbandsorgan des BfHD [Deuil-la-Barre-Strasse 65, D-60437 Frankfurt]; 2005b.
Jung CG. Heros und Mutterarchetyp. Grundwerk Bd. 8. Olten, Freiburg: Walter; 1985.
Kafkalides A. The Knowledge of the Womb. Heidelberg: Mattes; 1995.
Klaus M, Kennell J, Klaus P. Doula. München: Mosaik; 1993.
– Der erste Bund fürs Leben. Reinbek: Rowohlt; 2000.
Krens I, Krens H. Die pränatale Beziehung – Überlegungen zur Ätiologie der Persönlichkeitsstörungen. Persönlichkeitsstörungen. 2003;7:17–31.
Lake F. Constricted Confusions. 1980. [Bezug: Textstudio Gross, Brahmsstrasse 1, D-69118 Heidelberg.]
Leuner H. Halluzinogene. Bern: Huber; 1981.
Levend H, Janus L, Herausgeber. Drum hab ich kein Gesicht. Kinder aus unerwünschten Schwangerschaften. Würzburg: Echter; 2000.
Rank O. Das Trauma der Geburt. 1924. Nachdruck Giessen: Psychosozial-Verlag; 2007.
– Kunst und Künstler. 1932. Nachdruck Giessen: Psychosozial; 2000.
– Technik der Psychoanalyse. 1926–31. Nachdruck Giessen: Psychosozial; 2005.
Reiter A, Herausgeber. Die vorgeburtlichen Wurzeln der Individuation. Die Wiederentdeckung Gustav Hans Grabers. Heidelberg: Mattes; 2005.
Schiller F. Das Ideal und das Leben. In: Werke und Briefe in zwölf Bänden. Bd. 1: Gedichte, Kurscheidt G., Herausgeber. Frankfurt/M.: Deutscher Klassikerverlag; 1992: 152–156.
Terry K. Observations in Treatment of Children Conceived by In Vitro Fertilisation. In: Janus L, Herausgeber. Pränatale Psychologie und Psychotherapie. Heidelberg: Mattes; 2002.
Unfried N. Erfahrungsbilanz der Behandlung von Kindern mit prä- und perinatalen Traumen. Int J Prenat Perinat Psychol Med. 1999;11:518–28.

Van den Bergh B. Über die Folgen negativer mütterlicher Emotionalität während der Schwangerschaft. In: Krens I, Krens H, Herausgeber. Grundlagen einer vorgeburtlichen Psychologie. Göttingen: Vandenhoeck & Ruprecht; 2005.
Verny T. Das Baby von Morgen. Frankfurt/M.: Zweitausendeins; 2003.
Verny T, Kelly J. Das Seelenleben des Ungeborenen. München: Rogner und Bernhard; 1981.
Verny T, Weintraub P. Das Leben vor der Geburt. Frankfurt/M.: Zweitausendeins; 1992.
Wezel JK, zitiert nach Bennholdt-Thomsen A, Guzzoni A. Zur Theorie des Versehens im 18. Jh. In: Kornbichler T, Herausgeber. Klio und Psyche. Pfaffenweiler: Centaurus; 1990. S. 117. Siehe auch Wezel JK. Versuch über die Kenntnis des Menschen. In: Wezel JK. Gesamtausgabe Bd. 7. Heidelberg: Mattes; 2001.

Weiterführende Literatur

Blazy H. The European discoveries in prenatal ethnology and archeology. Int J Prenat Perinat Psychol Med. 1998;10:429–38.
Ferenczi S. Entwicklungsstufen des Wirklichkeitssinnes. In: Ferenczi S. Bausteine zur Psychoanalyse. Bern: Huber; 1964 ([1]1913).
Fischer G, Riedesser P. Lehrbuch der Psychotraumatologie. München: Reinhardt; 1998.
Graber GH. Die Not des Lebens und seine Überwindung. Düsseldorf: Ardschuna; 1966.
Hollweg WH. Der überlebte Abtreibungsversuch. Int J Prenat Perinat Psychol Med. 1998; 10:256–62.
Janus L. Wie die Seele entsteht. Heidelberg: Mattes; 1997.
– Der Seelenraum des Ungeborenen. Düsseldorf: Walter; 2001.
– The Significance of Early Development for Later Life and for Society. Heidelberg: Sekretariat der ISPPM; 2002b.
Janus L, Haibach S. Seelisches Erleben vor und während der Geburt. Neu-Isenburg: LinguaMed; 1997.
Krens I. Die erste Beziehung. Int J Prenat Perinat Psychol and Med. 2001;13:127–52.
Leboyer F. Geburt ohne Gewalt. München: Kösel; 1982.
Leuner H, Janus L. Drum hab ich kein Gesicht. Würzburg: Echter; 2000.
Missonier S. Le virtuel – la présence de l'absent. Paris: EDK; 2003.
Mott FJ. The Nature of the Self. London: Allan Wingate; 1959.
– The Universal Design of Creation. Edenbridge: Mark Beech; 1964.
Rank O. Die analytische Situation. Technik der Psychoanalyse I. Leipzig, Wien: Deuticke; 1926.
Rascovsky A. Das Ich als Doppel des Es und die Entwicklung der primitiven Objektbeziehungen. In: Graber GH, Herausgeber. Pränatale Psychologie. München: Kindler; 1974.
– Die vorgeburtliche Entwicklung. München: Kindler; 1978.
Reiter A. Introspektiver Zugang zum vorgeburtlichen Erleben – eine kasuistische Illustration. In: Janus L, Herausgeber. Pränatale Psychologie und Psychotherapie. Heidelberg: Mattes; 2004.
Sahlberg O. Reisen zu Gott und zurück. Giessen: Psychosozial-Verlag; 2004.
Schiefenhövel W, Sich D, Gottschalk-Batschkus C, Herausgeber. Gebären. Berlin: VWB; 1995.
Schindler S. Pränatale Psychologie als wissenschaftlicher Dialog. Geschichte – Gegenwart – Zukunft. Int J Prenat Perinat Psychol Med. 1998;10:521–36.
Shorter E. Der weibliche Körper als Schicksal. München: Piper; 1987.
Sloterdijk P. Sphären I. Frankfurt/M.: Suhrkamp; 1998.
– Sphären II. Frankfurt/M.: Suhrkamp; 1999.
Sonne J. Interpreting the dread of being aborted to models of therapy and models of mind. Int J Prenat Perinat Psychol Med. 1996;8:317–40.

Pränatale Körpersprache: Eine neue Perspektive auf uns selbst*

David B. Chamberlain

Einleitung

Moderne Technologien machen es möglich, menschliches Verhalten während der ganzen Schwangerschaft zu beobachten. Experimente, die Echtzeit-Ultraschall und verfeinerte Messverfahren von Lebenszeichen nutzen, haben die Möglichkeiten psychologischer Beobachtung während der frühen pränatalen Periode entscheidend erweitert und stellen der pränatalen Psychologie damit eine breite empirische Grundlage zur Verfügung.

Die Ergebnisse sind revolutionär. Fast alles, was wir vor 30 Jahren über pränatales Verhalten zu wissen glaubten, ist mindestens fragwürdig. Vieles ist obsolet und verlangt nach neuen Paradigmen, um ungeborene Kinder zu beschreiben (Verny 1986; Chamberlain 1988, 1992; Smotherman und Robinson 1987, 1988; Nijhuis 1992). Frühe Beispiele für Selbstausdruck, Sinneswahrnehmung, Emotion und interaktives Lernen und Gedächtnis sprechen für Veränderungen an Entwicklungskonzepten, Veränderungen an der Routine-Versorgung von Ungeborenen und von Neugeborenen und für Veränderungen der öffentlichen Anerkennung von frühkindlichem Trauma und der Notwendigkeit seiner rechtzeitigen Behandlung.

Während Lehrbücher der Entwicklungspsychologie wenig Hinweise auf die entscheidende Wichtigkeit des Lebens vor der Geburt geben, weisen Kritiker auf die Schwäche von Theorien hin, die ohne Bezug auf pränatales Leben gebildet sind (Smotherman und Robinson 1987, 1988; Hofer 1981, 1989; Nijhuis 1992). Die weitverbreitete Ansicht, dass bedeutsames menschliches Verhalten erst Monate nach der Geburt möglich ist (z.B. Preyer 1888; Piaget 1973; Flavell 1977; Kagan 1981), ist nicht länger mit den Ergebnissen der Forschung vereinbar.

Fötale Körpersprache bietet die Basis für ein neues Verständnis dessen, wer wir sind. Diesem Text liegen Beobachtungen menschlicher Bewegung während der ersten 40 Wochen der Schwangerschaft zugrunde. Bewegung

* Dieser Text beruht auf Vorträgen, die 1994 auf der International Conference for Infant Studies in Paris und 1995 auf der International Conference on Prenatal and Perinatal Psychology and Medicine in Heidelberg gehalten wurden. Er wurde für die Erstveröffentlichung im *Journal of Prenatal and Perinatal Psychology and Health,* 14 (1–2), 1999, S. 169–86, überarbeitet. Übersetzt von Peter Brandenburg.

dient vielen Zwecken, darunter Erforschung, Selbstschutz, Ausdruck der Individualität und Kommunikation. Bewegung enthüllt unvermeidlich Bedürfnisse, Interessen, Talente, Gefühle und kognitive Prozesse. Bewegungssprache hat Vorteile gegenüber formaler Sprache, weil sie viel früher als gesprochene Sprache beginnt, weil sie eine schnelle Form von Kommunikation ist, ständig vorkommt und während der ganzen Lebenszeit des Menschen universelle Bedeutung besitzt. Die jüngsten Menschen sprechen diese Sprache.

Bei der Darstellung neuer Entdeckungen habe ich die Ergebnisse in drei Arten von Körpersprache eingeteilt: in (1.) selbstinitiierte, (2.) reaktive und (3.) interaktive Bewegungen. Beispiele dafür sind der Gesichtsausdruck, Töne, Handzeichen, Bein- und Armbewegungen, Schluck-, Saug- oder Atembewegungen, Schlafen und Träumen sowie die Herzaktivität. Diese drei Kategorien sollen nicht isolierte oder sich gegenseitig ausschliessende Verhaltensweisen darstellen, und sie erschöpfen auch nicht alle Möglichkeiten. Sie bieten neue Perspektiven auf die frühesten beobachtbaren Ursprünge menschlichen Verhaltens.

Selbstinitiierte Bewegung

Fötale Bewegungen, die durch Ultraschall schon für die sechste Woche der Schwangerschaft dokumentiert sind, nehmen ständig zu, bis der grösste Teil des Bewegungsrepertoires im Alter zwischen 8 und 10 Wochen sichtbar ist. Mit 10 Wochen sind mittels Ultraschall Hand-zu-Hand-, Hand-zu-Gesicht- und Hand-zu-Mund-Bewegungen, voneinander unabhängige Beuge- und Streckbewegungen der Glieder, rotierende Bewegungen des Fötus um seine Längsachse, Schluckbewegungen und Öffnen und Schliessen des Mundes beobachtet worden (Tajani und Ianniruberto 1990). Ab 10 bis 12 Wochen beschreiben erfahrene Beobachter die Bewegungen als endogen, spontan und anmutig, nicht als reflexartig (Prechtl 1985; de Vries et al. 1985). Spontane Beweglichkeit tritt früher als evozierte Beweglichkeit auf – eine Tatsache embrionischen Lebens, die selten erwähnt wird (Tajani und Ianniruberto 1990; Provine 1989). Zwillinge im Uterus zeigen oft deutlich voneinander unabhängige Bewegungsprofile und unterscheiden sich mit der Zeit motorisch immer weiter sowohl inner- als auch ausserhalb des Uterus (Gallagher et al. 1992).

Während ihres ersten Trimesters können Individuen bis zu 7,5 Minuten lang in Bewegung sein. Die längste Ruhezeit betrug nach einer Studie 5,5 Minuten (Van Dongen und Goudie 1980). Eine Analyse der Bewegung während des dritten Trimesters zeigt, dass die frühen Bewegungen sich während der Schwangerschaft fortsetzen, bis der intrauterine Raum zu eng wird (Roberts et al. 1980).

Wenn der Fötus grösser wird, wird er im Allgemeinen in einer längsorientierten Lage gehalten. William Liley (1972) entdeckte, dass Babys sich von einem zum anderen Ende des Uterus bewegen, indem sie sich mit ihren Füssen und Beinen fortbewegen. Ein Wechsel der Seiten verlangt jedoch ein elegantes spiralförmiges Drehen um die Längsachse, was eine Verdrehung der Wirbelsäule, Drehen des Kopfes und der Schultern und Benutzen der langen Rückenmuskeln nötig macht. Diese balletähnliche Bewegung, die Liley zuerst mit 26 Wochen beobachtete, war erst für die zweite oder dritte Woche nach der Geburt erwartet worden, wenn Babys sich an Schwerkraft und «festen Boden» gewöhnt haben.

Vor der 10. Woche nimmt der Fötus Flüssigkeit durch den offenen Mund auf. Schlucken und Zungenbewegungen kommen von der 14. Woche an vor, wenn sich, wie Studien zeigen, die Geschmacksknospen entwickelt haben (Cowart 1981). In der Folge wird das Schlucken in Reaktion auf im Uterus angebotenen süssen Geschmack zunehmen, aber abnehmen in Reaktion auf bitteren Geschmack (deSnoo 1937). Die Vorliebe für Süsses ist weiter stark, wie Experimente mit frühgeborenen (Tatzer et al. 1985) sowie mit ausgetragenen Babys (Kobre und Lipsitt 1972; Desor et al. 1973) zeigen.

Saugen an Händen, Fingern, Füssen und Zehen wird zuerst um 9 Wochen beobachtet, als ein Zeitvertreib. Daumenlutschen kann so häufig sein, dass es zu Schwielen kommt, die bei der Geburt sichtbar sind. Nach der Geburt sind die charakteristischen Pausen, Geschwindigkeiten und Häufungen von Saugen ein nützliches Kommunikationsmittel zwischen Babys und Experimentalpsychologen.

Männliche Erektionen (in Verbindung mit Daumenlutschen) wurden zuerst in der 26. Woche beobachtet (Hitchcock et al. 1980), können aber jetzt mit verbesserter Technik schon vor der 16. Schwangerschaftswoche erkannt werden – zu einem Zeitpunkt, lange bevor man an «frühkindliche» Sexualität denkt.

Im Uterus sind die Hände des Fötus ständig damit beschäftigt, nicht nur Füsse und Zehen zu greifen, sondern noch häufiger die immer anwesende Nabelschnur, was einen Psychologen auf die Idee brachte, die Babys könnten sie fest genug drücken, um veränderte Bewusstseinszustände hervorzurufen (Straub 1971, 1992). Die ständige Interaktion von Händen, Nabelschnur, Zehen und Gesicht im Mutterleib geht der Hand-Mund-Koordination, die von Butterworth und Hopkins (1988) nach der Geburt festgestellt wurde, und der Koordination und Gleichzeitigkeit von Armbewegungen, die kurz nach der Geburt von Hofsten und Ronnqvist (1993) beobachtet wurden, voraus.

Mithilfe von Doppler-Sonographie und Ultraschalltechniken war es möglich, fötale Atembewegungen zu untersuchen (Johnson et al. 1989; Johnson und Johnson 1993). Diese Atembewegungen treten als isolierte Häufungen vor der 24. Woche auf, werden um 28 Wochen periodisch und sind nach 36 Wochen gleichmässig. Während des dritten Trimesters kommen selbstinitiierte Atembewegungen während 30 bis 80 Prozent der Zeit vor und gelten als Zeichen guter Gesundheit. Es ist bedenklich, wenn sich die Atembewegungen verringern, wie zum Beispiel als Reaktion auf die Einnahme von Barbituraten und Nikotin durch die Mutter (Johnson et al. 1989, Tafel 1). Föten hören innerhalb von Minuten auf zu atmen, wenn eine schwangere Frau z.B. Wodka und Ginger-Ale trinkt, und beginnen mit diesen Bewegungen erst dann wieder, wenn sich der Alkoholspiegel normalisiert hat (Fox et al. 1978).

Schlafstudien an frühgeborenen Babys zeigen intensive Traumaktivität (Roffwarg et al. 1966). Die jüngsten Frühchen sind sogar die grössten Träumer. Der prozentuale Anteil von Träumen während des Schlafes liegt bei 100% mit 30 Wochen, verringert sich auf 67% mit 33 bis 35 Wochen, geht bei 40 Wochen bis unter 50% und reduziert sich bei 6 Monaten Lebensalter auf 30%. Träume kommen während des «aktiven» Schlafes vor, wenn die Körpersprache stark und zeitweise dramatisch ist. Beobachter sehen Grimassen, Wimmern, Lächeln, Zucken des Gesichts und der Extremitäten und Lageveränderung von Körper und Gliedmassen.

Während der schnellen Augenbewegungen («rapid eye movements» = REMs), die Traumaktivität anzeigen, gibt es häufige Episoden von 10 bis 15 Sekunden, während denen die Babys sich mit Torso, Gliedmassen und Fingergliedern winden; Bewegungen, die darauf schliessen lassen, dass die Babys schlechte Träume haben. Im Gegensatz dazu scheinen Babys auch gute Träume zu haben, was Ausdruck von Lust und anmutige, friedliche Bewegungen belegen. Wenn ein frühgeborenes Kind träumt, bemerken Beobachter eine Vielzahl von Ausdrucksformen, die Gedanken und Emotionen widerspiegeln, die nicht zum Repertoire desselben Babys gehören, wenn es wach ist.

Das erste menschliche Lächeln sieht man gewöhnlich auf dem Gesicht frühgeborener Babys, wenn sie träumen (Emde et al. 1971). Wache, ausgetragene Babys lächeln selten, können aber dabei beobachtet werden, wie sie im Traum lächeln. In Thailand wurde reaktives wie spontanes Lächeln in der ersten Woche nach der Geburt bei einer Gruppe von Babys beobachtet, die an einem pränatalen Stimulationsprogramm teilgenommen hatten (Panthuraamphorn 1993). Normalerweise geht man davon aus, dass Babys als Antwort auf das Lächeln eines Erwachsenen lächeln, und zwar mit 46 Wochen, das heisst etwa 6 Wochen nach der Geburt.

Lächeln während der REM-Phase ist jedoch schon mit 23 Wochen möglich, zu einem Zeitpunkt, wo die ersten REMs mit Ultraschall beobachtet wurden. REMs – und die Möglichkeit von Lächeln – werden bis zum Alter von 36 Wochen zunehmend häufiger, wenn es zum ersten Mal zu einem neuen Zustand von «tiefem» Schlaf (ohne REMs) kommt (Birnholz 1981). Zusätzlich zu dem Lächeln, das vorkommt, wenn Babys träumen, lächeln manche Babys, wenn sie wach sind und mit einem Zwilling im Uterus interagieren.

Reaktive Bewegungen

Reaktive Körpersprache wird von etwas inspiriert, das in der Umwelt geschieht: Zu dieser reaktiven Körpersprache gehören defensive Reaktionen, solche, die dem Selbstschutz dienen, und Reaktionen auf Störungen. Diese bilden ein selbstregulierendes Verhalten (Lipsitt 1990) oder kreatives «Bewältigen» der Umwelt (Sternberg 1988) – ein Verhalten, das erst Neugeborenen oder älteren Kindern zugeschrieben wird, aber nicht Ungeborenen. Defensives Verhalten kann schon mit 7 Wochen beobachtet werden, wenn ein Embryo auf ein leichtes Streichen mit einem Haar an seiner Wange reagiert, indem er seinen Kopf wegdreht, Rumpf und Becken beugt und Arme und Schultern ausstreckt, um das Haar wegzudrücken. Die Empfindlichkeit für solche Berührungen erstreckt sich mit 10 Wochen auf den Genitalbereich, mit 11 Wochen auf Handflächen, Arme bis zu den Beinen und mit 12 Wochen bis zu den Fusssohlen. Mit 17 Wochen reagieren praktisch alle Teile des fötalen Körpers auf leichtes Streichen mit einem einzelnen Haar (Humphrey 1978).

Fötale Reaktionen auf die Mutter beginnen früh. Zwischen der 10. und 15. Schwangerschaftswoche bewegen sich fast alle Föten innerhalb von Sekunden, wenn die Mutter hustet oder lacht (Tajani und Ianniruberto 1990).

Zwischen der 14. und der 16. Woche, wenn gewöhnlich die Fruchtwasserpunktion durchgeführt wird, reagieren Föten auf Nadeln, die in den Uterus eindringen. Mütter, die diese Prozedur per Ultraschall beobachten, haben Babys vor der Nadel zurückweichen oder sie angreifen sehen, auch wenn etwa von der 10. bis zur 26. Woche die Augen der Babys geschlossen sind. Birnholz und seine Kollegen (1978) beobachteten einen Fötus, der zufällig von einer Nadel getroffen wurde. Das Baby drehte sich von ihr weg, lokalisierte sie mit seinem Arm und schlug wiederholt nach dem Schaft der

Nadel. Diese Bewegung weist auf ein scharfes sinnliches Bewusstsein, die Fähigkeit zu sofortiger defensiver Aktivität und eine genau fokussierte Aggression hin.

Unmittelbar nach der Fruchtwasserpunktion wurden manche Babys bewegungslos, als hätten sie durch das Geschehen einen Schock erlitten. Pulsraten steigen an, fallen und verlieren die Variabilität von Schlag zu Schlag (Ron und Polishuk 1976; Neldam und Peterson 1980). Auch sind die fötalen Atembewegungen deutlich reduziert, und es kommt vor, dass sie für ein paar Tage nicht zu der vorherigen Rate zurückkehren (Manning et al. 1977; Hill et al. 1979). Experten wundern sich über solche deutlichen Reaktionen auf das Entfernen einer kleinen Menge Fruchtwassers, aber die Körpersprache der Babys drückt Erschrecken und Verzweiflung aus. Ein Geburtshelfer, der sich daran machte, per Ultraschall mit einem fötalen Blutgefäss zu arbeiten, berichtete uns: «Ich setzte gerade an, als aus dem Nirgendwo diese Hand kam, um die Nadel wegzuschlagen» (Baker 1978).

Fötale Empfindlichkeit für Licht ist hervorragend. Ein helles Licht, das durch die Bauchdecke auf den fötalen Scheitel scheint, beschleunigt den Herzschlag. Diese Beschleunigung ist so vorhersagbar, dass sie als klinischer Test für das Wohlbefinden des Fötus dienen kann (Smyth 1965; Peleg und Goldman 1980).

Ungeborene reagieren in unterschiedlicher Weise auf Musik. Es ist vorgekommen, dass Föten so hart getreten haben, dass sie ihrer Mutter bei Rockkonzerten die Rippen gebrochen haben (Olds 1986). In einem anderen Fall hat ständige, in der Wohnung gespielte laute Rockmusik einer schwangeren Frau einen gründlich mit blauen Flecken versehenen Unterbauch eingebracht. Als die Mutter die Lautstärke um die Hälfte reduzierte, verschwanden die Blutergüsse allmählich. Man weiss, dass Föten bei Filmen mit Gewalt hyperaktiv werden und schwangere Mütter dazu bringen können, das Kino zu verlassen.

Verschiedene Experimente haben gezeigt, wie sich Ungeborene bei Passagen melodischer klassischer Musik (Clements 1977; Feijoo 1981), Schlafliedern und Kinderliedern (Satt 1984; Woodward 1992), ja sogar bei Musik von Soap Operas (Hepper 1991) beruhigen. Diese Reaktionen auf Töne sind Belege für Lernen und Gedächtnis (Querleu et al. 1988; Busnel et al. 1992).

Die wesentlichen Strukturen für das Hören sind mit 25 Wochen da, aber früheres Hören kann die vestibulären und somatosensorischen Systeme nutzen (Blum 1991). Shahidullah und Hepper (1992) benutzten eine Kombination von Tönen und Ultraschall, um frühe Taubheit zu erkennen, und entdeckten dabei, dass Föten schon mit 16 Wochen anfangen, auf Töne zu reagieren, 8 Wochen bevor das Ohr strukturell vollständig entwickelt ist. Das bedeutet, dass Föten 6 Monate vor ihrer Geburt Töne hören und auf sie reagieren.

Hepper (1992) hat auch festgestellt, dass Verzögerungen von Bewegungsreaktionen auf reinen akustischen Stimulus vorhersagbar sind. Daher kann fötales Hörverhalten benutzt werden, um die Schwere von chromosomalen und genetischen Anomalien frühzeitig während der Schwangerschaft zu entdecken.

Experimente, die Vibration und Töne benutzen, belegen fötales Lernen durch Gewöhnung (z.B. Leader et al. 1982; Madison et al. 1986; Rezensionen siehe Busnel et al. 1992; Kisilevsky und Muir 1991). Bei diesen Experimenten wird fötale Bewegung per Ultraschall und fötale Pulsrate per Doppler-Sonographie aufgezeichnet. Mit 29 Wochen werden die ersten Beschleunigungen der Pulsrate von bis zu 10 Schlägen pro Minute mit den ersten Vibratorversuchen (Kisilevsky et al. 1992) in Verbindung gebracht. Von der 26. bis zur 36. Woche nimmt der Prozentsatz von Föten, die auf den ersten Vibratortest mit Bewegung reagieren, von 58 auf 100% zu und bietet so die Möglichkeit, pränatales Lernen zu untersuchen.

Fötale Bewegung war das Mittel, um konditioniertes Lernen in einem frühen Experiment von Spelt (1948) zu belegen, das später von Hepper (1993) wiederholt wurde. Feijoo (1981) konditionierte eine Gruppe von Föten, wobei er das Bassthema von Prokofjews «Peter und der Wolf» benutzte. Als die Babys aus Feijoos Gruppe nach ihrer Geburt diese Musik hörten, hörten sie ganz auf zu weinen und zeigten weniger klonische Bewegungen.

Reaktive Bewegung hilft, die Ursprünge von Emotion in der pränatalen Periode nachzuweisen. Treten aus Protest als Reaktion auf gewaltsam klingende Musik drückt starkes Gefühl aus. Vielleicht kann der früheste Beweis für Emotion bei Fehlgeburten zwischen der 12. und der 15. Woche gesehen werden, bei Föten, die schielen, mürrisch dreinschauen oder höhnisch den Mund verziehen (Humphrey 1978). In einem frühen Literaturbericht fand Humphrey verschiedene Berichte über hörbares Weinen im Alter zwischen 21 und 23 Wochen in Verbindung mit therapeutischen Schwangerschaftsunterbrechungen. Weinen ist ein dramatischer Ausdruck von Emotion. Henry Truby (1975), einer der ersten Forscher, die akustische Technologie auf frühkindliches Weinen anwandten, berichtete bei einem 900 Gramm schweren Abortus (in der 26. oder 27. Woche) von hörbarem Weinen.

Weil hörbares Weinen einen Vorrat an Luft für den fötalen Larynx bedingt, hatte man es nie für möglich gehalten, dass es im Mutterleib Weinen geben könnte. Unter Umständen aber, wenn Luft in den Uterus eindringt und den fötalen Larynx erreicht, kann man Weinen hören. Dieser Zustand, Vagitus uterinus, wörtlich «Weinen im Mutterleib», ist selten, doch in der medizinischen Literatur sind über 140 Fälle dokumentiert (Ryder 1943). Moderne Fälle werden gewöhnlich mit geburtshelferischen Prozeduren in Verbindung gebracht, die gegen Ende der Schwangerschaft vorgenommen werden. Daher haben wir für hörbares Weinen den Zeitraum von der 21. bis zur 40. Schwangerschaftswoche. Die Literatur über Emotionsentwicklung geht auf diese Belege aber nicht ein (z.B. Greenspan und Greenspan 1985).

Das Widerstreben zu glauben, dass Babys Emotionen erleben, bevor sie geboren werden, steht wahrscheinlich in Beziehung zu der Weigerung zu glauben, dass Föten und Kleinkinder Schmerz empfinden können. Im 20. Jahrhundert haben die meisten medizinischen Praktiker darauf bestanden, dass Kleinkinder keinen Schmerz empfinden: keinen Schmerz im Uterus, keinen Schmerz bei der Geburt, keinen Schmerz bei der Beschneidung und sogar keinen Schmerz während grösserer Operationen! Die Weigerung zu glauben, dass Babys Emotionen und Schmerz empfinden, bedeutet, dass ein grosser Teil der medizinischen Gemeinschaft unwillig oder unfähig gewesen ist, Körpersprache zu lesen.

Es mag wie Ironie wirken, dass Chirurgen typischerweise Körpersprache dadurch blockiert haben, dass sie Curare benutzen, ein Mittel, das die Muskulatur lähmt, um während des Eingriffs Bewegung und Ausdruck zu verhindern. Unglauben an die Möglichkeit frühkindlichen Schmerzes und seine Verschleierung mit Curare hatten für Babys schlimme Folgen. Eine Reform zur Korrektur dieser Formen von Missbrauch hat erst im letzten Jahrzehnt begonnen (Gottfried und Gaiter 1985; Anand und Aynsley-Green 1985; Harrison 1986; Anand und Hickey 1987; Rana 1987; Giannakoulopoulos et al. 1994).

Frühkindliches Weinen ist Körpersprache, die dazu bestimmt ist, eine Reihe von Gefühlen auszudrücken. Die Heftigkeit des Weinens nach der Geburt bringt die Pulsrate oft auf Spitzenwerte von über 200 Schlägen pro Minute (Pillai und James 1990) und ist kein gutartiges Phänomen. Verfeinertes Messen von Schreien im letzten Vierteljahrhundert hat die speziellen Schreitöne erkennen lassen, die mit verschiedenen Krankheiten, chromosomalen Anomalien, mit Unterernährung und mit anderen Arten von Leiden verbunden sind (Lester und Boukydis 1985). Weinen ist ein so herausragender Teil frühkindlichen Lebens, dass es als ein fünfter Verhaltenszustand anerkannt wird, neben (1.) ruhigem Schlaf, (2.) aktivem Schlaf oder REM-Schlaf, (3.) ruhigem Wachzustand und (4.) aktivem Wachzustand (Prechtl 1977; Robinson und Smotherman 1992).

Interaktive soziale Bewegung

Vielleicht die überraschendste Dokumentation sozialer Interaktion im Uterus stammt aus der systematischen Beobachtung von Zwillingen per Ultraschall. Alessandra Piontelli begann 1987, solche Beobachtungen zu veröffentlichen. Sie beobachtete zum Beispiel stundenweise, wie Luca und Alicia sich begegneten und einander sanft durch die Membran berührten, die sie trennte (1992). Mit 20 Wochen war der Junge sehr aktiv und kräftig, während seine Schwester still und schläfrig war. Periodisch kam er an die Membran und weckte sie sanft auf. Sie antwortete immer. Die zwei rieben die Köpfe aneinander, spielten Wange an Wange, schienen sich zu küssen und zu umarmen, einander das Gesicht zu streicheln und ihre Füsse aneinander zu reiben, bevor sie zu ihren getrennten Aktivitäten zurückkehrten. Piontelli und die Eltern der Zwillinge, die die Ultraschallbilder auch anschauten, nannten sie «die freundlichen Zwillinge».

Die Art ihrer Beziehung mit 20 Wochen dauerte nach ihrer Geburt an. Mit einem Jahr konnten sie laufen, fingen zu sprechen an und hatten viel Spass dabei, miteinander zu spielen. Manchmal standen sie auf zwei Seiten eines Vorhangs und berührten sich gegenseitig, so wie sie es im Mutterleib getan hatten; eine Aktivität, die von Kichern und Lächeln begleitet war.

Solche detaillierten Aufzeichnungen fötaler Interaktion sind selten, aber nicht einmalig. Timothy Johnson (1993) hat ein Video von Zwillingen, die mit etwas beschäftigt sind, was er einen «Schlagabtausch» nennt. Ein Kinderarzt in einem Zentrum für Zwillingsstudien hat einen Zwilling dabei beobachtet, wie er einen anderen im Uterus boxt. Birgit Arabin (1994), eine fleissige Forscherin mit Ultraschall, hat ein Video, das Zwillinge dabei zeigt, wie sie sich küssen. Man hat mir erzählt, dass der Zwilling, der den Kuss bekommt, einen seligen Gesichtsausdruck hat. Solche fötalen Zwillingssonogramme belegen Emotion in Verbindung mit sozialer Interaktion.

Zwillinge erinnern uns an das, was wir intuitiv schon wissen sollten: Der Mutterleib ist eine interaktive Umgebung, wo Beziehungen eher «duozentrisch» als «egozentrisch» sind (Freeman 1987). Fötus und Mutter essen, schlafen, bewegen sich, rauchen, nehmen Medikamente und haben Unfälle *zusammen*. Wenn ein psychotischer Ehemann ausfällig wird, merkt man sowohl der Mutter als auch dem Fötus die Not an (Sontag 1966). Während eines Erdbebens in Italien zeigten Babys in ihren schwangeren Müttern intensive Hyperkinäsie, die von 2 bis zu 8 Stunden andauerte, noch lange nachdem ihre Mütter sich beruhigt hatten (Ianniruberto und Tajani 1981).

Wenn eine Mutter etwas Schreckliches im Fernsehen sieht, kann ihr Fötus messbar aufgeregt sein (Correia 1987, 1994; Van den Bergh 1992). Föten werden aktiver, wenn ihre Mütter auf die Fruchtwasseruntersuchung warten, als wenn ihre Mütter auf ein viel weniger ernstes Routine-Sonogramm eingestellt sind (Rossi et al. 1989).

Es ist unvermeidlich, dass Babys im Mutterleib die sexuellen Begegnungen ihrer Eltern miterleben. Mit dem dritten Trimester reagieren sie auf Orgasmen ihrer Eltern mit wild unregelmässigen Pulsraten: Bradykardie, Tachykardie, Beschleunigung und Verlangsamung um mehr als 30 Schläge pro Minute und in manchen Fällen Verlust von Schlag-zu-Schlag-Variabilität (Chayen et al. 1986; Goodling et al. 1972).

In einem populären Programm für pränatale Stimulation und Bonding (Van de Carr und Lehrer 1992) wird Eltern beigebracht, auf die Tretbewegungen zu achten, um ein interaktives Spiel entstehen zu lassen. Elterliches Berühren als Antwort auf Tritte ermutigt Föten, auf ein Zeichen hin und an der Stelle zu treten, die berührt wird. In einem ähnlichen Experiment begrüsste ein kanadischer Vater regelmässig sein ungeborenes Baby, indem er dicht am Unterbauch sprach (Freeman 1987). In der 25. Woche antwortete das Baby, indem es einen Fuss hochdrückte, um seiner Berührung zu begegnen. Als er seine Begrüssung an der gegenüberliegenden Seite wiederholte, wurde er von einem Fuss belohnt, der sich ihm auch auf der Seite entgegenstreckte. Dieser Vater und das Baby spielten dieses Tretspiel 15 Wochen lang weiter, bis das Kind geboren wurde. (Dasselbe Kommunikationsspiel gelang auch mit dem nächsten Kind.)

Andere Beispiele sozialer Interaktion kann man im pränatalen Lernen von Melodien, von Geschichten, der Stimme von Mutter und Vater und dem Klang der Muttersprache der Eltern im Vergleich mit anderen Sprachen sehen. Babys sind sehr aufmerksam auf Stimmen (besonders auf die ihrer Mütter) und unterscheiden Phoneme wie /bi/ und /ba/, die kleinsten Einheiten gesprochener Sprache (der Rede) (DeCasper und Fifer 1980; DeCasper und Spence 1982; Moon et al. 1993; Hepper 1988). Solche Beispiele belegen einen früheren zeitlichen Ansatz für die Arten von Lernen, die man bei Ungeborenen beobachtet hat (z.B. Blass et al. 1984; Slater et al. 1984; Zelazo et al. 1989; Moon und Fifer 1990). Dieses Lernen hängt davon ab, dass die Ungeborenen sehr viele Interaktionen mit ihren Eltern haben.

Kürzlich liessen DeCasper und seine Kollegen in Frankreich (1994) Mütter von der 33. bis zur 37. Woche der Schwangerschaft täglich einen einfachen Kindervers wiederholen. Am Ende von 4 Wochen signalisierten die Föten – immer noch im Mutterleib – durch einen Wechsel der Pulsrate, dass sie den Vers, dem sie ausgesetzt gewesen waren, erkannten. Sie zeigten keine Herzreaktion auf einen unvertrauten Reim.

In moderner Zeit liefert uns die Körpersprache von frühgeborenen Babys eine ständige Anschauung des früher verborgenen Verhaltens aus der Zeit zwischen der 25. und der 40. Woche der Schwangerschaft. Dies macht die Intensivstation für Frühgeborene zu einem neuen Fenster auf frühe Entwicklung und zu einem Laboratorium für pränatale Psychologie. In einer Reihe von experimentellen Interventionen haben die Psychologin Tiffany Field und ihre Kollegen frühreife Babys verschiedenen Erfahrungen von Berührung *ausserhalb* des Uterus ausgesetzt. Berührung verbesserte die Atmung der Babys, reduzierte ihre Schreckreaktionen, verminderte ihr Fäusteballen und erhöhte Wachheit und Aktivität (Field et al. 1983). Thoman, Ingersoll und Acebo (1991) entdeckten, dass frühreife Babys nach einem «atmenden» Teddybär langten und zunehmend Kontakt mit ihm aufnahmen, aber kein besonderes Interesse an einem gewöhnlichen, nichtatmenden Teddybär zeigten. Mit der Zeit lernten die Babys von den langsam atmenden Teddybären, mehr Zeit in ruhigem Schlaf zu verbringen. Das Experiment bewies, dass diese Frühchen Wahrnehmungen, Vorlieben und die Fähigkeit besassen, aus ihren sozialen Interaktionen zu lernen und sich an sie zu erinnern. Das spricht dafür, dass auch Babys desselben Alters, die noch im Uterus sind, diese Fähigkeiten und Vorlieben haben. Field und ihre Kollegen (1983) entdeckten auch, dass Frühchen von 35 Wochen Gesichtsausdruck und bestimmte Gesten von Erwachsenen nachahmen können, genauso, wie Neugeborene das tun (Meltzoff und Moore 1977, 1994; Reissland 1988; Vinter 1986). So eine kontaktfreudige und expressive Körpersprache, die im Kontext von sozialen Begegnungen gebildet wird, erwartet man nicht von so «unreifen» Babys.

Mosser (1989) hat die ausserordentliche Empfindsamkeit von frühreifen Babys für Sprache nachgewiesen, die direkt an sie gerichtet ist, verglichen mit Sprache, die *an andere* gerichtet ist. Wenn jemand direkt *mit* einem Frühgeborenen spricht, beschleunigt sich seine Pulsrate. Wenn der Sprecher sich einer anderen Person zuwendet, verlangsamt sich die Pulsrate. Wenn der Sprecher zu direkter Aufmerksamkeit für das Baby zurückkehrt, steigt seine Pulsrate wieder. Diese charakteristische Präferenz für kindgerichtete statt erwachsenengerichtete Rede wird von ausgetragenen Babys geteilt (Cooper und Aslin 1990).

Frühkindliche Reaktionen auf Musik können geradezu magisch wirken. In einer Station für frühgeborene Babys beschleunigte das Abspielen von Brahms «Schlaflied» die Gewichtszunahme ohne jede Steigerung der Kalorienaufnahme (Chapman 1975)! In einem anderen Experiment mit intubierten, aufgeregten Frühchen verbesserte beruhigende Musik sowohl die Sauerstoffabsorption als auch die Verhaltenszustände der Frühchen (Collins und Kuck 1991). Diese leidenden, reizbaren Babys reagierten positiv auf Tonaufnahmen von Geräuschen im Mutterleib und auf den Klang weiblichen Singens, wie es sich im Mutterleib angehört hätte. Babys scheinen nach der sozialen Umgebung des Mutterleibes zu hungern und mit ihr aufzublühen.

Dies wird weiter in einem Experiment mit frühgeborenen Babys mit niedrigem Geburtsgewicht unter 2000 Gramm belegt. Die Babys wurden in eine speziell angefertigte Wiege gelegt, die sich in einem sanften Schmetterlingsmuster bewegte, um das Gefühl von einer gehenden Mutter zu vermitteln. Ausserdem wurden intrauterine Geräusche abgespielt (Gatts et al. 1994). Babys, die in diese «gehenden» und «gurgelnden» Krippen gelegt wurden, reagierten mit schnellerem Wachsen und besserer Atmung und wurden als emotional und mental reifer getestet als die Babys, die in konventionellen Bettchen gelegen hatten. Die Babys, die die Gehbewegung spürten und vertraute intrauterine Töne hörten, verliessen das Krankenhaus acht Tage früher als die Kontrollbabys in gewöhnlichen Kinderbettchen. Wachstum und Gedeihen ist Körpersprache par excellence.

Implikationen und Schlussfolgerungen

1. Neue Technologie erlaubt uns, fötales Verhalten so systematisch zu beobachten und fötale Körpersprache zu lesen wie nie zuvor. Das macht es uns möglich, uns selbst von den frühesten Tagen und Wochen der Schwangerschaft an zu verstehen.
2. Gegenwärtige Forschung enthüllt pränatale Schmerzwahrnehmung, Vorlieben, Interessen, Lernen, Gedächtnis, aggressives Verhalten, emotionale Zustände von Angst, Wut, Weinen, Lächeln und Zuneigung. Obwohl von Medizin oder Psychologie nicht vorhergesagt, spricht diese Körpersprache für sich selbst.
3. Selbstinitiierte, spontane Bewegung ist ein Ausdruck von Interesse, Bedürfnis und Persönlichkeit. Diese Bewegung drückt Wählen, Wille und gerichtete Aktivität aus.
4. Bewegung in Reaktion auf äussere Einflüsse enthüllt eine überraschende Bewusstheit und Sensibilität. Akte von Selbstverteidigung stellen von den frühesten Wochen der Schwangerschaft an energische und kreative Anstrengungen dar, mit der Umwelt umzugehen.
5. Interaktive Bewegungen belegen eine angeborene Fähigkeit für intime und soziale Beziehungen, ob zwischen Zwillingen im Uterus oder zwi-

schen Kleinkindern und ihren Familien. Diese interpersonellen Beziehungen werden um Lernen und Gedächtnis herum organisiert.

6. Die Entwicklungspsychologie hat nur langsam neue Ergebnisse in Bezug auf das Verhalten vor der Geburt integriert und pränatale kognitive Prozesse und Emotionen anerkannt. In ähnlicher Weise reflektieren die Protokolle von Neonatologie und Geburtshilfe im Allgemeinen noch immer Konzepte vorgeburtlichen Lebens, die aus dem 19. Jahrhundert stammen. Am schädlichsten war die Verleugnung von Säuglingsschmerz und seines Andauerns im Gedächtnis.
7. Föten und Neugeborene sind fühlende Wesen, die aus Erfahrung lernen. Sie sind deshalb von der frühen Schwangerschaft an für psychisches und physisches Trauma verletzlich. Eltern und Menschen, die beruflich mit Geburt umgehen, haben die Verantwortung, Babys zu beschützen und unnötigem Leiden vorzubeugen.
8. Therapeuten, die mit Personen jeden Alters arbeiten, sollten verstehen, dass die primäre Periode nicht eine segensreiche Periode vor der Geburt ist, sondern eigentlich eine *prägende,* indem sie die Weise formt, wie Menschen fühlen, denken und an das Leben herangehen. In primärer Erfahrung werden die Fundamente für Gesundheit, Liebe und Angst gelegt.
9. Für manche Beobachter pränataler Körpersprache gilt «Sehen ist Glauben» und führt zum Annehmen der mentalen und emotionalen Natur des Lebens vor der Geburt. Andere bezweifeln, was sie sehen, und bleiben dem vorherrschenden materialistischen Paradigma vom Baby als Gehirnmaterie verhaftet. Sie kritisieren Interpretationen früher Kognition, Emotion und Persönlichkeit als «anthropomorph».
10. Wenn weiter Beobachtungen pränatalen Lebens gesammelt werden, glaube ich, dass es immer deutlicher werden wird, dass menschliches Bewusstsein physischer Entwicklung von Körper und Gehirn sowohl vorausgeht als auch sie überlagert. Wenn wir Föten die respektvolle Aufmerksamkeit widmen, die sie verdienen, werden sie eine führende Rolle bei der Entstehung und Bildung eines umfassenderen Paradigmas spielen, das beschreibt, wer wir als Menschen sind.

Literatur

Anand KJS, Aynsley-Green A. Metabolic and endocrine effects of surgical ligation of patent ductus arteriosus in the preterm neonate: Are there implications for further improvement in postoperative outcome? Modern Problems in Pediatrics. 1985;23:143–57.

Anand KJS, Hickey PR. Pain and its effects on the human neonate and fetus. N Engl J Med. 1987;317(21):1321–9.

Arabin B. Sophia Ziekenhuis, 8025-AB, Zwolle, The Netherlands. [Videotape] 1994.
Baker RA. Technologic intervention in obstetrics. Obstet Gynecol. 1978;51(2):241–4.
Birnholz JC. The development of human fetal eye movement patterns. Science. 1981;2 13:679–81.
Birnholz JC, Stephens JC, Faria M. Fetal movement patterns: a possible means of defining neurological development milestones in utero. AJR Am J Roentgenol. 1978;130:537–40.
Blass EM, Ganchrow JR, Steiner JE. Classical conditioning in newborn humans 2–48 hours of age. Infant Behav Dev. 1984;7:223–35.
Blass EM, Smith BA. Differential effects of sucrose, fructose, glucose, and lactose on crying in 1-to-3-day old human infants: qualitative and quantitative considerations. Dev Psychol. 1992;28(5):804–10.
Blum T. Early prenatal perception and adequate auditive stimulation. Int J Prenat Perinat Stud. 1991;3(3–4):283–96.
Bower TGR. A Primer of Infant Development. San Francisco: W. H. Freeman & Co.; 1977.
Busnel M-C, Granier-Deferre C, Lecanuet JP. Fetal audition. Ann N Y Acad Sci. 1992;662 (Oct. 20):118–34.
Butterworth G, Hopkins B. Hand-mouth coordination in the newborn baby. Br J Dev Psychol. 1988;6(4):303–14.
Chamberlain DB. Babies are not what we thought: call for a new paradigm. Int J Prenat Perinat Stud. 1992;4(2)(Oct):161–77.
– Babies don't feel pain: a century of denial in medicine. Paper first presented to 2nd International Symposium of Circumcision. San Francisco 1991. Revised 1998.
– The Mind of Your Newborn Baby. 3rd edition. Berkeley, CA: North Atlantic Books; 1998.
Chapman JS. The Relation Between Auditory Stimulation of Short Gestation Infants and Their Gross Motor Limb Activity. Ph.D. Dissertation. New York University; 1975.
Chayen B, Tajani N, Verma UL, Gordon G. Fetal heart rate changes and uterine activity during coitus. Acta Obstet Gynecol Scand. 1986;65:853–5.
Clements M. Observations on certain aspects of prenatal behavior in response to auditory stimuli. Paper presented at the 5th International Congress of Psychosomatic Obstetrics/Gynecology. Rome 1977.
Collins SK, Kuck K. Music therapy in the neonatal intensive care unit. Neonatal Netw. 1991;9(6):23–6.
Cooper R, Aslin RN. Preference for infant-directed speech in the first month after birth. Child Dev. 1990;61(5):1584–95.
Correia IB. Communicacao no ventre materno. Master's degree thesis. Federal University of Rio de Janeiro; 1987.
– The Impact of Television Stimuli on the Prenatal Infant. Ph.D. Dissertation. University of New South Wales, Sydney, Australia; 1994.
Cowart BJ. Development of taste perception in humans: sensitivity and preference throughout the life span. Psychol Bull. 1981;90:43–73.
Cunningham N. Ethical perspectives on the perception and treatment of neonatal pain. J Perinat Neonat Nurs. 1990;4(1):75–83.
DeCasper A, Fifer W. Of human bonding: newborns prefer their mother's voices. Science. 1980;208:1174–6.
DeCasper A, Spence M. Prenatal maternal speech influences human newborns' perception of speech sounds. Infant Behav Dev. 1982;9:133–50.
DeCasper A, Lecanuet J-P, Busnell M-C, Granier-Deferre C, Maugeais R. Fetal reactions to recurrent maternal speech. Infant Behav Dev. 1994;17(2):159–64.

De Snoo K. Das trinkende Kind im Uterus. Monatsschrift fur Geburtshilfe und Gynaekologie. 1937;105:88–97.
Desor JA, Maller O, Turner RG. Taste in acceptance of sugars by human infants. J Comp Physiol Psychol. 1973;84:496–501.
de Vries JIP, Visser GHA, Prechtl HFR. The emergence of fetal behavior. II Quantitative aspects. Early Hum Dev. 1985;12:99–120.
Dreyfus-Brisac C. Ontogenesis of sleep in human pre-matures after 32 weeks of conceptual age. Dev Psychol. 1970;3(2):91–121.
Emde R, McCartney R, Harmon R. Neonatal smiling in REM states. IV. Premature study. Child Dev. 1971;42:1657–61.
Feijoo J. Le fœtus Pierre et le loup: Ou une approche originale de l'audition prenatle humaine. In: E Herbinet, M-C Busnel, éditeurs. L'aube des sens. Paris: Stock; 1981.
Field T, Woodson R, Cohen D, Greenberg R, Garcia R, Collins K. Discrimination and imitation of facial expressions by term and preterm neonates. Infant Behav Dev. 1983;6:485–90.
Flavell JH. Cognitive Development. Englewood Cliffs, NJ: Prentice-Hall; 1977.
Fox NE, Steinbrecher M, Pessel D, Inglis J, Medvid L, Angel E. Maternal alcohol ingestion and the occurrence of human fetal breathing movements. Am J Obstet Gynecol. 1978; 132:354–8.
Franck LS. A national survey of the assessment and treatment of pain and agitation in the neonatal intensive care unit. J Neonatal Nurs. 1987;16(6):387–93.
Freeman M. Is infant learning egocentric or duocentric? Was Piaget wrong? Pre- and Perinatal Psychology Journal. 1987;2(1):25–42.
Gallagher MW, Costigan K, Johnson TRB. Fetal heart accelerations, fetal movement, and fetal behavior patterns in twin generations. Am J Obstet Gynecol. 1992;167(4):1140–4.
Gatts JD, Wallace DH, Glasscock GF, McKee E, Cohen RS. A modified newborn intensive care unit environment may shorten hospital stay. J Perinatol. 1994;14(5):422–7.
Giannakoulopoulos X, Sepulveda W, Kourtis P, Glover V, Fisk NM. Fetal plasma cortisol and B-endorphin response to intrauterine needling. Lancet. 1994;344(July):77–81.
Goodling RC, Schmidt W, Creevy DC. Uterine tension and fetal heart rate during maternal orgasm. Obstet Gynecol. 1972;39(1):125–7.
Gottfried AW, Gaiter JL, editors. Infant Stress under Intensive Care: Environmental Neonatology. Baltimore, MD: University Park Press; 1985.
Greenspan SI, Greenspan NT. First Feelings: milestones in the emotional development of your baby and child. New York: Viking; 1985.
Harrison H. Letter. Birth: Issues in Perinatal Care. 1986;13(2):124.
Hepper PG. Fetal "soap" addiction [letter]. Lancet. 1988;11 June:1347–8.
– An examination of fetal learning before and after birth. Irish J Psychol. 1991;12:95–107.
– An interface between psychology and medicine: the antenatal detection of handicap. In: Klimek R, editor. Pre- & Perinatal Psycho-Medicine. Cracow: DWN Dream; 1992. p. 133–8.
– Learning in the human fetus. Paper presented to the Experimental Psychology Society. London: January 1993.
Hill LM, Platt LD, Manning FA. Immediate effect of amniocentesis on fetal breathing and gross body movement. Am J Obstet Gynecol. 1979;135:689–90.
Hitchcock DA, Sutphen JH, Scholly TA. Demonstration of fetal penile erection in utero. Perinatology amd Neonatology. 1980;4:59–60.
Hofer MA. The Roots of Human Behavior: an introduction to the psychobiology of early development. San Francisco: W. H. Freeman; 1981.
– On the nature and function of prenatal behavior. In: Smotherman SP, Robinson SR, editors. Behavior of the Fetus. Caldwell, NJ: Telford Press; 1989:3–18.

Hofsten C von, Ronnquist L. The structuring of neonatal arm movements. Child Development 1993;64(4):1046–57.

Humphrey T. Function of the nervous system during pre-natal life. In: Stave U, editor. Physiology of the Perinatal Period. Vol. 2. New York: Plenum Medical; 1978:751–96.

Ianniruberto A, Tajani E. Ultrasonographic study of fetal movements. Semin Perinatol. 1981;5:175–81.

Johnson TRB, Besinger RE, Thomas RL. The latest clues to fetal behavior and well-being. Contemporary Pediatrics. 1989;January:66–84.

– Department of Obstetrics/Gynecology, University of Michigan Medical Center, Ann Arbor, MI. [Videotape] 1993.

– , Johnson MJ. Identifying fetal movement and behavior patterns. Contemporary Obstetrics/Gynecology. 1993;Sept:11–6.

Kagan J. The Second Year: the emergence of self-awareness. Cambridge, MA: Harvard University Press; 1981.

Kisilevsky BS, Muir DW. Human fetal and subsequent newborn responses to sound and vibration. Infant Behav Development. 1991;14(1):1–26.

– , Muir DW, Low JA. Maturation of the human fetal responses to vibroacoustic stimulation. Child Dev. 1992;63(6):1497–508.

Kobre KR, Lipsitt LP. A negative contrast effect in newborns. J Exp Child Psychol. 1972; 14:81–91.

Leader LR, Baille P, Martin B, Vermeulen E. The assessment and significance of habituation to a repeated stimulus by the human fetus. Early Hum Dev. 1982;7:211–9.

Lester BM, Boukydis CFZ, editors. Infant Crying: theoretical and research perspectives. New York: Plenum; 1985.

Liley AW. The fetus as a personality. Aust New Z J Psychiatry. 1972;6(2):99–105.

Lipsitt LP. Learning and memory in infants. Merrill-Palmer Quarterly. 1990;36(1):53–66.

Madison LS, Adubato SA, Madison JK, et al. Fetal response decrement: true habituation? J Dev Behav Pediatr. 1986;7(1):14–20.

Manning FA, Platt LD, Lemay M. Effect of amniocentesis on fetal breathing movements. Br Med J. 1977;2:1582–3.

Mehler JP, Jusczyk G, Lambers N, Halsted N, Bertoncini J, Amiel-Tison C. A precursor of language acquisition in young infants. Cognition. 1988;29:143–78.

Meltzoff AN, Moore MK. Imitation of facial and manual gestures by human neonates. Science. 1977;Oct. 7:75–8.

– , Moore MK. Imitation, memory, and the representation of persons. Infant Behav Dev. 1994;17:83–99.

Moon C, Fifer WP. Syllables as signals for 2-day-old infants. Infant Behav Dev. 1990;13(3): 377–90.

– , Cooper RP, Fifer WP. Two-day-olds prefer their native language. Infant Behav Dev. 1993;16:495–500.

Mosser C. Effet physiologique des stimulations sonores chez le premature. Ph.D. Dissertation. University of Paris XII, Paris, France; 1989.

Neldam S, Pedersen JF. Fetal heart rate response to amniocentesis in early pregnancy. J Perinat Med. 1980;8:209–12.

Nijhuis JG, editor. Fetal Behavior: developmental and perinatal aspects. Oxford, England: Oxford University; 1992.

Olds C. A sound start in life. Pre- and Perinatal Psychology Journal. 1986;1(1):82–5.

Panthuraamphorn C. Prenatal infant stimulation program. In: Blum T, editor. Prenatal Perception, Learning and Bonding. Berlin: Leonardo 1993:187–220.

Papousek H, Papousek M, Koester LS. Sharing emotionality and sharing knowledge: a microanalytic approach to parent infant communication. In: Izard CE, Reed P, editors. Measuring Emotions in Infants and Children. Vol. 2. New York: Cambridge University Press; 1986:93–123.

Peleg D, Goldman JA. Fetal heart rate acceleration in response to light stimulation as a clinical measure of fetal well-being: a preliminary report. J Perinat Med. 1980;8(1):38–41.

Piaget J. The Child and Reality: problems of genetic psychology. New York: Grossman/Viking; 1973.

Pillai M, James D. Are there behavioral states of the newborn comparable to those of the fetus? Early Hum Dev. 1990;22(1):39–49.

Piontelli A. Infant observation from before birth. Int J Psychoanal. 1987;68:453–63.

– From Fetus to Child: an observational and psychoanalytic study. London: Routledge; 1992.

Prechtl HFR. The neurological examination of the full-term newborn infant: a manual for clinical use. Clinics in Developmental Medicine, No. 79. London: Spastics International Medical Publications; 1977.

– Ultrasound studies of human fetal behavior. Early Hum Dev. 1985;12:91–8.

Preyer WT. The Mind of the Child: The Senses and the Will. New York: Appleton-Century-Crofts; 1888.

Provine RR. On the uniqueness of embryos and the difference it makes. In: Smotherman WP, Robinson SR, editors. Behavior of the Fetus. Caldwell, NJ: The Telford Press; 1989:35–46.

Querleu D, Renard X, Versyp F, Paris-Delrue L, Vervoort P. Fetal hearing. Eur J Obstet Gynecol Reprod Biol. 1988;29:191–212.

Rana SR. Pain: a subject ignored. Pediatrics. 1987;79:309.

Reissland N. Neonatal imitation in the first hour of life: observations in rural Nepal. Dev Psychol. 1988;24(4):464–9.

Roberts AB, Griffen D, Mooney R, Cooper DJ, Campbell S. Fetal activity in 100 normal third trimester pregnancies. Br J Obstet Gynaecol. 1980;87:480–4.

Robinson SR, Smotherman WP. The emergence of behavioral regulation during fetal development. Ann N Y Acad Sci. 1992;662(Oct. 20):53–83.

Roffwarg HP, Muzio JN, Dement WC. Ontogenetic development of the human sleep-dream cycle. Science. 1966;152:604–19.

Ron M, Polishuk WZ. The response of the fetal heart rate to amniocentesis. Br J Obstet Gynaecol. 1976;83:768.

Rossi N, Avveduti P, Rizzo N, Lorusso R. Maternal stress and fetal motor behavior: a preliminary report. Pre- and Perinatal Psychology Journal. 1989;3(4):311–8. See follow-up letter, same Journal, 1989;4(4):265–6.

Ryder GH. Vagitus uterinus. Am J Obstet Gynecol. 1943;46:867–72.

Satt BJ. An investigation into the acoustical induction of intrauterine learning. Ph.D. Dissertation. California School of Professional Psychology, Los Angeles; 1984.

Shahidullah S, Hepper PG. Hearing in the fetus: prenatal detection of deafness. Int J Prenat Perinat Stud. 1992;4(3/4):235–40.

Slater A, Morrison V, Rose D. Habituation in the newborn. Infant Behav Dev. 1984;7:183–200.

Smotherman WP, Robinson SR. Prenatal influences on development: behavior is not a trivial aspect of fetal life. J Dev Behav Pediatr. 1987;8(3):171–6.

– , Robinson SR. Behavior of the Fetus. Caldwell, NJ: The Telford Press; 1988.

Smyth CN. Experimental methods for testing the integrity of the fetus and neonate. J Obstet Gynaecol Br Commonw. 1965;72:920.

Sontag LW. Implications of fetal behavior and environment for adult personalities. Ann N Y Acad Sci. 1966;134:782–9.

Spelt DK. The conditioning of the fetus in utero. J Exp Psychol. 1948;38:454–61.
Sternberg RJ. The Triarchic Mind. A New Theory of Human Intelligence. New York: Viking; 1988.
Straub MF. Self-stimulation in utero. Psychol Rep. 1971;28:55–63.
– A theory of the psychophysiological consequences of umbilical cord manipulation by the fetus. Pre- and Perinatal Psychology Journal. 1992;7(2):61–71.
Tajani E, Ianniruberto A. The uncovering of fetal competence. In: Papini M, Pasquinelli A, Gidoni EA, editors. Development, Handicap, Rehabilitation: Practice and Theory. Amsterdam: Elsevier; 1990:3–8.
Tatzer E, Schubert MT, Timischl W, Simbruner G. Discrimination of taste and preference for sweet in premature babies. Early Hum Dev. 1985;12:23–30.
Thoman C, Ingersoll EW. Learning in premature infants. Dev Psychol. 1993;29(4):692–700.
Thoman EB, Ingersoll EW, Acebo C. Premature infants seek rhythmic stimulation, and the experience facilitates neurobehavioral development. J Dev Behav Pediatr. 1991;12(11): 11–8.
Truby HM. Prenatal and neonatal speech, pre-speech and an infantile speech lexicon. Child Language 1975, a special issue of WORD, 1975;27(1–3).
Van de Carr FR, Lehrer M. The Prenatal Classroom: a parent's guide for teaching your baby in the womb. Atlanta, GA: Humanics Learning; 1992.
Van den Bergh BRH. Maternal emotions during pregnancy and fetal and neonatal behavior. In: Nijhuis JG, editor. Fetal Behavior: Developmental Aspects. Oxford: University Press; 1992.
Van Dongen LGR, Goudie EG. Fetal movement patterns in the first trimester of pregnancy. Br J Obstet Gynecol. 1980;87:191–3.
Verny TR, with Kelly J. The Secret Life of the Unborn Child. New York: Dell; 1986.
Vinter A. The role of movement in eliciting early imitations. Child Dev. 1986;57:66–71.
Von Hofsten C, Ronnqvist L. The structuring of neonatal arm movements. Child Dev. 1993;64(4):1046–57.
Walker D, Grimwade J, Wood C. Intrauterine noise: a component of the fetal environment. Am J Obstet Gynecol. 1971;109:91–5.
Woodward SC. The Transmission of Music into the Human Fetus and Neonate. Ph.D. Dissertation. University of Capetown, South Africa; 1992.
Zelazo PR, Weiss MJ, Papagiorgion AN, Laplante DP. Recovery and dishabituation of sound localization among normal-, moderate-, and high-risk newborns: discriminant validity. Infant Behav Devel. 1989;12(3):321–40.

Die Neuverdrahtung des Gehirns

Zerebrale Entwicklung, pränatale Bindung und ihre Konsequenzen für die Psychotherapie*

Rien Verdult

Gefühle gehören zum Menschsein

Kognitive und behavioristische Therapien zeigen traditionell weniger Interesse an emotionalen Prozessen als andere Therapieformen. Es gibt zunehmend Hinweise darauf, dass die Aktivierung, Erforschung und Verarbeitung bestimmter Emotionen zu den Schlüsselfaktoren für therapeutische Veränderung zählen. Menschen haben Gefühle und befinden sich in einem fortdauernden Prozess, ihren Gefühlen Sinn zu verleihen. In einem emotionsorientierten Ansatz werden Gefühle als grundlegender Bestandteil des Selbst sowie als Schlüsselfaktor für Selbstorganisation betrachtet (Greenberg 2004 [1]). In diesem Rahmen werden Psychotherapeuten als Gefühls-Coachs gesehen, die daran arbeiten, emotionsorientierte Bewältigungsstrategien zu fördern, indem sie ihre Klienten darin unterstützen, sich ihrer Gefühle bewusst zu werden, sie zu akzeptieren und ihrer emotionalen Erfahrung Sinn zu verleihen.

Emotionsorientierte Psychotherapieverfahren stammen aus der klientenzentrierten Tradition nach Carl Rogers (1951 [2]) und Eugene Gendlin (1978 [3], 1996 [4]) und gehören zur sogenannten humanistischen Psychologie. Heutzutage werden sie als erfahrungsorientierte oder prozessorientierte Psychotherapien bezeichnet. Gendlins Prozess der Fokussierung war und ist immer noch ein wichtiges Werkzeug in klientenzentrierter Psychotherapie. Sein Konzept des ‹felt sense› schien ein fundamentales psychologisches Konzept zu sein, das nach wie vor Anerkennung erhält. In Peter Levines Traumatheorie (1997 [5]) ist der ‹felt sense› der Schlüssel für den Ausweg aus scheinbar unlösbaren Zwickmühlen. Unsere menschliche Fähigkeit, uns unserer inneren Erfahrung durch den ‹felt sense› bewusst zu werden, gibt uns die Möglichkeit, auf sanfte Art Energieblockaden zu lösen, die durch Trauma oder Schock in unserem Nervensystem gehalten werden. Die Verwendung des ‹felt sense› in der Therapie ermöglicht wichtige emotionale Veränderungen bei Klienten.

* Übersetzt von Max Peschek.

Die klientenzentrierte Tradition wurde als ‹dritter Weg› bezeichnet, eine Alternative zu Psychoanalyse und Verhaltenstherapie. Der Fokus liegt auf der Unterstützung emotionaler Veränderungen des Klienten. Wegen der Ablehnung psychoanalytischen Denkens fehlt dem Ansatz von Rogers jedoch eine Metatheorie der Psychopathologie. Dieses Problem ist in psychotherapeutischen Ansätzen aus dieser Tradition nach wie vor sichtbar. Meine eigene Ausbildung fand in der klientenzentrierten Tradition statt, meine Orientierung wurde aber zunehmend psychodynamisch. Emotionale Veränderung kann nicht nur mit der Fokussierung auf den emotionalen Prozess erreicht werden, sondern wir müssen uns auch mit dem emotionalen Schmerz auseinandersetzen, der im Nervensystem durch Trauma und Schock gehalten wird. Traumata aus der frühen Kindheit sowie pränatale und Geburtstraumata nahmen einen immer grösseren Raum in meiner Arbeit ein. Bowlbys Bindungstheorie (1982 [6]) wurde für mich ein wichtiger Referenzrahmen, obwohl ich eine stärker integrierte Bindungstheorie bevorzuge, welche die pränatale Bindung berücksichtigt (Stroecken, Verdult 2000 [7]).

Das «Jahrzehnt des Gehirns» hat uns neue Einsichten darüber gebracht, wie wir Menschen funktionieren. Neurowissenschaftler versuchen, mit neuen Techniken das Gehirn zu enträtseln. Ein neues Paradigma entwickelt sich, das die Art und Weise, in der wir uns als menschliche Wesen wahrnehmen, verändern wird. «Wir sind unser Gehirn», ist die Parole des niederländischen Forschers Dick Swaab, und Joseph Ledoux unterstreicht diesen Paradigmenwechsel im Titel seines neuesten Buchs *The Synaptic Self: How Our Brains Become Who We Are* (Ledoux 2002 [8]). Neurowissenschaftler diskutieren nicht länger darüber, ob Bewusstsein, Persönlichkeit, Denken und die Erfahrung von Emotionen durch die Strukturen und Prozesse des Gehirns hervorgerufen sind. Sie diskutieren eher darüber, wie unsere Neuronen und Synapsen uns zu dem machen, wer wir sind. Wenn alle psychologischen Prozesse das Ergebnis neuronaler Aktivität des Gehirns sind, dann muss die Veränderung psychologischer Prozesse auch zu einer Veränderung der neurologischen Verdrahtung führen (Grawe 2004 [9]). Wenn Psychotherapie die emotionalen Veränderungen anstrebt, dann sollte sie Veränderungen der Funktionsweise des Gehirns unterstützen. Oder wie Ledoux es formuliert: «Psychotherapie ist im Grunde genommen ein Lernprozess für den Klienten, und als solcher ein Weg zur Neuverdrahtung des Gehirns. In diesem Sinne benutzt Psychotherapie letztendlich biologische Mechanismen, um das Gehirn neu zu verdrahten» (Ledoux 2002 [8]). Bedeutet dies das Ende der Psychotherapie? Es wird pharmakologische Behandlungsformen geben, die mit neuen Medikamenten bei der Behandlung emotionaler

Probleme und psychiatrischer Störungen das Gehirn neu verdrahten. Grawe war ein Optimist. Für ihn bestand das neue Ziel der Psychotherapie darin, Klienten Lernmöglichkeiten an die Hand zu geben, die ihnen dabei helfen, ihre Probleme zu lösen, indem die neuronalen Strukturen und Funktionsweisen, die ihren Problemen zugrunde liegen, beeinflusst werden. Die unvorstellbare Plastizität des Gehirns in Bezug auf äussere Einflüsse eröffnet Psychotherapeuten die Möglichkeit, Veränderungen bei Klienten zu unterstützen, indem sie dazu beitragen, das Gehirn zu verändern.

Die Neurowissenschaften bestätigen, was psychodynamisch orientierte Psychotherapeuten in der Praxis bereits festgestellt hatten, nämlich die Bedeutung früher Erfahrungen für emotionale Prozesse und Probleme. Mit den Arbeiten von Panksepp (1998 [10]), Damasio (1999 [11]) und Ledoux (2002 [8]) geraten Gefühle in den Blickpunkt der Neurowissenschaften. Forschung in den affektiven Neurowissenschaften zeigt die Folgen früher negativer Einwirkungen für die Entwicklung des kindlichen Gehirns. Diese Ergebnisse kommen der entwicklungsorientierten Psychopathologie sehr zugute. Eine entwicklungsorientierte affektive Neurowissenschaft könnte die Faktoren verdeutlichen, die der Plastizität des neuronalen Netzwerks in Bezug auf bestimmte Aspekte emotionalen Verhaltens zugrunde liegen (Polak 2005 [12]). Die Heuristik der Plastizität bezieht sich darauf, wie Erfahrungen zu Veränderungen in diesen neuronalen Netzwerken führen, einschliesslich der Effizienz, Aktivierungsschwellen und des zeitlichen Verlaufs solcher Aktivierungen. Meiner Meinung nach sollte diese entwicklungsorientierte Perspektive der affektiven Neurowissenschaften das pränatale Leben mit einschliessen. Die erste Programmierung oder Vernetzung des Gehirns beginnt vor der Geburt, und diese anfängliche Programmierung legt die Richtung für spätere Entwicklungen fest. Eine Integration von Gehirnforschung und pränataler Psychologie würde das entstehende neue Paradigma menschlichen Seins bereichern.

Kritiker argumentieren, dass die Aufnahme einer neurobiologischen Perspektive in die Psychotherapie voreilig ist, da es sich dabei zu einem grösseren Teil um Spekulationen als um bestätigte wissenschaftliche Erkenntnisse handele. Das Risiko bestehe in der Popularisierung komplizierter Forschungsergebnisse, welche die Wissenschaft des Gehirns falsch darstelle und zu einem neurobiologischen Reduktionismus führe, der die Komplexität klinischer Praxis ignoriere. Ich stimme dem bis zu einem gewissen Grad zu, aber neurobiologische Entdeckungen können genutzt werden, um existierende klinische Modelle zu ergänzen, statt sie zu verdrängen. Insbesondere im Bereich der pränatalen Psychotherapie kann die Integration neuer Entdeckungen in der Entwicklung des Gehirns mit körper- und emotionsorientierten psychotherapeutischen Ansätzen die psychotherapeutische Arbeit bei Klienten mit prä- und perinatalem Trauma und Schock bereichern. Wenn wir mehr über die frühe pränatale Entwicklung des Gehirns lernen können, erhalten wir klarere Bilder, wie diese sehr frühen Erfahrungen unsere Bindungen sowie unser emotionales, soziales und moralisches Funktionieren beeinflussen.

Ledoux' Theorie über Emotionen

Ledoux legt in seiner Theorie der Emotionen den Schwerpunkt auf Angst (Ledoux 1998 [13]; 2002 [8]). Nachdem Angst bei vielen emotionalen Problemen von Klienten eine grosse Rolle spielt, die psychotherapeutische Hilfe suchen, ist seine Theorie über das Funktionieren des emotionalen Gehirns von Interesse für Psychotherapeuten. Emotionen werden erlernt und im Langzeitgedächtnis gespeichert. Wenn sie durch einen emotionalen Hinweis aktiviert werden, verlagert sich das Gefühl in den Arbeitsspeicher und ruft unsere Reaktionen hervor. Diese Konditionierung von Angst findet in der Amygdala statt, die wesentliche Gehirnstruktur in der Verarbeitung von Angst. Die Amygdala ist das Alarmsystem unseres Gehirns. Informationen über externe Stimuli erreichen die Amygdala sowohl auf direktem Weg vom Thalamus (der untere Weg) als auch vom Thalamus durch den Kortex zur Amygdala (der obere Weg). Die direkte Thalamus-Amygdala-Verbindung ist kürzer und daher eine schnellere Übertragungsstrecke als der Weg vom Thalamus durch den Kortex zur Amygdala. Weil dieser direkte Weg den Kortex umgeht, kann er nicht von kortikaler Verarbeitung Nutzen ziehen. Daher kann die Amygdala nur mit einer groben Repräsentation des Stimulus versorgt werden. Es ist also eine «quick and dirty»-Verbindung. Der direkte Weg erlaubt es uns, mit der Antwort auf potentiell gefährliche Situationen zu beginnen, bevor wir zur Gänze erfasst haben, was der Stimulus ist. In gefährlichen Situationen kann dies sehr sinnvoll sein. Die Amygdala kennt bereits die Bedeutung eines externen Stimulus, bevor der assoziative Kortex für uns die eingehende Information analysiert hat. Die Amygdala besteht aus mehreren Kernen. Der zentrale Kern hat Verbindungen zu den lebenswichtigen Strukturen, welche die Reaktionen des Körpers auf Gefahr regulieren, wie der Hypothalamus und das Stratium, und zu mehreren Kernen im Gehirnstamm und darüber mit dem autonomen Nervensystem. Über ihre Verbindung mit dem Hypothalamus kann die Amygdala das Stresssystem der Hypothalamus-Hypophysen-Nebennierenrinden-Achse (HPA-Achse) aktivieren, gemeinsam mit dem Hippocampus. Diese Stressverbindung versucht, unsere Stressreaktionen zu steuern.

Es ist heute üblich, sich das Gehirn so vorzustellen, dass es eine Vielzahl verschiedener Gedächtnissysteme enthält. Das bewusste, deklarative oder explizite Gedächtnis wird durch den Hippocampus vermittelt und steht in Beziehung mit verschiedenen Bereichen im Kortex, wohingegen verschiedene unbewusste oder implizite Formen des Gedächtnisses durch verschiedene Systeme vermittelt werden. Ein implizites Gedächtnissystem ist ein emotionales (Angst-)Gedächtnissystem, das die Amygdala und benachbarte Bereiche einschliesst. In gefährlichen Situationen arbeiten das implizite und explizite Gedächtnissystem parallel. Sie funktionieren gemeinsam als ein Gedächtnissystem. Durch das hippocampale System erinnern wir uns an Fakten und Details der bedrohlichen Situation, und wenn das Amygdala-System durch den gleichen Stimulus aktiviert wird, beginnt unser Körper zu reagieren. Das Ergebnis der Aktivität im expliziten Gedächtnissystem ist eine bewusste Wahrnehmung gespeicherten Wissens. In Gesprächstherapien wird üblicherweise dieser Weg gewählt. Das Ergebnis der Aktivität in der Amygdala ist der Ausdruck emotionaler (schützender) Antworten. In emotionsorientierten sowie körperorientierten Therapien wird dieser Weg aktiviert und durchgearbeitet. Die Vorstellung getrennter Gedächtnissysteme, die implizite emotionale Erinnerungen sowie explizite Erinnerungen der Emotionen herstellen, ist von Bedeutung für das Verständnis der sogenannten kindlichen Amnesie, unserer Unfähigkeit, uns an Erfahrungen aus der frühesten Kindheit zu erinnern, in etwa den ersten drei Lebensjahren. Der Schlüssel zur infantilen Amnesie ist die relativ lange Phase der Reifung des Hippocampus (Ledoux 1998 [13]). Der Hippocampus benötigt mehr Zeit, sich auszubilden, als andere Teile des Gehirns. Frühe Traumata, obwohl nicht bewusst erinnert, können einen schädlichen Einfluss auf unser Leben haben. Tatsächlich ist die Amygdala vor dem Hippocampus ausgereift. Explizite Erinnerungen können leicht durch Erfahrungen verfälscht werden, die zwischen dem Entstehen der Erinnerung und dem Wiederabrufen auftreten, Stress jedoch stört die Arbeit der Amygdala nicht. Im Gegenteil, Stress kann die Funktionen der Amygdala sogar verbessern. Es ist also sehr wohl möglich, dass man eine nur sehr rudimentäre bewusste Erinnerung an eine traumatische Erfahrung besitzt, aber gleichzeitig sehr starke implizite, unbewusste emotionale Erinnerungen durch die Angstkonditionierung der Amygdala erzeugt. Diese starken unbewussten Ängste können gegenüber Auslöschung sehr resistent werden. Nach Ledoux ist es nicht möglich, dass diese starken impliziten Erinnerungen in explizite Erinnerungen umgewandelt werden.

Bei Ledoux ist unklar, wann die Amygdala programmiert wird. Ihm zufolge bilden unsere Gene das Rohmaterial, aus dem unsere Emotionen geformt werden. Gene spezifizieren die Beschaffenheit unseres Nervensystems, die Art der mentalen Prozesse, an denen es sich beteiligen kann, und die körperlichen Funktionen, die es kontrollieren kann. Aber die genaue Art und Weise, in der wir in einer bestimmten Situation handeln, denken und empfinden, wird durch viele andere Faktoren festgelegt und ist nicht durch unsere Gene vorherbestimmt. Emotionen haben eine biologische Grundlage, aber psychologische Faktoren sind ebenfalls von entscheidender Bedeutung. Natur und Kultur sind gleichwertige Partner in unserem emotionalen Leben. Angst beruht auf einer Konditionierung, durch die Kanäle für evolutionär geprägte Antworten auf neue Ereignisse in unserer Umgebung geöffnet werden. Wir lernen beispielsweise, als Reaktion auf Angst zu erstarren; die Erstarrung selbst ist eine eingebaute Antwort, ein angeborener Schutzmechanismus, der durch natürliche oder erlernte Auslöser aktiviert werden kann. Natürliche Auslöser benötigen kein vorhergehendes Ausgesetztsein, um eine Reaktion zu verursachen; die erlernten Auslöser brauchen einen konditionierten Stimulus, um eine Reaktion hervorzurufen. Aus pränatalen Beobachtungen wissen wir, dass Feten Schmerz und Angst als Antwort auf bedrohliche Stimuli zeigen (Chamberlain 1999 [14]; Verny 2002 [15]). Angstkonditionierung kann während des pränatalen Lebens beginnen, und das, was Ledoux als natürliche Auslöser bezeichnet, könnten pränatal erlernte Auslöser sein, sogenannte Prägungen. Janov (1999 [16]) verwendet den Begriff ‹Prägung›, um zu beschreiben, wie Ereignisse dem Nervensystem für immer eingeprägt werden, so dass die Wirkungen im gesamten Körper spürbar werden. Die Aktivierung von Chemikalien wie Katecholamine, einschliesslich Dopamin, stellt den Kitt für die Prägung zur Verfügung. Die Strukturen des limbischen Systems und des Gehirnstamms, wo sehr frühe (pränatale) Traumata eingeprägt sind, sind reich an Dopamin, insbesondere wenn die rechte Hemisphäre sich mit den niederen Strukturen verbindet. Die Prägung führt zu Veränderungen in vielen vitalen Systemen, von der Herzrate bis zum Blutdruck, von der Körpertemperatur bis zur Freisetzung schmerzstillender Botenstoffe wie Serotonin. Es ist möglich, in der Gebärmutter Schmerz zu erfahren, und diesen Schmerz als permanent gespeicherte diskrete Erinnerung für immer mit sich zu tragen. In Ledoux' Theorie über Emotionen fehlt eine neurologische Entwicklungsperspektive, einschliesslich der pränatalen Zeit.

Entwicklung des Gehirns

Die Entwicklung des Gehirns ist ein gewaltiges Stück Arbeit für Biologie und Psychologie. Es gibt immer noch eine Menge über die Gehirnentwicklung und die Konsequenzen für das Funktionieren des Gehirns zu erforschen, insbesondere während der pränatalen Zeit. Einige Tendenzen sind klar: Das Gehirn ist ökologisch, entwickelt sich sequentiell, ist aktivitätsabhängig und kann in der pränatalen Zeit programmiert werden.

Natur – Kultur: Das menschliche Gehirn ist ökologisch

Gehirnentwicklung ist das grosse Schlachtfeld des Natur-Kultur-Streits. Bei Menschen ist der evolutionäre Vorgang der Öffnung des starren genetischen Programms weit entwickelt. Diese Öffnung ermöglicht es dem Menschen, biologische Strukturen zu verändern, die notwendig sind, um zu denken, zu empfinden und zu handeln. Dadurch ist Lernen möglich. Dies bedeutet auch, dass epigenetische Faktoren für den Ausdruck der Gene eine wichtige Rolle spielen. Das Gehirn ist das Organ, das am meisten von diesen Einflüssen der Umgebung abhängt, und seine Entwicklung wird durch die Entwicklung bestimmter zellulärer Interaktionen beeinflusst und geformt (Hüther 2005 [17]). Die Modulation des genetischen Ausdrucks von Neuronen wird durch fortlaufende Interaktionen mit der Mikroumgebung stark beeinflusst. Diese Mikroumgebung ist ein Cocktail von Chemikalien, die als Regulatoren und Auslöser für genetischen Ausdruck dienen und auf diese Weise die Zellteilung der Nervenzellen, ihre Migration, die Länge ihres Wachstums, ihre dendritische Verzweigung und ihre Synaptogenese beeinflussen. Mit den Worten Thomas Vernys: Die Komplexität des menschlichen Gehirns übertrifft bei weitem die Steuerungskapazität unserer Gene (Verny 2002 [15]).

Sogar in den frühesten Phasen der Entwicklung funktionieren Gene nicht vollkommen unabhängig von der Aussenwelt. Die chemische Umgebung des Embryos ist notwendigerweise im direkten Kontakt mit der Körperchemie der Mutter. Die Funktion der Gene besteht darin, Proteine herzustellen, die wiederum viele Aspekte der Gehirnentwicklung steuern. Der Embryo kann nicht selbst die Aminosäuren herstellen, die gebraucht werden, um die Proteine zusammenzustellen, die für die Entwicklung von Gehirn und Körper benötigt werden. Sie müssen von der Mutter bezogen werden, die sie aus der Nahrung bekommt, welche sie isst. Aber auch die Luft, die sie atmet, verwendete Drogen, gerauchte Zigaretten oder das Stressniveau, das sie erfährt, haben einen Einfluss auf diesen Prozess.

Eine grosse Bandbreite an Chemikalien kann unumkehrbare Veränderungen verursachen, sogar in den frühesten Entwicklungsphasen von Gehirn und Rückenmark. Chemikalien in der Umgebung, welche die frühe Entwicklung des Embryos stören, werden Teratogene genannt. Die Wirkung von Teratogenen auf das sich entwickelnde Gehirn findet im Allgemeinen in den frühen Phasen der Entstehung des Gehirns statt, aber die möglichen äusseren Zeichen des Schadens können um Wochen, Monate oder Jahre verzögert sein. Obwohl die wesentlichen Merkmale des Gehirns durch einen genetischen Plan vorgegeben sind (der garantiert, dass alle menschlichen Gehirne ähnlich aussehen und funktionieren), so braucht dieser Plan doch gewisse Bedingungen in der internen chemischen Umgebung, in denen die Neuronen wachsen werden. Wenn diese allgemeine Umgebung gestört ist, ist auch die normale Entwicklung des Gehirns gestört. Natur und Kultur interagieren von Anfang an. Die Entwicklung von geistigen Fähigkeiten, kompetentem Verhalten und angemessener Affektregulation hängt von einer guten Gehirnentwicklung während des pränatalen Lebens ab.

Das Gehirn entwickelt sich und funktioniert sequentiell: von unten nach oben («bottom-up»)

Das Gehirn besitzt eine Bottom-up-Entwicklung, -Organisation und -Funktionsweise. Es entwickelt sich sequentiell. Untere Regionen, wie das Rückenmark, der Gehirnstamm und bestimmte limbische Strukturen, entwickeln sich zuerst und funktionieren als Erste; obere Regionen wie der Kortex entwickeln sich langsam und unregelmässig. Die Synaptogenese dieser oberen Regionen beginnt erst nach der Geburt. Die Ontogenese ist eine Wiederholung der Phylogenese, oder in anderen Worten: Die Entwicklung eines individuellen Gehirns spiegelt die evolutionäre Entwicklung der Menschheit wider. Die ältesten Teile des Gehirns werden Reptiliengehirn genannt, das unsere Instinkte oder Überlebensreaktionen steuert. Wir teilen diese Instinkte mit den Reptilien. Das limbische System wird auch Säugetier-Gehirn genannt und spielt eine grosse Rolle bei den Gefühlen. Alle Säugetiere haben in Tausenden von Jahren Evolution ein emotionales Gehirn entwickelt. Unser kognitives Gehirn wird menschliches Gehirn genannt, nachdem nur Menschen in der Evolution die menschlichen kognitiven Fähigkeiten wie Bewusstsein, Vernunft und Sprachvermögen entwickelt haben. Die Fülle unserer Menschlichkeit liegt in der Fähigkeit, die Funktionen unseres dreieinigen Gehirns zu integrieren und die Fülle unseres evolutionären Erbes zu erfahren (Levine 1997 [5]).

Das Gehirn entwickelt sich in wachsender Komplexität, und es entwickelt sich am schnellsten zu Beginn des Lebens. Das bedeutet, dass von allen Erfahrungen in unserem Leben die organisierenden Erfahrungen unseres Lebens in der Gebärmutter und in der Kindheit die stärksten und nachhaltigsten Auswirkungen auf die Organisation und Funktionsweise des

Gehirns haben. Entsprechend diesem Prinzip der Differenzierung hängen Entwicklung und Funktionsweise der höheren Strukturen (wie des Kortex) von der Entwicklung und Funktionsweise der niederen Strukturen ab. Die ersten Erfahrungen sind die prägendsten. Daraus folgt, dass die entwicklungsmässig älteren Strukturen die Entwicklung der höheren Regionen beeinflussen; das bedeutet, dass pränatale Erfahrungen auf direktem Wege eher die unteren Regionen beeinflussen, aber indirekt die Grenzen für den Aufbau und die Programmierung der höheren Regionen setzen. Differenzierung und Integration in der Gehirnentwicklung implizieren, dass der Aufbau und die Programmierung der elementaren Gehirnstrukturen die Richtlinien für höhere Gehirnregionen setzen. Pränatale Traumata sind im Gehirnstamm eingebrannt, wie Bruce Perry (2005 [18]) es formulierte, und dieses pränatale Trauma setzt die Grenzen für weitere Gehirnentwicklung.

In der Funktionsweise des Gehirns wird diese Bottom-up-Organisation ebenfalls sichtbar. Informationsverarbeitung im Gehirn ist vielschichtig, das bedeutet, dass das Gehirn in einer hierarchischen Weise organisiert ist, so dass alle eingehenden Sinnesdaten zunächst in den unteren Regionen des Gehirns landen, und durch Assoziationen wird die Information in höheren Regionen des Gehirns weiterverarbeitet. Die Herstellung von Assoziationen ist eine bemerkenswerte Fähigkeit des Gehirns. Die Fähigkeit, Muster neuronaler Aktivität innerhalb von sowie zwischen neuronalen Netzwerken miteinander zu verbinden, erlaubt es uns, ein komplexes, nahtloses und dynamisches internes Abbild der Welt aus der Menge der voneinander getrennten Sinneseingänge herzustellen. Trauma verursacht eine Blockade in der Informationsverarbeitung von einer Ebene zur nächsten, um die höheren Ebenen davor zu schützen, vom Input überwältigt zu werden. Idealerweise bringen Gehirnstamm, limbisches System und Neokortex unsere Instinkte, Gefühle und Gedanken harmonisch zusammen. Gehirnstamm und limbisches System produzieren ihre eigenen hemmenden chemischen Stoffe, um die Botschaft des Schmerzes ausser Reichweite des frontalen interpretativen Kortex zu halten. Dies erlaubt es dem Kortex zu denken, zu planen und mit dem Leben ohne zu viele Störungen weiterzumachen. Wenn der Input auf den niederen Ebenen zu stark ist, so dass er durch die schützende Grenze aufsteigen kann, leiden wir an Angst.

Die Entwicklung des Gehirns ist aktivitätsabhängig

«Use it or lose it» (nutze es oder verliere es) scheint ein unumstössliches Gesetz der Gehirnentwicklung zu sein. Seine Struktur und Funktion sind aktivitätsabhängig (Nathanielsz 1999 [19]). Neuronen sind einzigartigerweise dazu bestimmt, sich als Antwort auf Aktivität zu verändern. Die Umgebung, in welcher der Embryo oder Fetus sich in der Gebärmutter entwickelt, spielt eine grosse Rolle bei der Erzeugung (Geburt), der Verdrahtung (Verbindung) und dem Feuern (Aktivität) von neugeformten Neuronen (engl. Wortspiel: «siring, wiring, firing»). Erzeugung, Verdrahtung und Feuern der Nervenzellen sind aktivitätsabhängige Prozesse, die miteinander interagieren. Erzeugung beeinflusst Verdrahtung, was wiederum die Voraussetzung für Feuern ist. Es gibt zunehmende Hinweise dafür, dass Interaktion mit der Umgebung während kritischer Entwicklungsphasen notwendig für die Entwicklung des Gehirns als Ganzen und für bestimmte Gehirnregionen in bestimmten Phasen ist. Jedoch müssen Quantität und Qualität der Information mit den Möglichkeiten der Informationsverarbeitung des fetalen Gehirns in Einklang stehen. Hepper (2005 [20]) stellt fest, dass sensorischer Input von Bedeutung für den Aufbau des Systems der Sinneswahrnehmung im Gehirn ist, und auch motorische Aktivität ist für die Entwicklung des Nervensystems essentiell. Bedeutsame Erfahrungen können Struktur und Funktionsweise des Gehirns beeinflussen. Hepper betont, dass Teratogene, wie Alkohol und Drogen, langanhaltende Effekte auf die Entwicklung des Individuums haben können. Da die primäre Umgebung des Fetus vom Körper und der Psyche seiner Mutter gebildet wird, können mehr Teratogene von ihr und durch sie zum Fetus gelangen. Der Fetus, so würde Frank Lake es bezeichnen, wird in seiner Mutter mariniert. Ihr emotionaler Input für den Fetus scheint mir bedeutsamer zu sein. Die negativen Effekte von Stress sowie ihrer negativen Emotionen auf den Fetus sind eingehend untersucht (Van den Bergh 1992; Huizink 2000 [21]).

Die Interaktion mit der Umgebung ist nicht nur eine interessante Eigenschaft des Gehirns, sondern absolut erforderlich. Je öfter ein bestimmtes neuronales System aktiviert wird (Feuern), desto mehr wird es den neuronalen Zustand, in dem es aktiviert wird, einbauen. Was hier geschieht, ist der Aufbau einer «internen Repräsentation» der Erfahrung, die mit der neuronalen Aktivität korreliert. Während des pränatalen Lebens wird diese interne Repräsentation der Erfahrung als Körperempfindung und Körperbewegung eingebaut, und diese interne Repräsentation wird im Gehirnstamm gespeichert.

Wir, und unsere Gehirne, sind stärker durch die Pflege in der Gebärmutter als durch unser genetisches Erbe geprägt. Als eine Folge von Aktivitätsabhängigkeit unterstützt und stimuliert die korrekte Vollendung einer Phase der Gehirnentwicklung den nächsten Schritt im Ablauf. Korrekte und zeitlich abgestimmte Interaktion der Gene mit der Umgebung ist entscheidend für die Gehirnentwicklung. Wenn die Rahmenbedingungen ungeeignet sind, und wenn auch nur für eine beschränkte Zeit in einer kritischen Entwicklungsphase, kann es passieren, dass Natur und Pflege nicht zusammenpassen und die korrekte Entfaltung der gesamten genetischen Blaupause für das Gehirn behindert wird. Als Ergebnis davon kann eine kritische Phase verpasst werden.

Pränatale Programmierung vom Gehirn(-stamm)

Die pränatale Entwicklung des individuellen Gehirns ist ein Abbild der evolutionären Entwicklung des menschlichen Gehirns. Wie wir gesehen haben, spiegelt die Ontogenese die Phylogenese wider. Die Kräfte, die unser Verhalten bestimmen, sind grösstenteils in drei verschiedenen Gehirnsystemen lokalisiert: Kortex (verarbeitet das Bewusstsein), limbisches System (Sitz der Gefühle) und Gehirnstamm (verarbeitet Instinkte und Überlebensfunktionen). Prägungen finden in verschiedenen Teilen des Gehirns statt, abhängig von ihrer Stärke und wann sie auftreten. Frühe Kindheitserfahrungen sind im limbischen System eingeprägt, vorgeburtliche und Geburtserfahrungen werden den bedeutsamsten Teil des Nervensystems zu dieser Zeit prägen, nämlich den Gehirnstamm.

Pränatale und frühe Kindheitstraumata beeinflussen den Gehirnstamm und das limbische System. Mit anderen Worten: Der Gehirnstamm und einige Teile des limbischen Systems sind pränatal programmiert. Unter Programmierung versteht Nathanielsz (1999 [19]) die lebenslängliche Veränderung biologischer Funktion durch Bedingungen, die während der Entwicklung vorhanden sind. Er stellt fest, dass zwei Konzepte für die Reifung jedes Menschen grundlegend sind: das Vorhandensein kritischer Entwicklungsphasen, in denen Programmierung stattfindet, und die potentielle Permanenz der Programmierung. Diese biologischen Gesetze bestimmen die Entwicklung des Gehirns wie auch unseres emotionalen Lebens. Nathanielsz' Forschung hat zu zehn Prinzipien pränataler Programmierung geführt. Diese Prinzipien sind:

1.) Während der Entwicklung gibt es kritische Zeiten der Verwundbarkeit unter suboptimalen Bedingungen.
2.) Programmierung hat bleibende Folgen, die im späteren Leben zu veränderten Reaktionen führen.
3.) Fetale Entwicklung ist aktivitätsabhängig.
4.) Programmierung beinhaltet strukturelle Veränderungen in den wichtigen Organen.
5.) Die Plazenta spielt eine Schlüsselrolle in der Programmierung.
6.) Kompensation hat ihren Preis.

7.) Versuche, nach der Geburt die Konsequenzen der Programmierung rückgängig zu machen, können zu eigenen ungewollten Konsequenzen führen.
8.) Fetale zelluläre Mechanismen unterscheiden sich häufig von Prozessen bei Erwachsenen.
9.) Die Folgen von Programmierung können generationsübergreifend sein.
10.) Programmierung hat häufig unterschiedliche Effekte bei Frauen und Männern (Nathanielsz 1999 [19]).

Der Gehirnstamm und Teile des limbischen Systems sind evolutionär gesehen die ältesten Teile des Gehirns und entstehen daher als Erste in der Ontogenese. Ihre kritische Phase ist die pränatale Zeit, und Erfahrungen in dieser Periode werden langanhaltende Effekte auf unser Funktionieren haben. Die Plazenta, d.h. die Beziehung mit der Mutter, spielt eine wichtige Rolle in der Programmierung der früh sich entwickelnden Gehirnsysteme. Pränatale Psychotherapeuten sagen: Der Fetus empfindet, was sie empfindet. Mit anderen Worten: Ihre Emotionen schicken dem Fetus Botschaften durch Plazenta und Nabelschnur, und diese biochemischen Botschaften werden den zu diesem Zeitpunkt bedeutsamsten Teil des Gehirns beeinflussen, nämlich den Gehirnstamm. Der Gehirnstamm besteht aus der Medulla (Regulation von Herzrate, Blutdruck, Verdauung und Atmung), dem Pons (Weiterleitung der Sinnesinformationen), dem Mittelhirn (Augenbewegung, Pupillenerweiterung, Koordination der Bewegung von Gliedmassen), dem Locus ceruleus (Wachsamkeit) und der Formatio reticularis (Energetisierung des Systems). Manchmal werden Thalamus (Schaltzentrale für Sinneseindrücke) und Hypothalamus (Hormonproduktion) als Teile des Gehirnstamms betrachtet. Der Gehirnstamm beherbergt die meisten unserer Instinkte und Überlebensmechanismen. Er stellt den Antrieb her, der Gefühle energetisiert; er fügt Gefühlen die ‹Durchschlagskraft› hinzu. Die Muster von Kampf, Flucht oder Erstarren («fight, flight or freeze») sind im Gehirnstamm eingeprägt. Wenn eine Bedrohung auftaucht, schlägt der Gehirnstamm Alarm und energetisiert den Körper. Angstsignale, die in Strukturen des Gehirnstamms wie dem Locus ceruleus eingeprägt sind, werden zu Strukturen der höheren Ebenen wie der Amygdala und dem frontalen Kortex geschickt, die das Signal dann in Bewusstheit und Gefühle von Unruhe und Angst übersetzen. Nachdem die Amygdala sich später als der Gehirnstamm entwickelt, führen Signale auf der Ebene des Gehirnstamms zu niedrigschwelligem Schrecken. Wenn die Amygdala zu funktionieren beginnt und Angstinformation vom Gehirnstamm erhält, programmiert diese Information die Funktionsweise der Amygdala. Ledoux' Angstkonditionierung wird durch früher eingravierte Angstkonditionierungen gesteuert. Der Gehirnstamm hat sein eigenes Erinnerungssystem. Pränatale Traumata werden direkt im Gehirnstamm niedergelegt. Um herauszufinden, was uns in der Gebärmutter und während der Geburt zugestossen ist, müssen wir die Sprache des Gehirnstamms erlernen. Wenn wir fühlen, können wir uns an den eingravierten «Schrecken» des Gehirnstamms «in der brachialen Sprache von Physiologie und Anatomie» erinnern (Janov 1999 [16]). Wir kreuzen die Beine, wir atmen flacher, wir grunzen, wir fühlen uns geknebelt, wir husten. Wir zeigen Reaktionen der Eingeweide wie Übergeben, Durchfall, Magenschmerzen oder Kolik.

Wenn wir einen gewissen Grad an Bedrohung wahrnehmen, bewegen wir uns entlang eines Erregungskontinuums, von einem Zustand der Ruhe bis zu einem Zustand von Schock und Terror. In verschiedenen Phasen der Erregung werden verschiedene Teile des Gehirns zu vorherrschenden Zentren der Kontrolle. Denkstil, Verhalten oder physiologische Reaktionen verändern sich. Im Zustand des Terrors ist der Gehirnstamm die vorherrschende Gehirnregion. Dieser Zustand von Terror wird von William Emerson (1999 [22]) Schock genannt. Schock ist schlimmer als Trauma. Bei Trauma haben wir noch eine gewisse Möglichkeit, uns selbst zu verteidigen, entweder durch Kampf oder Flucht. Im Schock ist der Organismus überwältigt, so dass wir uns nicht verteidigen können und unser gesamtes System zusammenbricht. Wir erstarren. Schockmuster werden im Gehirnstamm gespeichert. Im Menschen ist das Lösen der erstarrten Energie im Gehirnstamm oft durch neokortikale Funktionen blockiert (Schindler 2004 [23]). Durch Vernunft können wir versuchen, Schockmuster zu kontrollieren («top-down»), aber das Schockmuster wird weiterhin unser Verhalten auf einer impliziten Ebene beeinflussen. Dieser niedrigste Teil des Gehirns speichert unsere pränatalen physiologischen Reaktionen auf extrem leidvolle Ereignisse, wie gewalttätige Zeugung, Ungewolltsein, Zwillingsverlust, Nahtoderfahrung, Abtreibungsdrohung oder Geburtskomplikationen. Nachdem Schock unsere Reaktion auf überwältigend schmerzhafte Erfahrungen ist, die wir nicht bewältigen können, hat Schock eine starke Wirkung auf die Physiologie und Psychologie des Opfers. Im pränatalen Leben entstehen kraftvolle Assoziationen zwischen schockierenden Ereignissen und physiologischen Reaktionen. Schock entspricht dem, was Frank Lake transmarginalen Stress (Maret 1997 [24]) und Peter Levine Erstarrung («freezing») nennt. Wie wir in Ledoux' Theorie sahen, ist die Art und Weise, wie wir erstarren, angeboren, aber wann wir erstarren, ist erlernt.

Die Neurobiologie der Bindung

Die wichtigste Aufgabe im ersten Lebensjahr liegt nach Bowlbys Bindungstheorie (1982 [6]) darin, eine sichere Bindung zwischen dem Baby und der Hauptbezugsperson (meistens die biologische Mutter) herzustellen. Ein Kind mit einer sicheren Bindung entwickelt die neuronalen Pfade für Belastbarkeit, Selbstwert, grundlegendes Vertrauen und Affektregulation. Synchronisierte Interaktionen zwischen Mutter und dem Baby sind essentiell für dessen emotionale Entwicklung. Es ist wichtig, dass die Mutter psychobiologisch eingeschwungen ist, nicht auf das offen sichtbare Verhalten des Kindes, sondern auf seine innere emotionale Welt. Interaktionen mit seiner Umgebung können beim Baby Erregung oder Stress verursachen, und die Regulation dieser Erregung ist eine wichtige Funktion der Mutter. Durch die Regulation von Erregung bietet die ausreichend gute Mutter ihrem Kind Containment: Sie reguliert die Stressreaktion des Kindes durch synchrone Abstimmung. Diese Regulationsvorgänge bilden die Vorstufe für Bindung. Eine essentielle Funktion von Bindung besteht also in der Stimulation der Synchronizität oder Regulation der biologischen und psychologischen Systeme auf der Ebene des Organismus (Schore 1994 [25], 2001 [26]). Allan Schore definiert, dieser Argumentation folgend, Bindung als die interaktive Regulation biologischer Synchronizität zwischen Organismen. Mit anderen Worten: Wenn die Mutter sich über körperlich zum Ausdruck gebrachte emotionale Kommunikation mit ihrem Kind verbindet, synchronisiert und reguliert sie die Rhythmen der aktivierten inneren Welt ihres Babys, und sie reguliert die Erregungsniveaus möglicher positiver oder negativer interner Zustände. Bindung ist eine dyadische (interaktive) Regulation von Emotionen. Das Baby bindet sich an eine psychobiologisch eingeschwungene und regulierende Mutter, die nicht nur positiven Affekt maximiert (Unterstützung), sondern auch negativen Affekt minimiert (durch das Anbieten von Containment). Bindung besteht nicht bloss aus dem Wiederfinden von Sicherheit nach Erregung oder Stress (z.B. Ängstlichkeit nach einer Trennung von der Bezugsperson), sondern stimuliert auf positive Weise auch Erkundungsverhalten (z.B. das Entdecken neuer Aspekte der Umgebung).

Bindung wird typischerweise auf der Grundlage von Reaktionsmustern in den sogenannten ‹fremden Situationen› beurteilt, in denen das Kind von seinem Elternteil zuerst getrennt und dann wieder zusammengeführt wird (Cassidy 1999 [27]). Die Genialität dieses Ansatzes liegt in der Fokussierung darauf, wie das Kind eine breite Palette komplexer Verhaltensmuster organisiert wie den Ausdruck von Affekt, soziale Interaktion, Exploration, Attribuierung, Trost und Vorsicht als Reaktion auf sich verändernde Umstände.

In der traditionellen Bindungstheorie wird offenkundiges Verhalten beobachtet. Die Isolierung der Entwicklungsprozesse, die dem Verhalten zugrunde liegen, hat bislang wenig Aufmerksamkeit erhalten. In der traditionellen Bindungstheorie wurden Sicherheit und Stress als entgegengesetzte Pole des gleichen Systems betrachtet, es stellte sich aber heraus, dass sie unterschiedliche neuronale Schaltkreise besitzen (Polak 2005 [12]). Kleinkinder haben einen neuronalen Schaltkreis, der als Reaktion auf Angst aktiviert wird. Ein solches System kann das Kind vor seiner Umgebung schützen, Nähe zur Bezugsperson anregen, um Stress zu bewältigen, oder Schreien hervorrufen, um die Bezugsperson zu alarmieren. Dies ist das durch die Amygdala regulierte Angstsystem, wie es von Ledoux beschrieben wird (1998 [13]). Solch ein Angstsystem könnte mit einem bestimmten Zugehörigkeitssystem koordiniert werden, das Motivation für sozialen Kontakt hervorruft, gemeinsame Aufmerksamkeit auslöst sowie soziale Reaktionsfähigkeit. Das Oxytozinsystem ist der neurobiologische Mechanismus, der für die Regulation komplexer sozialer Verhaltensweisen wie Verbindung und elterliche Fürsorge verantwortlich ist. Oxytozin wird manchmal das Kuschelhormon genannt. Das Oxytozinsystem unterscheidet sich von den hormonellen Markern des Angstsystems und scheint seine eigenen neuronalen Schaltkreise zu besitzen. Höhere Mengen an Oxytozin werden mit einer Abnahme von Stresshormonen und einer Zunahme positiver sozialer Interaktion und des Bindungsverhaltens in Verbindung gebracht (Polak 2005 [12]).

Das Bindungsverhalten wird durch ein Kontrollsystem im Gehirn organisiert und reguliert. Allan Schores Forschung hat herausgefunden, dass dieses Kontrollsystem im orbitofrontalen Kortex der rechten Hemisphäre lokalisiert ist (genau hinter dem rechten Auge). Diese Region ist der Schaltkreis zwischen den ‹niederen› emotionalen Bereichen und den ‹höheren› denkenden Bereichen. Diese Region integriert und koordiniert kognitive und emotionale Prozesse, hilft uns in der Regulation emotionaler Erregung und kontrolliert unsere Impulse. Genauso wichtig ist jedoch die bedeutende Funktion des orbitofrontalen Kortex für Bindung. Der orbitofrontale Kortex ist so vernetzt, dass er (von Geburt an) Gesichtsausdrücke lesen kann, emotionale Signale erkennt, emotionale Ergebnisse mit kontextuellen Hinweisen verbindet und eine einzigartige Sensitivität für Kommunikation mit Blickkontakt besitzt. Dies sind grundlegende Fähigkeiten für emotionale Bindung. Emotionale Vernachlässigung hinterlässt Kinder mit einer reduzierten Synaptisierung des orbitofrontalen Kortex und führt zu einer Verringerung emotionaler Lerngelegenheiten und Erfahrungen.

Der orbitofrontale Kortex ist die höchste Ebene der Verhaltenskontrolle, insbesondere für emotionales Verhalten. Er ist der kontrollierende Generaldirektor der gesamten rechten Hemisphäre. Er kontrolliert die limbische Erregung. Die rechte Hemisphäre, dominant in unbewussten Prozessen, besitzt ein nonverbales Affektlexikon; es dominiert körperliche und emotionale Selbsterfahrungen; es ist aktiv an Überlebensmechanismen und Stressbewältigung beteiligt. Die rechte Hemisphäre trägt zur Entwicklung der gegenseitigen Interaktionen im Regulationssystem von Mutter und Kind bei und vermittelt die Fähigkeit von Synchronizität, dem Regulationsmechanismus von Bindung. Die interaktive biologische Regulation von Bindung in der rechten Hemisphäre ist das biologische Substrat von Empathie.

Die rechte Hemisphäre enthält das interne Arbeitsmodell für Bindung, das Affekte reguliert und eine Vorlage für soziale Beziehungen bildet. Bowlby (1982 [6]) hat vorgeschlagen, dass dieses Arbeitsmodell das interne Abbild von Beziehungen mit Bezugspersonen darstellt, das zukünftige intime Beziehungen lenkt. Die rechte Hemisphäre ist überwiegend unbewusst und basiert auf implizitem Lernen. Das interne Arbeitsmodell für Bindung wird im impliziten prozeduralen Gedächtnis der rechten Hemisphäre gespeichert. Dies ist das biologische Substrat des emotionsgeladenen autobiographischen Gedächtnisses, das Beziehungswissen enthält. Schädigungen in diesem System während der ersten beiden Lebensjahre führen zu abnormer Entwicklung sozialer und moralischer Verhaltensweisen und zu Bindungsstörungen. Trauma, Vernachlässigung, Missbrauch, Misshandlung, chronisch misslungenes Einschwingen führen zu einer starken Beschneidung von Synapsen im orbitofrontalen Kortex. Das Funktionieren des selbstkorrigierenden orbitofrontalen Systems ist essentiell für die Selbstregulation, für die Fähigkeit, emotionale Zustände flexibel in den Interaktionen mit wichtigen anderen zu regulieren. Der Versuch von Affektregulation ist eine treibende Kraft menschlicher Motivation.

Psychologische Geburt

Der orbitofrontale Bereich funktioniert zum Zeitpunkt der Geburt noch nicht. Das letzte Viertel des ersten Lebensjahrs ist eine kritische Phase für die Entwicklung dieser Region, und zu dieser Zeit wird auch Bindungsverhalten beobachtet. Nachdem dieser Zeitabschnitt den Anfang von Bindungsverhalten, wie in Bowlbys Theorie beschrieben, markiert, wird davon ausgegangen, dass diese beiden Entwicklungen Hand in Hand gehen. Ich bin der Meinung, dass dieser Zeitabschnitt eher das Ende der symbiotischen Phase als den Beginn dieser neuen Verhaltensweisen markiert, die man

Bindung nennt. Die Entwicklung dieser spezifischen Gehirnregionen enthält, wie wir sehen werden, auch frühere Schritte.

Das menschliche Kind wird nicht einmal geboren, sondern zweimal. Etwa acht bis zehn Monate nach seiner biologischen Geburt erfolgt die psychologische Geburt. Die psychologische Geburt ist eine kritische Phase des Separations-Individuations-Prozesses, wie er von Margaret Mahler et al. (1975 [28]) beschrieben wurde. Das Baby muss sich aus der symbiotischen Beziehung mit seiner Mutter lösen, um seine eigene Individualität, seine Autonomie und seine Identität zu entwickeln. Von der Empfängnis an hat es in einer symbiotischen Beziehung mit dem Körper und der Psyche seiner Mutter gelebt. Es fühlte, was sie fühlte, es ass, was sie ass. Je stärker sein Gehirn wächst und sich vernetzt, desto unabhängiger kann es von ihr werden. Das Baby trennt sich nun zunehmend von seiner Mutter aufgrund seiner wachsenden Fähigkeiten, seine eigenen Erfahrungen zu organisieren und zu strukturieren. Es ist nach wie vor auf ihre emotionale Verfügbarkeit angewiesen, und es braucht ihre Fürsorge am stärksten bei Notfällen. Mit dem Prozess der ‹psychologischen Geburt› befindet sich das Baby in einer kritischen Trennungsphase.

Wie Fedor-Freybergh und Vogel (1988 [29]) postulierten: Es gibt eine Kontinuität zwischen prä- und postnataler Entwicklung. Die Kontinuität der emotionalen und sozialen Entwicklung wird nicht unterbrochen. Entwicklung ist ein fortschreitender Prozess immer grösserer Differenzierung. Bindungsforscher scheinen nur offen sichtbare Verhaltensweisen zu beobachten und nicht auf die tieferen psychologischen Prozesse zu schauen, die an der Entwicklung von Bindung beteiligt sind. Sie scheinen eine ahistorische Perspektive zu haben. Das letzte Trimester des ersten Jahres kann als kritische Phase in der Entwicklung des Lebens eines Kindes bezeichnet werden. Es ist eine Periode verstärkter Verletzlichkeit. Aber das offen sichtbare Bindungsverhalten, wie es im letzten Viertel des ersten Jahres sichtbar wird, kommt nicht aus heiterem Himmel. Bindungsverhalten im Alter von zehn Monaten hat Vorläufer. Klaus et. al. (1995 [30], 1998 [31]) entdeckten, dass Neugeborene zum Zeitpunkt der Geburt Selbst-Bindungsverhalten zeigen, das pränatale Wurzeln hat. Auch die Tierforschung zeigt, dass Nähe suchendes Verhalten und Trennungsreaktionen bei verlängerter Trennung von der Mutter bereits vor der Geburt entwickelt werden (Polan, Hofner 1999 [32]). Das im Alter von zehn Monaten offen sichtbare Bindungsverhalten hat prä- und perinatale Wurzeln. Es existiert ein pränatales Bindungsverhältnis zwischen Mutter und Fetus.

Nachdem die psychologische Geburt eine Phase verstärkter Verletzlichkeit ist, zeigt das Baby mehr offenes Bindungsverhalten, weil durch die zunehmende Trennung von seiner Mutter seine Sicherheit abnimmt und seine Unsicherheit oder sogar Ängstlichkeit wächst. Es kann schüchtern werden und Ängstlichkeit in der Gegenwart von Fremden entwickeln. Mary Ainsworth hat diese zunehmende Angst vor Fremden in ihrer berühmten Studie *Die fremde Situation* untersucht, bei der sie drei Typen von Bindungsmustern entdeckte: sichere Bindung, unsicher vermeidende und unsicher ambivalente. Später wurde eine vierte Kategorie hinzugefügt: desorganisierte Bindung (Cassidy 1999 [27]).

Stroecken und Verdult (2000 [7]) sehen die pränatale Beziehung zwischen Mutter und Kind als symbiotische Beziehung, und diese Beziehung formt die Vorlage für spätere Bindung. Der Fetus lebt nicht nur in enger biologischer Verbindung mit dem Körper der Mutter, sondern lebt auch in der (unbewussten) Psyche seiner Mutter. Wie Frank Lake es formulierte: Der Fetus wird mariniert in den Emotionen seiner Mutter (Maret 1997 [24]). Die emotionale Verfügbarkeit der Mutter, auf einer bewussten und unbewussten Ebene, ist der wichtigste unterstützende Aspekt früher Entwicklung, und dies schliesst die pränatale Zeit mit ein. Die biologische Geburt ist ein erster Schritt im Separations-Individuations-Prozess, aber dieser Prozess wird im letzten Trimester des ersten Jahres intensiviert. Was traditionell als Beginn der Bindung bezeichnet wird, kann als das Ende der symbiotischen Beziehung gesehen werden. Die beim Kind beobachtbaren Bindungsmuster, wie sie im Experiment der «fremden Situation» von Mary Ainsworth sichtbar werden, entstehen nicht in dieser Phase, sondern sind das Ergebnis der vorhergehenden symbiotischen Beziehung. Die Angst vor Fremden ist ein Symptom der zugenommenen Verletzlichkeit des Separations-Individuations-Prozesses der psychologischen Geburt, und das Bindungsverhalten des Kindes ist ein Spiegel der Qualität der pränatalen Bindung. Es handelt sich um offen sichtbare Verhaltensweisen früher geformter Bindungsmuster.

Pränatale Bindungsprogrammierung: Nabelschnuraffekt

Meiner Ansicht nach gibt es genügend Hinweise aus Forschung und klinischer Praxis, um den Schluss zu ziehen, dass Bindung pränatal programmiert ist. Bindung wird im Mutterleib in Interaktionen zwischen dem Fetus und dem Körper und der Psyche seiner Mutter programmiert. Bindung spielt eine Schlüsselrolle in der pränatalen Gehirnentwicklung. Peter Nathanielsz' Prinzipien können auf die Programmierung der pränatalen Bindung angewandt werden, und ich möchte dies anhand des Konzeptes vom Nabelschnuraffekt («umbilical affect») aufzeigen.

Bei der Programmierung pränataler Bindung gibt es kritische Phasen von Verletzlichkeit. Nach William Emerson (1996 [33]) können wir fünf kritische Phasen unterscheiden: Empfängnis, Implantation, Entdeckung, Geburt sowie die ersten Minuten und Stunden nach der Geburt. Während dieser Erfahrungen sind Feten empfindlich in Bezug auf Bindungsbotschaften, die in einer biochemischen Sprache geschrieben sind. Diese frühen Bindungserfahrungen haben eine dauerhafte Wirkung auf späteres Bindungsverhalten. Die Programmierung pränataler Bindung basiert auf Bindungserfahrungen im pränatalen Leben. Erfahrungen in Verbindung mit Körper und Psyche der Mutter bilden eine Vorlage für Bindungsmuster. Diese eingeprägten Erfahrungen verursachen strukturelle Veränderungen in wichtigen Organen wie dem Gehirn, genauer gesagt im limbischen System und im Gehirnstamm. Die Plazenta spielt eine Schlüsselrolle beim Nabelschnuraffekt und in der daraus entstehenden pränatalen Bindung. Der Fetus kann versuchen, suboptimalen Affektfluss auszugleichen, er bezahlt aber einen Preis dafür, nämlich in Form eines verringerten Kontaktes zu sich selbst bzw. zu seinen Affekten. Wenn die postnatalen Voraussetzungen für Bindung sich von den pränatalen unterscheiden, können Probleme entstehen. Feten reagieren anders auf suboptimale Bindung als Babys oder Erwachsene. Die Effekte pränataler Bindung können generationsübergreifend sein: Wenn das pränatale Kind zur schwangeren Erwachsenen wird, werden ihre Erfahrungen in der Gebärmutter mit Sicherheit ihre Einstellung zu ihrem Fetus beeinflussen. Die Programmierung pränataler Bindung kann unterschiedliche Effekte haben für Männer und Frauen, weil der Vorgang der Geschlechtsentwicklung für männliche Feten gefährdeter als der für weibliche Feten ist.

Das Leben in der Gebärmutter ist das Vorspiel zum wirklichen Leben. In diesem Sinne ist pränatale Bindung ein Vorspiel für Bindung. Der Nabelschnuraffekt im ersten Trimester der Schwangerschaft und die Antwort des Fetus darauf bilden die Vorläufer pränataler Bindung und späterer (erwachsener) Bindungsmuster. Während Freud und Rank Anspielungen auf die mögliche Bedeutung pränatalen Lebens machten, haben Nandor Fodor (1949 [34]) und Francis Mott (1959 [35]) in ihrer Arbeit das Pränatale besonders hervorgehoben. Nandor Fodor, der ungarisch-amerikanische Psychoanalytiker, stellte die These auf, dass die pränatale Zeit für psychologische Funktionen bedeutender ist als die Geburt. Francis Mott versuchte, die Beziehung zwischen Fetus und Plazenta und ihre Bedeutung für die Psyche zu enträtseln. Sein grundlegendes Prinzip war, dass jedes psychische Gefühl seine Ursache in einem älteren physischen Gefühl hat. Der bidirektionale Blutfluss von der Mutter zum Fetus, der durch Plazenta und Nabelschnur vermittelt wird, führt zur Entstehung physischer Gefühle, welche die Grundlage für spätere psychische Gefühle bilden. Nach Mott transportiert die Nabelschnur nicht nur nährende Ressourcen und könnte als solche als lebensspendender, Erneuerung bringender Fluss erfahren werden, sondern sie kann auch Träger eines aggressiven Schubs schlechter Gefühle zum Fetus sein, wenn die Mutter gestresst ist und sich unwohl fühlt. Fetus und Mutter kommen über die Abstimmung der Biochemie miteinander aus (Janov 1999 [16]).

Francis Mott benutzt den Begriff ‹Nabelschnuraffekt›, um diesen Austausch zu kennzeichnen, und definiert ihn als den «Gefühlszustand des Fetus, verursacht durch das Blut, das ihn durch die Nabelschnur erreicht». Frank Lake versuchte herauszufinden, wie der Affektfluss zwischen Mutter und Fetus funktioniert (Maret 1997 [24]). Mit anderen Worten: Wie beeinflusst das emotionale Leben der Mutter den sich entwickelnden Fetus? Die biologische Morphologie für diesen Austausch existiert bereits sehr früh, etwa von der fünften Woche nach der Empfängnis bis zur Geburt. Mit der Entwicklung von Plazenta und Nabelschnur tauscht der Embryo/Fetus Kohlendioxid, Harnstoff, Hormone und Abfallprodukte gegen Sauerstoff, Vitamine, Antikörper und andere Nährstoffe. Verschiedene Teratogene können die Schranke der Plazenta überwinden. Die Vorstellung, dass der emotionale Zustand der Mutter während der Schwangerschaft einen positiven oder schädlichen Effekt auf den sich entwickelnden Fetus haben könnte, ist durch empirische Forschung bestätigt worden. Stress und Sorgen der Mutter können zu verschiedenen Komplikationen führen, nicht nur nach der Geburt, sondern auch schon davor. Diese Komplikationen können Langzeitwirkungen haben.

Frank Lake (Marett 1997 [24]) teilte das Auftreten des Nabelschnuraffekts und seiner Wirkungen auf den Fetus in drei allgemeine Erscheinungsformen ein, mit vier anschliessenden abgestuften Reaktionsmustern des Fetus. Die drei allgemeinen Erscheinungsformen gründen vorwiegend auf Qualität und Quantität des Affektflusses von der Mutter zum Fetus. Die vier Reaktionsmuster basieren auf der Antwort des Fetus auf diesen Affektfluss.

Lake beschrieb folgende Erscheinungsformen von Nabelschnuraffekt:

Positiv: Dieses Muster ist durch Freude und Angenommensein durch die Mutter gekennzeichnet, so dass ein Fluss von positiver, bewusster, Aufmerksamkeit gebender emotionaler Beachtung von der Mutter zum Fetus entsteht, der in ihr heranwächst. Die Freude der Mutter und die Anerkennung ihres veränderten Zustands führen zu fetaler Freude, über das Gesehenwerden akzeptiert und willkommen sein.

Negativ: Der Fetus wird frustriert durch die Nichtbeachtung der Mutter in Bezug auf ihren eigenen Körper, ihre Schwangerschaft und den Fetus als heranwachsendes menschliches Wesen in ihr. Es gibt ein zunächst verwundertes, später verzweifeltes Gefühl von Missachtung, Vernachlässigung oder Desinteresse. Der Fetus kann nicht gedeihen, weil seine Sehnsucht blockiert ist.

Sehr negativ: Die Verzweiflung des Fetus entsteht direkt als Ergebnis eines Einströmens mütterlicher Verzweiflung. Dies schliesst die Wahrnehmung des Eindringens des mütterlichen Zustands ein, wie Sehnsucht, Unruhe, Angst, Wut, Ekel, Verbitterung oder Eifersucht. Daraus kann die Angst entstehen, vom mütterlichen Hass getötet zu werden. Der Fetus wird mit einem dunklen, bitteren Strom unverträglicher und unangemessener Emotionen überflutet.

Die vier Stufen fetaler Antwort sind:

Ideal: Der Fetus ist in jeder Hinsicht gut versorgt, die Nabelschnurverbindung mit der Mutter ist gänzlich befriedigend. Kommuniziert werden Friedlichkeit, Zärtlichkeit, Wärme und zufriedenes Glück.

Bewältigend: Der mütterliche Affektfluss ist nicht ideal, aber immer noch gut genug, um einen Vertrauensverlust zu verhindern, die Interaktion ist mehr oder weniger befriedigend. Der Fetus hat die Hoffnung auf den idealen Zustand verloren und versucht, das Defizit bzw. die Verzweiflung zu bewältigen.

Widerstand: Wenn der Fetus den Affektfluss als nicht gut genug für einen vertrauensvollen Umgang beurteilt, entsteht totaler Widerstand, der variieren kann zwischen aggressiver Aktion und passiver Nicht-Kooperation. Es gibt eine überwältigende Überflutung mit bitteren, schwarzen mütterlichen Emotionen. Dieser Schmerz muss durch Abspaltung unterdrückt werden.

Transmarginaler Stress: Wenn der Affektfluss der Mutter einen Punkt erreicht, an dem der Fetus sich nicht mehr in der Lage sieht, dem invasiven Bösen zu widerstehen, das grenzenlos und unerbittlich erscheint, entsteht transmarginaler Stress. Wenn die absolute Grenze erträglichen Schmerzes erreicht wird, entstehen paradoxe Reaktionsmuster: Das Selbst wendet sich gegen sich selbst und wünscht seine eigene Vernichtung und seinen Tod.

Die Erscheinungsform dieses embryonischen Affektflusses bildet die Vorlage für Bindungsmuster, die sich später im Leben offen manifestieren. Sie programmieren den Hirnstamm und bilden grundlegende Muster für ‹instinktive› Reaktionen auf Gefahr. Nabelschnuraffekt ist die Vorlage für Bindung. Die vier Reaktionsmuster, wie Frank Lake sie beschreibt, entsprechen den vier Bindungsmustern, wie sie in der klassischen Bindungstheorie beschrieben werden. Die positive Erscheinungsform und die ‹ideale› fetale Antwort tragen zur Entwicklung des sicheren Bindungsmusters bei. Dieses Muster ist durch eine gute Balance zwischen Nähe suchenden und explorativen Verhaltensweisen des Kindes gekennzeichnet. Der negative Affektfluss und die Bewältigungsstrategie des Fetus tragen zu einem ambivalenten, unsicheren Bindungsmuster bei, während die negative Erscheinungsform in Verbindung mit Widerstand zum unsicheren vermeidenden Bindungsmuster führt. Unsichere Bindungsmuster zeigen eine Störung der Balance zwischen Nähe und Distanz. Der sehr negative Nabelschnuraffekt und transmarginaler Stress führen zum desorganisierten Bindungsmuster.

Fehlende Bindung führt zu Gehirnschäden

Die Auswirkungen von Erfahrung auf das sich entwickelnde Individuum sind sowohl für Grundlagenwissenschaften als auch für angewandte Wissenschaft insofern von Bedeutung, als Veränderung kritisch für erfahrungsunabhängige Reifungsprozesse oder abhängig von Einflüssen aus der Umgebung sein kann. Wie wirkt sich eine bestimmte Art von emotionaler Erfahrung auf affektive Stile oder Verhaltensweisen aus? Was passiert im Gehirn bei Trauma oder Schock? Wird das Gehirn geschädigt und auf welche Weise? Es gibt zunehmend Belege dafür, dass frühe Erfahrungen mit den Bindungspersonen eine entscheidende Rolle in der Entwicklung der Gehirnsysteme spielen, die für emotionales Verhalten zuständig sind. Die Daten deuten darauf hin, dass die Vasopressin- und Oxytozinsysteme, die für den Aufbau sozialer Bindungen und für die Regulation emotionaler Verhaltensweisen entscheidend sind, durch frühe soziale Erfahrungen beeinflusst sind (Wismer Fries, Polak 2004 [36]). Es ist klar, dass frühe soziale Erfahrungen eine bedeutende Rolle in der Entwicklung grundlegender affektiver Prozesse spielen. Es gibt Indizien, dass emotional deprivierte Kinder in der präfrontalen Vernetzung, dem HPA-System und dem frontalen Kortex Probleme haben.

Die Störung emotionaler Regulation durch frühe nachteilige Erfahrungen ist von besonderem Interesse für psychodynamisch orientierte Psychotherapeuten. Die Forschung über frühe Deprivation kann die neurobiologischen Mechanismen aufzeigen, die in Zusammenhang mit der Regulation emotionalen Verhaltens stehen. Wismer Fries et al. (2005 [37]) haben die Mechanismen untersucht, die Bindung, Stressregulation, sozialer Kommunikation und emotionaler Reaktivität zugrunde liegen. Die Oxytozin- und

Arginin-Vasopressin-Systeme hängen mit der Entstehung von Bindung zusammen. Soziale Deprivation, wie sie bei institutionalisierten Kindern vorkommt, kann die Entwicklung des Vasopressin-Systems behindern. Dieses System ist entscheidend an der Erkennung vertrauter Personen beteiligt, einer Schlüsselkomponente bei der Entstehung sozialer Bindungen. Das Oxytozin-System wird ebenfalls durch frühe Deprivation gestört. Normalerweise nimmt das Oxytozin-Niveau in Babys bei physischem Kontakt zwischen Mutter und Kind zu. Bei deprivierten Kindern ist dies nicht der Fall, so dass sie aus emotionalem Kontakt keinen Nutzen ziehen. Wie wird das Bindungssystem mit dem Angstsystem gekoppelt? Mehrere Systeme wie das Oxytozin-System und das Dopamin-System sind an Feedbackschleifen beteiligt, zu denen das Bindungssystem und die Regulation sozialer Verhaltensweisen im Gehirn gehören. Die Frage ist nicht, welche Neuropeptide bei Bindungsverhalten aktiviert werden, sondern wie ein soziales Band sich entwickelt und an ein Antwortsystem gebunden wird (Polak 2005 [12]). Frühe widrige Umstände beeinflussen bindungsbezogene Verhaltensweisen durch kortikolimbische Bahnen. Sowohl Dopamin- wie auch Serotonin-Bahnen im mesolimbischen System und dem frontalen Kortex sind besonders empfindlich gegenüber Ungemach. Es gibt vermutlich mehrere Arten, wie Zusammenbrüche im kortikolimbischen Schaltkreis die Fähigkeit eines Individuums, kontextuelle Hinweise zur Steuerung des Verhaltens zu nutzen, beeinflussen können. Fehlende Bindung führt zu Angst und Unruhe.

Zurück zum Gehirn: die Entstehung von Synapsen, Bindung und Affektregulation

Das menschliche Gehirn ist ökologisch (Verny 2002 [15]). Gehirnentwicklung ist vor allem Vernetzung, die Art und Weise, wie Gehirnzellen sich verbinden und miteinander kommunizieren. Die Netzwerke des Gehirns werden durch Erfahrung geformt. Vor der Geburt trägt Erfahrung dazu bei, mit der Entstehung grundlegender Schaltkreise eine Basis für Entwicklung zu formen. Je mehr Synapsen ein Mensch besitzt, je komplexer und differenzierter seine neuronalen Netze ausgebildet sind, desto intelligenter und kreativer wird er sein. Die genetisch bedingte Überproduktion von Synapsen versorgt das Gehirn mit einem eingebauten Mechanismus, um die Grundlage zu formen, aus der die Erfahrung die neuronalen Verbindungen schnitzen wird, welche die grundlegenden kognitiven Prozesse steuern. Es handelt sich dabei um eine Art von evolutionärem Selektionsprozess, und diese synaptische Selektion ist erfahrungsbasiert. Nicht-Verwendung oder toxische Bedingungen (Stress und Missbrauch) können zur Eliminierung existierender Synapsen führen. Die neuronalen Netzwerke müssen zumindest minimal stimuliert werden, um ihre Verbindungen untereinander zu behalten. Zellen, die nicht in ein neuronales Netzwerk integriert werden, sterben. Herstellung und Zerstörung von Synapsen funktionieren wie ein Tandem. Neuronale Verbindungen werden gepflegt oder gehen verloren, werden geschaffen oder verändert. Dieser Prozess der Synaptogenese und Apoptose (programmierter Zelltod) ist zum Zeitpunkt der Geburt für die älteren Bereiche des Gehirns beendet, einschliesslich des Gehirnstamms, des Thalamus und des Hypothalamus.

In jüngeren Gehirnregionen, wie in jüngeren Teilen des limbischen Systems und des Kortex, dauert dieser ausbalancierte Vorgang des Aufbauens und Lösens interzellulärer Verbindungen bis weit nach der Geburt an, bis in die Adoleszenz und das junge Erwachsenenalter hinein. Aber die grundlegenden neuronalen Muster, die wahren Schaltkreise des Selbst, werden im Schmelztiegel der Bindung bis zum dritten Lebensjahr geschmiedet. Daniel Siegel (1999 [38]) stellt fest: Die synaptische Überproduktion ermöglicht es dem Gehirn, sich in einer durchschnittlichen Umgebung richtig zu entwickeln, in der das notwendige Minimum an sensorischer Stimulation geboten wird, um die notwendigen Proportionen des Gehirns zu erhalten. Und er sagt weiter: Wichtiger als die sensorische Stimulation in den frühen Jahren der Entwicklung sind die Interaktionsmuster zwischen dem Baby und seiner Pflegeperson. Interpersonelle Interaktion, nicht sensorische Stimulation, ist der Schlüssel zu gesunder Entwicklung. Die frühen Bindungsbeziehungen sind besonders grundlegend, weil sie die Neurochemie der Emotionen und des gesamten Nervensystems formen, einschliesslich des Gehirns (Siegel 1999 [38]). Nachdem der Fluss des Nabelschnuraffekts als psychobiologische Vorstufe von Bindung gesehen werden kann, als Vorlage für spätere Bindungsmuster, ist diese pränatale Bindung zwischen der schwangeren Frau und ihrem Baby ausschlaggebend für die soziale und emotionale Entwicklung ihres Kindes. Es scheint mir, dass der Nabelschnuraffekt die Verbindungen zwischen Neuronen in älteren Teilen des Gehirns programmiert, insbesondere im Hirnstamm und im limbischen System. Auf diese Weise beeinflusst der Nabelschnuraffekt die ersten synaptischen Verbindungen in diesen Regionen. Diese ersten Verbindungen sind äusserst wichtig; sie bestimmen die Richtung, in der Qualität und Quantität der synaptischen Verbindungen zwischen den Gehirnregionen sich entwickeln. Diese ersten Verbindungen sind die regulierenden Prozesse für spätere Bindungsmuster.

Im Allgemeinen entwickelt sich das Gehirn von unten nach oben, von den niederen Gehirnregionen zu den höchsten kortikalen Regionen. Das

Rückenmark und der Gehirnstamm sind zum Zeitpunkt der Geburt nahezu vollständig entwickelt. Nach der Geburt beginnt die Myelinisierung des Kleinhirns und der mittleren Gehirnregionen, unmittelbar gefolgt von subkortikalen Regionen wie dem Thalamus, den Basalganglien und Teilen des limbischen Systems. Die Myelinisierung des Kortex ist am langsamsten und unregelmässigsten und wird in den ersten beiden Lebensjahren beendet. In PET-Scans (bei denen der Grad an Glukoseverbrauch gemessen wird, der in Beziehung zum Organisationsgrad der Synapsen steht) wird deutlich, dass der orbitofrontale Kortex sechs bis acht Monate nach der Geburt vollständig zu funktionieren beginnt. Im ersten Lebensjahr entstehen limbische Schaltkreise von der Amygdala bis zum Gyrus cingulus anterior, zur Insula und schliesslich zum orbitofrontalen Kortex, der, wie wir gesehen haben, das Hauptkontrollzentrum für Emotionen, Bindung und Beziehungen ist. Weil das limbische System in kritischen Phasen seiner Entwicklung durch den Nabelschnuraffekt programmiert wird und weil dieses System eine entscheidende Rolle bei der Verbindung des Emotionen erfahrenden limbischen Systems mit dem Emotionen regulierenden und ausführenden System des orbitofrontalen Kortex spielt, ist der Nabelschnuraffekt entscheidend für Affektregulation und Bindung.

Allan Schores Arbeit zeigt, dass Bindung und Affektregulation miteinander verknüpft sind (Schore 2001 [26]). Der orbitofrontale Kortex spielt eine entscheidende Rolle bei der Affektregulation. Eine Störung in diesem System während der ersten Lebensjahre führt zu einer abnormalen Entwicklung sozialer und moralischer Verhaltensweisen. Der orbitofrontale Kortex hat eine selbstregulierende Funktion. Er ermöglicht auf flexible Art und Weise die Regulation von Emotionen, unterstützt durch Interaktion mit anderen Systemen. Nach Schore (2001 [26]) stammt diese adaptive Fähigkeit interaktiver Selbstregulation von einer sicheren Bindungsbeziehung während der ersten beiden Lebensjahre.

Die Schlussfolgerung lautet: Nabelschnuraffekt kann als pränatale Bindung betrachtet werden, und er formt die primären Verbindungen zwischen zwei Systemen, nämlich dem Angstsystem und dem Verbindungssystem, zwischen körperlich erfahrenen Emotionen einerseits und Sinngebung und dem Ausdruck von Emotionen im Kontakt mit wichtigen Bezugspersonen andererseits. Die Entstehung von Affektregulation beginnt pränatal. Mit anderen Worten: Die Grundlagen für das interne Arbeitsmodell von Bindung werden mit den Erfahrungen des Nabelschnuraffekts gelegt, nämlich in den pränatalen Interaktionen mit dem Körper und der Psyche der Mutter.

Konsequenzen für Psychotherapie: das sequentielle Modell

Die Erkenntnisse über Entwicklung und Funktionsweise des menschlichen Gehirns bieten praktische Einsichten für die Psychotherapie. Nicht nur, dass neue Arten der Psychotherapie aus diesem wachsenden Fundus an Wissen entstehen können, auch existierende psychotherapeutische Verfahren können davon profitieren. Wir können darauf spekulieren, dass psychotherapeutische Praktiken in zunehmendem Masse durch neurowissenschaftliche Fortschritte herausgefordert werden. Die zunehmenden Belege für die Plastizität des menschlichen Gehirns eröffnen psychotherapeutische Möglichkeiten emotionaler Veränderung bei Klienten.

Psychotherapie sollte entwicklungsorientiert sein

Affektive Neurowissenschaften veranschaulichen den Einfluss früher Erfahrungen auf die Entwicklung geistiger Gesundheit. Dies ist nicht neu. Bereits Freud hob die Bedeutung der ersten Lebensjahre hervor. Neu ist, dass die Freuds These zugrundeliegenden Mechanismen immer besser untersucht werden und detaillierte Einsichten in diese Mechanismen zunehmen. Sichere Bindung ist von entscheidender Bedeutung für Entwicklung und Funktionsweise des Gehirns und für Wohlbefinden. Psychotherapien, welche die Bindungsgeschichte des Klienten vernachlässigen, werden nicht so effektiv sein, wie sie es sollten. Bruce Perry (2005 [18]) schlug ein neurosequentielles Modell von Psychotherapie vor, was bedeutet, dass Interventionen in psychotherapeutischen Behandlungen auf die Gehirnstrukturen und -funktionen bezogen sein sollten, die durch Trauma beeinflusst sind. Chaos, Drohungen, schlechte Behandlung, traumatischer Stress, Missbrauch, Vernachlässigung oder frühe Trennung sind Erfahrungen, die das sich entwickelnde Gehirn so verändern, dass andauernde emotionale, verhaltensmässige, kognitive, soziale und physische Probleme entstehen. Trauma und Schock programmieren Gehirnstrukturen am intensivsten im Augenblick ihres Auftretens. Diese Programmierung, die bis ins Erwachsenenalter andauern kann, wird durch Veränderungen in verschiedenen neuronalen Systemen im Gehirn verursacht. Einfach formuliert: Die Erfahrung von Trauma und Vernachlässigung während des pränatalen Lebens und in der frühen Kindheit verursacht abnorme Organisationsstrukturen und Funktionsweisen wichtiger neuronaler Systeme im Gehirn, einschliesslich der funktionalen Leistungen, die durch diese Systeme ermöglicht werden. Pränataler Stress kann tiefgreifendsten Einfluss auf den Gehirnstamm ausüben, frühe Kindheitserfahrungen können das limbische System programmieren, so wie

Kindheitserfahrungen das Funktionieren höherer Gehirnregionen wie den präfrontalen Kortex weitgehend beeinflussen. Die der Tiefenpsychotherapie zugrundeliegende Annahme ist, dass Menschen sich verändern können. Während seiner Entwicklung ist die Programmierung des Gehirns bemerkenswert plastisch. Nachdem das Gehirn organisiert ist, ist es weiterhin beeinflussbar, modifizierbar und veränderbar. Das Gehirn besitzt Plastizität, was bedeutet, dass es sich als Reaktion auf Erfahrungen verändern kann. Durch diese Plastizität des Gehirns können psychotherapeutische Erfahrungen das Gehirn so verändern, dass Heilung, Genesung und die Wiederherstellung einer gesunden Funktionsweise ermöglicht werden. Nicht alle Teile des Gehirns sind so plastisch. Nach Bruce Perry (2005 [18]) hängt der Grad seiner Plastizität von zwei wesentlichen Faktoren ab: der Phase der Entwicklung und der Region bzw. dem System des Gehirns. Wenn eine Gehirnregion einmal organisiert (programmiert) ist, reagiert sie weniger auf die Umgebung, ist sie weniger plastisch. Wenn das Gehirn einmal organisiert ist, sind erfahrungsabhängige Modifikationen des Gehirnstamms sehr viel weniger wahrscheinlich als erfahrungsabhängige Modifikationen der kortikal vermittelten Funktionen, wie z.B. Sprachentwicklung. Dies scheint mit klinischen Hinweisen übereinzustimmen, dass ein früheres Trauma (das niedrigere, weniger plastische Gehirnregionen beeinflusst) grössere Auswirkungen hat und schwieriger zu heilen ist.

Wie wir gesehen haben, spiegelt das Gehirn unsere Evolutionsgeschichte. Ontogenese (die Entwicklung des Individuums) spiegelt die Phylogenese (die Entwicklung der Spezies). Die ontogenetische Entwicklung unseres Gehirns ist ein Spiegel der phylogenetischen Entwicklung des Gehirns. Vom Stammhirn, das die Instinkte steuert, zum limbischen System, das Gefühle verarbeitet, bis zum frontalen Kortex, in dem Verstehen und Vernunft angesiedelt sind, ist das Gehirn eine Karte unserer Ursprünge. Gefühle gehen den Gedanken voraus. Aus der Sicht der Evolution waren wir fühlende Wesen, lange bevor wir uns zu denkenden Wesen entwickelten. Wir können uns der Evolution nicht widersetzen im Verständnis und der Behandlung von Bindungsproblemen. Das Gehirn erlaubt es nicht.

Wenn es eine Sache gibt, welche die Neurowissenschaften aufgezeigt haben, dann diese: Instinkte und Gefühle dominieren unsere Funktionsweise in einem grossen Ausmass und auf implizite Art und Weise. Ideen können Gefühle nicht verändern. Nur Gefühle können Gefühle verändern.

Kognitiv-behavioristische oder einsichtsorientierte Therapie wird bei der Heilung prä- und perinataler Traumata versagen, weil extreme Angst und Hyper-Wachsamkeit sowie eine ständig aktivierte Reaktion auf Bedrohung jegliche akademischen, therapeutischen und sozial-emotionalen

Möglichkeiten für Lernen unterminieren werden. Prä- und perinatales Trauma wirkt auf die Programmierung des Gehirnstamms ein, und hier liegt der Schlüssel für die Psychotherapie: Die Reprogrammierung des Gehirnstamms ist der einzige Weg, um den Terror zu heilen, der aus prä- und perinatalem Schock entstanden ist.

Psychotherapie bedeutet, «an der Kette des Schmerzes hinabzusteigen» (Janov 1999 [16]). Um das Fühlen zurückzuerhalten, muss der gesamte Schmerz zur Gänze erfahren werden, und dieser Schmerz muss in die bewusste Wahrnehmung gebracht werden. Wir können den Kontakt zu unseren Gefühlen verloren haben, weil wir zu wenig Liebe erfahren haben und/oder schlecht behandelt wurden während unserer Zeit in der Gebärmutter, während der Geburt und in der frühen Kindheit. Das künstlich gezeugte pränatale Kind, das nicht gewollte Ungeborene, das Ungeborene, das einen Zwilling verliert, das Ungeborene, das die Angst oder den Stress seiner Mutter erlebt, das Kind, das unter der Geburt den Kontakt mit seiner Mutter verliert, das Kind, das während der Geburt im Becken seiner Mutter steckenbleibt oder eine Nabelschnurumschlingung erlebt, das Neugeborene, das für einen längeren Zeitraum von seiner Mutter getrennt wird, das Baby, das «nicht gesehen und nicht gehört» wird (Winnicott) mit seinen Bedürfnissen, das Baby, das Verlust erfährt, alle diese Kinder verlieren mehr oder weniger den Kontakt mit ihren Gefühlen, wenn der Schmerz, den sie ertragen müssen, jenseits ihrer Bewältigungsmöglichkeiten liegt. Schmerz an sich ist nicht schlecht; unerträglicher Schmerz jedoch schon. Prägungen dieses Schmerzes finden sich in verschiedenen Teilen des Gehirns, je nach ihrer Stärke und dem Zeitpunkt ihres Auftretens. Sehr frühe Entwicklungsstufen, die vorgeburtliche Zeit, die Geburt und die Kindheit, haben Einfluss auf das zu dieser Zeit verfügbare kompetenteste Gehirnsystem. Psychotherapie sollte entwicklungsorientiert sein, einschliesslich der prä- und postnatalen Bindungsgeschichte des Klienten. Die Bottom-up-Organisation des emotionalen Gehirns und die Top-down-Regulation des rationalen Gehirns sollten ebenfalls berücksichtigt werden. Psychotherapie bedeutet, emotionale Reaktionen zu modulieren, die auf den untersten Ebenen des Gehirns durch den präfrontalen Kortex der rechten Hemisphäre verarbeitet werden. Das Wiedererleben und Wiedererfahren von prä- und perinatalem Trauma oder Vernachlässigung kann nur durch den Körper geschehen (Sinnesempfindungen und Bewegungen), muss aber durch limbische (Gefühl), orbitofrontale (Beziehung) und linkshemisphärische (Sinngebung) Wiederverarbeitung ergänzt werden. Das führt zur Modulation von affektgeladener, jedoch von der rechten Hemisphäre regulierter Erfahrung, die zur linken Hemisphäre für weitere kognitive Verarbeitung transferiert werden kann.

Psychotherapie sollte entwicklungsorientiert sein, ein Prozess des Bottom-up und Top-down. Emotionen müssen im Gehirnstamm, im limbischen System und im orbitofrontalen Kortex durchgearbeitet werden. Die Regulation von Emotion findet top-down statt, indem körperlich empfundenen Gefühlen und Körperwahrnehmungen Bedeutung gegeben wird.

Die emotionale Revolution

Siegel (1999 [38]) stellte fest, dass es sich bei Psychotherapie im Grunde genommen um das Erzählen von Geschichten handelt, bei dem rechte und linke Hemisphäre integriert werden. Kohärente Geschichten integrieren das Bedürfnis der linken Hemisphäre, eine logisch zusammenhängende Geschichte über Ereignisse zu erzählen, und die Fähigkeit der rechten Hemisphäre, die mentalen Vorgänge der an diesen Ereignissen beteiligten Personen emotional zu erfassen. Klienten in psychotherapeutischer Behandlung erzählen Geschichten. Diese Geschichten versuchen, Emotionen und Fakten miteinander zu verbinden. Durch Sprache wird das Gehirn in einer grundlegenden Art und Weise organisiert. Bei Psychotherapie geht es in dieser Sicht nicht um das Erzählen alter Geschichten, sondern darum, irrational erscheinenden Vorgängen einen Sinn zu geben. Panksepp (1998 [10]) hat ein ‹Suchsystem› des Gehirns vorgeschlagen, ein inneres Bedürfnis zu suchen und zu finden, zu entdecken und zu lernen, zu verstehen, die Neugier zu befriedigen. Das Bedürfnis, die Neugierde auf sich selbst zu befriedigen, das wir bei vielen Klienten nutzen, erzwingt die Erschaffung der sich entwickelnden Geschichte des Gehirns und seiner Funktionsweise. Wir wollen wissen, woher wir kommen, wer wir sind, wie wir zu dem wurden, was wir sind, und woraus wir gemacht sind. Um jedoch mit Janov (1999 [16]) zu sprechen: Wörter reichen nicht aus! Wenn das Erzählen von Geschichten auf die eigene persönliche Geschichte beschränkt ist, wird es im Rahmen von Psychotherapie nicht effektiv sein. Das emotionale Gehirn sollte beteiligt werden. Emotionen haben das Gehirn organisiert und beherrschen die Probleme der Klienten. Weil Gefühle eine körperlich empfundene Bedeutung haben, kann dieser Sinn nur durch Arbeit mit dem Körper aufgedeckt werden. Der Nabelschnuraffekt ist die körperlich empfundene Bedeutung pränataler Bindung. Emotionale Probleme, die aus dieser Erfahrung entstanden sind, können nur durch Arbeit mit dem im Körper gehaltenen Schmerz gelöst werden. Einsichtsorientierte Psychotherapien (wie Psychoanalyse) können diese notwendige Veränderung nicht hervorrufen, ebenso wenig wie Verhaltenstherapie oder kognitive Therapien. Darüber sprechen oder sogar weinen führt nicht zu Veränderung, nur das Wiedererleben des (pränatalen) Schmerzes ermöglicht dies. Nur erfahrungs- und körperorientierte Psychotherapien fördern das «vollständige Funktionieren» (Rogers) der Klienten. Dies trifft umso mehr zu, wenn der Psychotherapeut Probleme oder Traumata der pränatalen Bindung durcharbeiten möchte, die im Körper und im Gehirn auf der Ebene des Gehirnstamms oder des limbischen Systems gespeichert sind. Einsicht kann nur gewonnen werden, wenn die frühen Gefühle in die bewusste Wahrnehmung aufgestiegen sind.

Eine Integration von Geschichtenerzählen und dem Wiedererleben von Trauma und Schock über den Körper kann für Psychotherapie höchst effektiv sein. Emotions- und körperorientierte Psychotherapien können mittels affektiver Neurowissenschaften in der klinischen Praxis integriert werden.

Der Dialog des Sicheinstimmens

In den fünfziger Jahren des letzten Jahrhunderts hat Carl Rogers (1951 [2]) die notwendigen und hinreichenden Bedingungen für emotionale Veränderung von Klienten formuliert. In seiner nichtdirektiven Phase ging Rogers davon aus, dass emotionale Veränderung stattfindet, wenn der Therapeut kongruent, bedingungslos akzeptierend und empathisch ist. Er betonte die Authentizität des Psychotherapeuten, und dies bedeutet meines Erachtens, dass der Therapeut seinen eigenen inneren Referenzrahmen als Führer in der Therapie benutzt, was impliziert, dass der Therapeut selbst seinen persönlichen prä-, peri- und postnatalen Schmerz durchgearbeitet haben muss. Der erfahrungsorientierte Psychotherapeut ist sein eigenes Instrument, und seine Verantwortung besteht darin, dieses Instrument so feinfühlig wie möglich auf den Schmerz des Klienten einzustimmen. Aus dieser Perspektive kann man den Schluss ziehen, dass der Psychotherapeut seinen eigenen prä- und perinatalen Schmerz und Schock durchgearbeitet haben oder durcharbeiten sollte. Wie spätere Forschung aufzeigt hat, ist Empathie der ausschlaggebende Therapeutenfaktor in Psychotherapie.

Siegel (1999 [38]) postuliert eine interpersonelle Neurobiologie, denn die am genauesten erforschten Beispiele für Verbindung zwischen Gehirnen finden sich in der Bindungsforschung. Die Art und Weise, wie zwei Gehirne interagieren, entscheidet über die Stärke der neuronalen Verbindungen, durch die wir unsere Gefühle wahrnehmen und emotionale Bindungen mit anderen schaffen. Wie wir vorhin gesehen haben, muss das Gehirn menschliche Verbindungen schaffen, um einen gesunden Geist zu entwickeln. Psychotherapie kann als der Prozess betrachtet werden, in dem sich eine sichere Bindung zwischen Klient und Therapeut entwickelt. Diese sichere Bindungsbeziehung ermöglicht es dem Klienten, sein emotionales Gehirn zu erforschen, die angstbesetzten Erfahrungen, die im Amygdala-gesteuerten und im Hirnstamm-gesteuerten Gedächtnissystem gespeichert sind.

Nach Schore (2001 [26]) stammt empathische Resonanz aus der dyadischen Einstimmung zwischen Therapeut und Klient, wodurch eine psychobiologische Synchronisation von Aktivierungsmustern in beiden rechten Hemisphären der therapeutischen Dyade entsteht. Der empathische Therapeut ist ständig mit den Erfahrungen und Gefühlen des Klienten in Verbindung. Die implizite Wahrnehmung affektiver Information scheint ausschlaggebend für psychotherapeutische Veränderung zu sein. Oder, in den Worten von Stern (1986 [39]): Nonverbales implizites Beziehungswissen ist der Schlüsselaspekt bei der Ermöglichung emotionaler Veränderung. In Anbetracht der äusserst wichtigen Rolle, die das limbische System bei der Entstehung von Bindung und bei der Organisation von neuem Lernen spielt, muss Psychotherapie sich mit unbewusstem limbischem Lernen in der rechten Hemisphäre auseinandersetzen, um emotionale Veränderung zu ermöglichen und auf diese Weise Bindungsmuster zu verändern. Psychotherapie sollte sich auf die Veränderung und Erweiterung des ‹impliziten Beziehungswissens› konzentrieren, das während prä- und postnataler Bindungserfahrungen entsteht. Der psychobiologisch eingestimmte Psychotherapeut ist der interaktive Affektregulator für den deregulierten Zustand im Klienten. Wenn es dem Therapeuten gelingt, eine Beziehung mit Bindungsqualitäten zum Klienten zu etablieren, kann die rechtshemisphärische psychobiologische mitschwingende Synchronisation mit dem aktivierten internen Arbeitsmodell des Klienten eine therapeutische Arbeitsbeziehung hervorrufen, in welcher der Therapeut seine eigenen internen Antworten auf die nonverbale, unbewusste Kommunikation des Klienten benutzt.

Die psychotherapeutische Beziehung basiert auf der Kommunikation zwischen den rechten Gehirnteilen. Empathie muss zum Ausdruck gebracht werden. Wenn der Therapeut sein Mitgefühl mit dem emotionalen Schmerz des Klienten zeigt, wird limbisches Lernen, orbitofrontale Neuverarbeitung und kognitive Interpretation durch die linke Hemisphäre unterstützt. Solch eine emotionsorientierte Therapie kann buchstäblich das orbitofrontale System verändern.

Ich stimme mit Klaus Grawe (2004 [9]) überein, wenn er am Ende seines Buches die Schlussfolgerung zieht, dass Neuropsychotherapie ein Versuch ist, das Gehirn des Klienten zu verändern, wobei der entscheidende Fokus jedoch nicht auf dem Gehirn, sondern auf den Lebenserfahrungen des Klienten liegt. Das Gehirn hat sich entwickelt, um bestimmte Lebensumstände zu bewältigen. Die Lebenserfahrungen beziehen sich auf grundlegende Bedürfnisse, die mit der Unterstützung unseres Gehirns erfüllt werden können. Die Erfüllung grundlegender Bedürfnisse macht Menschen glücklich. Neuropsychotherapie ist der Versuch, das Gehirn in einen Zustand zu versetzen, in dem die Erfüllung grundlegender Bedürfnisse möglich ist. Der beste Weg, das Gehirn gesünder zu machen, ist die Erfüllung grundlegender Bedürfnisse.

Eine empathische Bindungsbeziehung zwischen Klient und Psychotherapeut ist die beste Voraussetzung, um das Gehirn neu zu verdrahten und emotionale Veränderung zu ermöglichen.

Schlusswort

Bruce Perry (2005 [18]) stellte fest: Unser Gehirn ist für eine andere Welt geschaffen. Das menschliche Gehirn hat seine derzeitige Komplexität im Laufe der Evolution der Menschheit erreicht. Zu den wichtigsten Merkmalen dieser natürlichen Welt zählte das Beziehungsmilieu. Im Gegensatz zu unseren Vorfahren leben wir in einer beziehungsmässig verarmten Welt. Unser Gehirn bevorzugt die beziehungsreichere, entwicklungsmässig heterogene Umgebung der Vergangenheit.

Wir können die Gesetze der Gehirnentwicklung nicht ignorieren. Ein geliebtes Gehirn ist ein besser programmiertes Gehirn. Weil Gehirnentwicklung in der Gebärmutter beginnt, braucht das pränatale Kind eine natürliche Empfängnis ohne Gewalt, Drangsal, Manipulation oder Vergewaltigung. Das Gehirn will gewollt sein. Das pränatale Gehirn benötigt als Umgebung eine sichere Gebärmutter ohne Drogen, Nikotin oder Alkohol, aber auch ohne Ablehnung, Stress, Abtreibungsgefahr, Aufschub emotionaler Investition in das pränatale Kind oder giftigen ‹Nabelschnurfluss›. Das Gehirn bedarf eines gesunden Lebens in der Gebärmutter und einer gesunden Geburt ohne Komplikationen mit einem Minimum invasiver Eingriffe. Das (pränatale) Kind hungert nach Anerkennung; es will gesehen und gehört werden. Es sehnt sich nach sicherer Bindung und bewussten Eltern, die sich auf seine emotionalen Bedürfnisse und Gefühle einschwingen.

Alles, was das Gehirn braucht, ist Liebe.

Literatur

1 Greenberg LS. Emotion-focused therapy. Clin Psychol Psychother. 2004;11:46–67.
2 Rogers CR. Client-Centered Therapy. London: Constable; 1951.
3 Gendlin E. Focussing. New York: Everest House; 1978.
4 Gendlin E. Focussing-Oriented Psychotherapy. New York: The Guilford Press; 1996.
5 Levine P. Waking the Tiger. Healing Trauma. Berkeley: North Atlantic books; 1997.
6 Bowlby J. Attachment and Loss. London: The Hogarth Press; 1982.

7 Stroecken G, Verdult R. Symbiosis: Prenatal Attachment and Rights of Children. Gors-Opleeuw: Perspektief; 2000.

8 Ledoux J. The Synaptic Self. How Our Brains Become Who We Are. New York: Penguin Books; 2002. Dt.: Das Netz der Persönlichkeit: Wie unser Selbst entsteht. Düsseldorf: Walter; 2003.

9 Grawe K. Neuropsychotherapie. Göttingen: Hogrefe; 2004.

10 Panksepp J. Affective Neuroscience. New York: Oxford University Press; 1998.

11 Damasio AR. The Feeling of What Happens. Body and Emotions in the Making of Consciousness. New York: Harcourt Brace; 1999.

12 Polak SD. Early adversity and mechanisms of plasticity: integrating affective neuroscience with developmental approaches to psychopathology. Dev Psychopathol. 2005; 17:732–52.

13 Ledoux J. The Emotional Brain. London: Phoenix Books; 1998.

14 Chamberlain D. Babies don't feel pain: a century of denial in medicine. J Prenat Perinat Psychol Health. 1999;13:145–69.

15 Verny Th. Tomorrow's Baby. New York: Simon & Schuster; 2002.

16 Janov A. The Biology of Love. New York: Prometheus Books; 1999.

17 Hüther G. Pränatale Einflüsse auf die Hirnentwicklung. In: Krens I, Krens H. Grundlagen einer vorgeburtlichen Psychologie. Göttingen: Vandenhoeck & Ruprecht; 2005. S. 49–62.

18 Perry B. The neurosequential model of therapeutics. In: Webb NB. Working With Traumatized Children in Child Welfare. New York: Guilford Press; 2005. S. 140–63.

19 Nathanielsz P. Life in the Womb. The Origin of Health and Disease. New York: Promethean Books; 1999.

20 Hepper PG. Das fetale Verhalten und seine Funktion für die menschliche Entwicklung. In: Krens I, Krens H. Grundlagen einer vorgeburtlichen Psychologie. Göttingen: Vandenhoeck & Ruprecht; 2005. S. 63–82.

21 Huizink AJ. Prenatal Stress and Its Effect on Infant Development. Utrecht: Doctorthesis, University of Utrecht; 2000. Van den Bergh BRH. Maternal emotions during pregnacy and fetal and neonatal behavior. In: Nijhuis JG, editor. Fetal behavior: developmental and perinatal aspects. Oxford: Oxford University Press; 1992, S. 157–78.

22 Emerson WR. Shock: a Universal Malady. Petaluma: Emerson Training Seminars; 1999.

23 Schindler P. Katharsis und Regression. Somatisch-emotionales Tiefenerleben in der Körperpsychotherapie. In: Hoffmann-Axthelm D. Mit Leib und Seele. Wege der Körperpsychotherapie. Basel: Schwabe Verlag; 2004. S. 91–106.

24 Maret S. The Prenatal Person. Frank Lake's Maternal-Fetal Distress Syndrome. New York: University Press of America; 1997.

25 Schore A. Affect Regulation and the Origin of the Self. New York: Erlbaum; 1994.

26 Schore A. Minds in the making: attachment, the self-organising brain, and developmentally-oriented psychoanalytic psychotherapy. Brit J Psychother. 2001;17:431–63.

27 Cassidy J. The nature of the child's ties. In: Cassidy J, Shaver Ph, editors. The Handbook of Attachment. Theory: Research and Clinical Applications. London: The Guilford Press; 1999. S. 3–20.

28 Mahler M, Pine F, Bergman A. The Psychological Birth of the Human Infant. New York: Basic Books; 1975.

29 Fedor-Freybergh P, Vogel V. Prenatal and Perinatal Psychology and Medicine. Encounter with the Unborn. Carnforth: The Parthenon Publishing Group; 1988.

30 Klaus M, Kenell J, Klaus P. Bonding, Building the Foundations of Secure Attachment and Independence. New York: Addison-Wesley; 1995.

31 Klaus M, Klaus P. Your Amazing Newborn. Reading: Perseus Books; 1998.

32 Polan HJ, Hofer MA. The psychobiological origins of infant attachment and separation responses. In: Cassidy J, Shaver P. The Handbook of Attachment. Theory, Research and Clinical Applications. London: The Guilford Press; 1999. S. 162–80.
33 Emerson WR. The vulnerable prenate. J Prenat and Perinat Psychol Health. 1996;10: 125–42.
34 Fodor N. The Search for the Beloved. A Clinical Investigation of the Trauma of Birth and Prenatal Condition. New York: University Books; 1949.
35 Mott F. The Nature of the Self. London: Allan Wingate; 1959.
36 Wismer Fries A, Polak SD. Emotional understanding in postinstitutionalized Eastern European children. Dev and Psychopathol. 2004;16:355–69.
37 Wismer Fries A, Ziegler T, Kurian J, Jacoris S, Pollak S. Early experience in humans is associated with changes in neuropeptides critical for regulating social behavior. PNAS. 2005;47:17237–40.
38 Siegel DJ. The Developing Brain. How Relationships and the Brain Interact to Shape Who We Are. New York: Guilford Press; 1999.
39 Stern D. The Interpersonal World of the Infant. A View from Psychoanalysis and Developmental Psychology. New York: Basic Books; 1986.

Somatotrope Therapie*

William Emerson

«Wie ein Mensch als Erwachsener ‹drauf› ist, wird häufig topologisch beschrieben, mit erstaunlich genauen Ähnlichkeiten zu den Phasen embryonischer Morphologie.»
R. D. Laing

Definition

Somatotrope Therapie ist im Kern ein körperorientierter Ansatz, um die wichtigsten topologischen Schemata, die ungelöste Traumata bei Kindern und Erwachsenen repräsentieren, aufzudecken und aufzulösen. Somatotrop bedeutet «das Organisationsprinzip, nach dem Materie ein Objekt während der verschiedenen Phasen seiner Existenz» formt (Webster), oder auch «auf den Körper einwirkend» (Duden). Bei einem Trauma vergegenständlicht das somatische System (d.h. der Körper) das Trauma sowohl in energetischer wie in physischer Form, und der somatotrope Prozess ist eine umfassende Verbindung somatischer Traumata, die sich energetisch und physisch manifestieren. Somatotrope Therapie könnte sich auf alte schamanische Heilungsmethoden in verschiedenen primitiven Kulturen als Vorläuferinnen berufen. In moderner Zeit folgt ihre Entwicklung einem verwinkelten Pfad von der freudschen Startrampe der Psychoanalyse über die Arbeiten von Jung, Reich, Rank, Assagioli, Fodor, Mott, Lake, Winnicott, Janov und Laing bis zum vorliegenden Ansatz.

Rückschau

Die klassische Psychoanalyse betrachtet das Leben eines Kindes von der Geburt bis zum Alter von fünf oder sechs als den Ursprung der Persönlichkeit. Sie arbeitet vorwiegend interpretativ, und die Realitäten der pränatalen Erfahrung und vorsprachlichen Zeit wurden im Allgemeinen aus dem therapeutischen Kontext ausgeklammert. Die Entwicklung der prä- und perinatalen Psychologie hat in den vergangenen zwanzig Jahren eine neue Dimension psychologischer Realität eröffnet, die sich speziell auf die

* Dieser Artikel erschien zuerst als Kapitel in: Jones D, editor. Innovative Therapy: a Handbook. Buckingham: Open University Press; 1994. Übersetzt von Max Peschek. Ich widme ihn meinem lieben Freund und Kollegen Stephan Schorr-Kon, der ihn gemeinsam mit mir verfasst hat. Er starb unerwartet am 31.12.1992.

Entwicklung eines Kindes von der Empfängnis über die Geburt und während der ersten Lebensjahre konzentriert. Eine wachsende Vielzahl klinischer Forschungsergebnisse erkennt in zunehmendem Masse diesen Lebensabschnitt als ausschlaggebend für die Entwicklung von Charakter und Persönlichkeit an.

Otto Ranks *Das Trauma der Geburt* (1924) wurde von Freud zunächst willkommen geheissen, dann aber von seinem Kreis als potentielle Bedrohung der Überlegenheit freudscher Theorien verworfen. Nandor Fodor, ein Patient von Rank, wurde selbst Psychiater und konzentrierte sich auf die prägenden Erfahrungen der Geburt (1949). Francis Mott, ein britischer Psychiater und Patient von Fodor, schrieb ausführlich über den Gehalt des pränatalen Lebens in der Mythologie und in Trauminhalten (1948, 1960, 1964). Frank Lake (1966/1986) war von Motts Arbeit beeinflusst und einer der ersten britischen Psychiater, die den Einfluss des intrauterinen Lebens hervorhoben. Donald Winnicott (1975), britischer Psychiater der Objektbeziehungsschule, erkannte die Auswirkungen der Geburt auf seine Patienten, arbeitete damit und stellte die Vermutung auf, dass der Körper diese Auswirkungen als Erinnerungen speichert. Bill Swartley (1978) gründete die International Primal Association, führte die Primärtherapie in Grossbritannien ein und betrachtete Winnicott als Begründer der Primärtherapie. Winnicott supervidierte R. D. Laing, der die grundlegende Bedeutung prä- und perinataler Psychologie für die Struktur der Persönlichkeit erforschte.

Gründer

Frank Lake und Stanislav Grof machten mittels LSD prä- und perinatales Material ihrer Patienten zugänglich. Sie entdeckten jedoch, dass mit den von Grof so genannten «holotropen» Atemtechniken ähnliche Ergebnisse erreicht werden konnten. Grof, der zunächst in der Tschechoslowakei und später in den Vereinigten Staaten arbeitete, beobachtete, dass das «biographische Reich» – die Zeit nach der Geburt, unter Ausschluss des pränatalen Lebens – eine unvollständige und unzureichende Grundlage bot, um die schwerwiegenderen psychischen Störungen zu erklären; er verortete deren Wurzeln im unheilvollen Druck, dem das Baby im Geburtsprozess ausgesetzt ist. Grof erforscht in seinen überaus produktiven Schriften zu diesem Thema (1975, 1985) kraftvoll und mit grosser Einsicht die Auswirkungen der von ihm so benannten perinatalen Geburtsmatrizen (birth perinatal matrices, BPMs), Phasen im Geburtsprozess. Auf der Grundlage seiner umfangreichen Forschung zeigt er auf, dass die akademische Psychiatrie und Psychotherapie, indem sie prä- und perinatale Auswirkungen aus ihrer

Wahrnehmung ausschliesst, nicht in der Lage ist, das gesamte Spektrum menschlicher Erfahrung abzudecken oder in befriedigender Weise deren Wurzeln zurückzuverfolgen.

Frank Lake hat die von Mott geschilderten Erkenntnisse über die prä- und perinatale Bedeutung von Träumen und Mythen angewandt. Er fand Zugang zu traumatischen Affekten, die im pränatalen Leben ihren Ursprung haben. Er unterteilte Grofs BPM 1 (das Stadium, in dem der Fötus im Mutterleib heranwächst) in verschiedene Phasen und erforschte den Einfluss der physischen, emotionalen und psychologischen Zustände der Eltern auf das Ungeborene von der Empfängnis bis zur Geburt. Er prägte den Begriff des «toxischen Gebärmutter-Syndroms» (‹toxic womb syndrome›) (Lake 1966, 1981).

Grof (1975) und Laing (1976, 1983) versuchten, den revolutionären Bereich der prä- und perinatalen Psychologie einzuführen und zu erforschen. Sie stellten ihr Material aus der Sicht des Zentrums der orthodoxen Psychotherapie und Psychiatrie (oder von deren radikalem Rand) dar.

Grofs Beitrag zu diesem Gebiet ist immens. Seine Beschreibungen der BPMs und der mit ihnen zusammenhängenden Affekte, seine Erforschung der Auswirkungen dieser Phasen auf das spätere Leben, die Einbeziehung der körperlichen Ebene in die Psychotherapie und seine Offenheit für archetypische und transpersonale Bereiche machen ihn als Entdecker und Multiplikator zu einer Schlüsselfigur.

Die somatotrope Therapie entwickelte sich aus zwanzig Jahren Praxis und experimentellen Nachfolgeuntersuchungen in Europa und den Vereinigten Staaten. In den späten 1970ern gab ich mit Frank Lake zusammen Workshops und teilte Forschungsergebnisse mit ihm. In dieser Zeit entwickelte ich meine ersten körperorientierten Ansätze, um primäres Trauma aufzudecken. Indem ich mich auf die Zeit der Empfängnis konzentrierte und mich über die Implantation bis hin zur Geburt durcharbeitete, entdeckte ich Wege, mit denen die tiefsten und frühesten prä- und perinatalen Traumata zugänglich gemacht werden konnten. Allmählich fand ich eine präzise Methodologie, um mit Säuglingen und Kindern zu arbeiten und um eine erstaunlich grosse Bandbreite an Traumata zugänglich zu machen und zu entladen. Im Laufe meiner Arbeit tauchte dann ein bestimmtes Verfahren auf, das Gesicht und die Körperhaltung als ‹Landkarte› der spezifischen prä- und perinatalen Traumata zu lesen. Indem ich diese Spuren im Körper und in den Gesten als Indikatoren des zeitlichen Ursprungs der Störung benutzte, habe ich Wege entwickelt, diese Erfahrungen in einem therapeutischen Kontext hervorzurufen, und so die Möglichkeit geschaffen, die zwanghafte Energie zu entladen, die auf Charakter und Verhalten ausgeübt wird.

Ich habe auch beobachtet, dass während der Therapie in Augenblicken körperlicher Offenheit der Körper bestimmte Haltungen einnimmt, welche die embryonische Entwicklung wiederholen. Diese Beobachtungen ermöglichen es dem Therapeuten, mit grosser Genauigkeit den Zeitpunkt einer Störung im pränatalen Leben der Klienten zu bestimmen. Ich habe festgestellt, dass der Geburtsprozess dazu neigt, die Traumata zu wiederholen, die von der Empfängnis über die Einnistung und im späteren Verlauf der Schwangerschaft auftreten, und dass die Auflösung dieser frühesten Traumata deren Einfluss auf Geburtstraumata abbaut.

Beziehung zu anderen Therapieformen

Somatotrope Therapie weist Ähnlichkeiten mit Primärtherapie, Primärintegration, Core-Process-Psychotherapie, reichianischer Atemarbeit, Biosynthese, holotropem Atmen, Trance-Regression, Polarity-Therapie und Cranio-Sacral-Therapie auf. Sie unterscheidet sich von diesen in der Art der körperorientierten und pränatalen Techniken wie auch in der Tiefe des Zugangs und den Möglichkeiten, mit Säuglingen und Kindern zu arbeiten. Somatotrope Therapie legt wie die meisten ähnlichen Therapieformen einen ebenso grossen Wert auf Integration wie auf den Prozess des Aufdeckens und der Erfahrung unbewussten Materials. Sie erkennt an, dass Integration nicht automatisch stattfindet, sondern äusserst sorgfältig mit dem alltäglichen Leben eines Klienten verwoben werden muss.

Kernkonzepte

Eines der zentralen Konzepte in diesem Bereich ist die Annahme, dass das Bewusstsein (‹mind›) zeitlich vor dem Nervensystem existiert; dass es eine Ebene gibt, auf der das Ungeborene sich während seiner Entstehung einer essentiellen Qualität von Präsenz bewusst ist; und dass dieses Bewusstsein seinen Überlebenskampf während der Risiken der Implantation, den Verlauf seiner Schwangerschaft sowie Details seiner Geburt auf einer energetischen und zellulären Ebene speichert. Pränatales Bewusstsein, Wahrnehmung und Intelligenz werden zurzeit intensiv erforscht, wobei diese Prozesse wesentlich früher beginnen, als bis dato angenommen (Chamberlain, 1998). Aus dieser Perspektive folgt, dass die intrauterinen Strategien, die das Überleben des Ungeborenen sichern und es vor dem potentiellen Spektrum von Gleichgültigkeit oder Ablehnung bei oder bald nach seiner Verkörperung in der Gebärmutter schützen, zu Aspekten bei der Konstruktion des Selbst werden.

Strategien und Überlebenslektionen, die aus Not früh angeeignet werden, haben starke Auswirkungen auf das Selbstwertgefühl. Fehlende Anerkennung der Schwangerschaft kann Zweifel über das Recht zu existieren aufwerfen. Offene Ablehnung kann Einstellungen wie Wertlosigkeit, Unzulänglichkeit, Impotenz usw. zur Folge haben. Hierin kann auch ein Faktor liegen, der zu Fehlgeburten beiträgt. Medikamente, Drogenmissbrauch, verdrängte Ängste oder externe Traumata im Leben der Eltern werden in den meisten Fällen vom Fötus übernommen. Ich nenne dies ein teilhabendes Trauma, wenn ungeborene Kinder an den biologischen und psychologischen Erfahrungen ihrer Mütter (und indirekt ihrer Väter) teilhaben. Frank Lake nannte teilhabendes Trauma das toxische Gebärmutter-Syndrom. Wir marinieren im Schatten (d.h. in den verdrängten Aspekten des Bewusstseins) unserer Eltern.

Die grundlegendste Schicht der Persönlichkeit und die damit assoziierten Glaubenssysteme, die diese formen und erhalten, entstehen aus einer Vielzahl von Faktoren: die Schattenanteile unserer Eltern; die gleichen ungelösten Aspekte im Leben der Grosseltern (die Eizelle, aus der wir entstanden, wurde in der elften Schwangerschaftswoche gebildet, in der unsere Mutter sich im Körper unserer Grossmutter mütterlicherseits befand); ein entsprechender und unermesslicher Strang psychogenetischer Erinnerungen der Ahnen; das eigene ‹Päckchen› des Ungeborenen aus der Zeit vor der Empfängnis; die Erfahrung der Empfängnis an sich; die Phänomenologie der Einnistung; die gesamte Dauer der Schwangerschaft – das alles zusammen formt die Affekt-Ebenen in diesem Prozess der Selbstschmiedung.

Viele Unregelmässigkeiten im Geburtsprozess scheinen ihren Ursprung in ungelösten Konflikten im Leben der Eltern mit sich selbst, miteinander, mit ihren Eltern oder in ihren Einstellungen zum Kind zu haben. Es kann auch eine Rekapitulation der Geburtsgeschichte der Mutter sein: Sie kann unbewusst Störungen ausagieren, die ihr durch die Emotionen ihrer Mutter und durch ihren eigenen Geburtsprozess widerfuhren. Solche Unregelmässigkeiten drücken sich in Form von Frühgeburt, Steissgeburt, zu schneller Geburt, langer Wehenphase, Nabelschnurkomplikationen und Geburtspositionen aus. Jede dieser Unregelmässigkeiten sowie eine Reihe medizinischer Interventionen wie Anästhesie, Kaiserschnitt, Zange, Geburtseinleitung und Brutkasten hinterlassen tiefe und nachweisbare Spuren im Charakter und im Verhalten der Empfänger. All diese Spuren sind zugänglich für Behandlung durch regressive und integrative Arbeit.

Drei weitere Kernkonzepte in diesem Modell sind Regression, Katharsis und Integration. Sie werden hier kurz gestreift und als Teil des Veränderungsprozesses im nächsten Abschnitt erörtert. *Regression* bedeutet eine Rückkehr in die Vergangenheit, das Aufdecken von prägenden Erinnerungen und Erfahrungen (positive wie negative) und das Auflösen der ungelösten, blockierten oder negativen Aspekte, die mit diesen Erfahrungen zusammenhängen. *Katharsis* ist der zentrale Prozess der Auflösung, in der Regel mit intensiver emotionaler Entladung: Weinen, Toben, Jammern, Schluchzen, Trauern. Je tiefer die Katharsis, desto höher ist die Wahrscheinlichkeit, dass Kernaspekte der Psyche auf der Ebene transformierender und/oder spiritueller Energien berührt werden. Mit ‹transformierender Energie› beziehen wir uns auf die essentiellen Energien, die uns mit dem Selbst verbinden, Energien, die wir durch Meditation und andere spirituelle Praktiken zugänglich machen können.

Im Kontext somatotroper Therapie werden Individuen und deren persönliche Stile, Heilung zu finden, zutiefst respektiert. Sowohl kathartische als auch transformierende Prozesse, die miteinander interagieren und sich gegenseitig unterstützen, sind im Einklang mit dieser Arbeit. Einige Individuen heilen vor allem durch Katharsis, andere durch Transformation, wieder andere durch eine Kombination von beiden. Wenn das Trauma schliesslich geheilt wird, integriert sich der transformierende Prozess in der Psyche und wird in einer zuvor nicht vorstellbaren Art und Weise verfügbar.

Integration erkennt an, dass bestimmte Affekte (im Unterschied zu primären Prozessen sekundär genannt) traumatische oder ekstatische Erfahrungen begleiten und dass diese sekundären Prozesse identifiziert und behandelt werden müssen, damit das Individuum davon frei wird. In somatotroper Terminologie sind traumatische Erfahrungen die primären Prozesse, die das Individuum auf einer somatischen Ebene beeinflussen. Aber traumatische Erfahrungen umfassen auch eine Reihe von sekundären Prozessen, und diese treten gemeinsam mit dem Trauma auf und verbleiben als etablierte Parameter des Traumas. Sekundärprozesse sind für sich genommen ebenfalls in der Lage, die Persönlichkeit und die Entwicklung von Individuen zu beeinträchtigen, sogar nachdem traumatische Erfahrungen durch Katharsis gelöst wurden. Ein Beispiel dafür sind Trauma-Haltungen. Durch die genaue Beobachtung von Kindern mit traumatischen Erfahrungen haben wir herausgefunden, dass bestimmte Körperhaltungen mit Trauma assoziiert werden können. Diese Körperhaltungen bleiben als somatische Erinnerungen an das Trauma und verbleiben als verkörperte Gestalt im Leben eines Menschen, bis das zugrundeliegende Trauma aufgelöst ist und die Haltungen identifiziert und umgeformt sind.

Diese Körperhaltungen unterstützen die sogenannte resonanzerzeugte Emotion. Wenn sich eine bestimmte Haltung im Körper verfestigt hat, erzeugt diese die gleichen traumatischen Gefühle, die der kathartische Prozess freisetzt. Dies kann man direkt erfahren, wenngleich in einer abgeschwächten Form, indem man beispielsweise eine Faust macht und diese lange hält. Die Wahrscheinlichkeit ist hoch, dass ärgerliche Gefühle auftauchen werden. In diesem Sinne erschaffen Körperhaltungen (und andere sekundäre Prozesse) einen replizierenden Vorrat traumatischer Energie, und diese replizierende Energie wird nicht aufgelöst, bis der sekundäre Prozess anerkannt und umgeformt ist. Die Tiefe der somatotropen Therapie macht diese sekundären Prozesse zugänglich und erlaubt es, sie in einer Art und Weise zu verändern, die mit der grundlegenden Natur des Individuums und mit den Energien des höheren Selbst im Einklang steht.

Wenn das Trauma und seine sekundären Affekte aufgelöst werden, verändern sich die Grundsätze des alten Glaubenssystems und verlieren ihren Zugriff auf dysfunktionale Aspekte der Persönlichkeit. Neue Wahlmöglichkeiten tauchen auf, und das Bewusstsein erweitert sich exponentiell mit bislang undenkbaren und unerhörten Möglichkeiten. Der Grund liegt darin, dass der Prozess der Trauma-Auflösung einen systematischen Ansatz erforderlich macht, bei dem ein ganzes Spektrum von Integrationsebenen beteiligt ist. Wenn diese Auflösung erreicht wird, ist das Ergebnis das spontane Emergieren des wahren Selbst sowie gleichzeitiger Kontakt mit der Psyche auf ihrer tiefsten Ebene, unbelastet von der koaxialen, koexistenten Präsenz traumatischer Erinnerungen oder Energien. Dies bringt die Entfaltung des vollen menschlichen Potentials mit sich. Die Quintessenz schliesslich ist der Kontakt mit dem eigenen essentiellen Sein, unbelastet durch traumatische und/oder konditionierte Erfahrung.

Die Ursache des Leidens

Wir haben implizit angedeutet, dass ein Mangel an Bewusstheit Leiden verursacht; dies steht in Übereinstimmung mit dem buddhistischen Konzept der Unwissenheit. Die fehlende Bewusstheit hat zwei Aspekte. Der erste ist Unterdrückung oder Vergessen, wobei das unaufgelöste Leiden sich im Unbewussten aufhält, ausserhalb der bewussten Wahrnehmung. Um externalisiert und geheilt zu werden, zwingt unbewusstes Material sich selbst in die bewusste Erfahrung und Wahrnehmung in Träumen, Symptomen oder Verhalten und verursacht damit Leiden im Hier und Jetzt.

Der zweite Aspekt bezieht sich auf die historische Missachtung pränatalen Bewusstseins von der Empfängnis an. Solange wir uns weigern, das Bewusstsein des Ungeborenen zur Kenntnis zu nehmen, können wir keine schützende Unterscheidung zwischen dem, was wir als Eltern empfinden, und unseren Gefühlen gegenüber dem Kind im Mutterleib treffen. Diese fehlende Bewusstheit hat sich auch auf uns ausgewirkt, als wir die Schattenseiten unserer Eltern, Grosseltern und anderer Ahnen über Generationen hinweg absorbierten. Unbewusstheit gegenüber der generationsübergreifenden Natur von Bewusstsein hält die Muster unseres Leidens und unserer Blindheit aufrecht; wir behalten dadurch die scheinbar unendliche Kette von Verhaltensweisen bei, die reaktiv, angstgesteuert, klammernd und aggressiv sind.

Indem wir das aufkeimende Bewusstsein von Kindern im Mutterleib anerkennen, können wir klare Unterscheidungen zwischen unserem eigenen Zustand und dem Zustand der Kinder herstellen, die wir in dieser Welt willkommen heissen. Dieses Wissen ist der Beginn der Möglichkeit, tiefgreifende Veränderungen im Kreislauf der Unwissenheit vorzunehmen; wir können den Boden für die Samen einer neuen Bewusstheit bereiten. Indem wir uns bewusst und liebevoll auf Ungeborene beziehen, erschaffen wir das Potential für eine neue Dynamik. Das neue Wesen kann anerkannt und willkommen geheissen werden. Ein pränatales Band wird zwischen dem Ungeborenen und seinen Eltern geschmiedet, was vermutlich den Geburtsprozess vereinfacht.

In diesem Beziehungsparadigma vertiefen Mutter und Vater ihre Gefühle füreinander und für das Ungeborene. Sie fördern auch in sich selbst und im anderen ein grösseres Verantwortungsgefühl füreinander, für das Baby und den Geburtsvorgang. Auf diese Weise lernen sie die unhinterfragte Autorität und Macht des medizinischen Berufsstandes herauszufordern, der häufig Schwangerschaft als Krankheit betrachtet. So kann eine positive Ökologie liebevoller Achtsamkeit den immerwährenden Kreislauf von Unwissenheit, in dem heranwachsende Babys als unempfindliche Objekte wahrgenommen wurden, ersetzen. Das Wissen, dass Kinder und Ungeborene von der Empfängnis an bewusste Wesen sind, kann und wird einen zunehmenden Effekt auf Babys, Eltern und die gesamte Welt haben. Es wird dazu beitragen, unser Überleben als Spezies in einem Netz aus gegenseitiger Abhängigkeit zu sichern, das sich über den ganzen Planeten erstreckt.

Der Veränderungsprozess

Durch die Aufdeckung von Traumata werden gewohnheitsmässige Verhaltensmuster besser sichtbar, und deren zwanghafte Komponenten verlieren an Einfluss. Damit nehmen Störungen ab, und das Leben wird harmonischer und ausgeglichener. Persönlicher Erfolg und Glück scheinen leichter zu erreichen; Beziehungen neigen dazu, reibungsloser zu fliessen; Arbeit geht leichter von der Hand. Dies sind jedoch nur die Veränderungen an der Oberfläche. Bedeutender sind die Veränderungen in Bezug auf die eigene Beziehung zum Inneren Selbst. In der Psychoanalyse findet therapeutischer Fortschritt statt, wenn das Ego sich in einer realistischeren Weise auf die Welt bezieht. In somatotroper Therapie jedoch gerät das Ego, unter den Einfluss des innersten Wesenskerns, des Höheren Selbst.

Der Veränderungsprozess kann in mehrere grosse Bereiche unterteilt werden, die alle aus den obenbeschriebenen Kernkonzepten heraus erkennbar sind. Zunächst müssen Individuen regredieren, so dass ungelöste Traumata aufgedeckt und konfrontiert werden können. Regressive Erfahrungen treten üblicherweise im Zusammenhang mit themenbezogenen Mustern auf, und es ist wichtig, alle bedeutenden Erfahrungen, die zu einem gemeinsamen Thema passen, zu sammeln. Eine junge Frau arbeitete beispielsweise an ihrem Geburtstrauma. Sie erinnerte sich, dass sie eine lange Zeit feststeckte. In der Folge entdeckte sie das Feststecken in anderen Lebenserfahrungen: Ihr Bruder hatte sie sechs Stunden in einem Schrank eingesperrt; im Alter von elf Jahren war sie nach einem Autounfall im Wagen eingesperrt gewesen; sie war bei einem sexuellen Missbrauch durch einen Nachbarn gewaltsam festgehalten worden; und sie war als Teenager in einer lang andauernden Affäre verstrickt. Nachdem alle diese Erfahrungen aufgedeckt und mit Katharsis gelöst waren, begann der Prozess der Integration.

Integration beinhaltet üblicherweise fünf Bereiche: Verbindungen, Entscheidungen und Folgerungen, Glaubenssysteme, Proaktion und Gegenaktion sowie somatotrope Behandlung. Diese werden im Folgenden genauer betrachtet.

Verbindungen

Im Verlauf einer Therapie untersuchen wir die Verbindungen und Parallelen zwischen regressiven Erfahrungen einerseits und aktuellen Mustern der Wahrnehmung von sich selbst und der Welt sowie der Beziehung zu sich selbst und der Welt andererseits. Wir erforschen, wie die aktuellen Systeme sich aus den grundlegenden und prägenden Erfahrungen entwickelt haben. Im Falle von Kaiserschnittgeburten beispielsweise ist die Möglichkeit, Dinge auf eigene Art und Weise und in der eigenen Zeit zu tun, statt angetrieben und gedrängt zu werden, wahrscheinlich stark gefühlsbesetzt; ebenso könnte die latente Erwartung existieren, dass andere beim Abschliessen von Projekten zu Hilfe kommen.

Entscheidungen und Folgerungen

Die genaue Beobachtung von Kindern und Säuglingen zeigt, dass ungelöste Traumata ab dem Alter von drei Jahren spontan und unbewusst in das Sprachsystem einfliessen. Mit anderen Worten, Traumata verbleiben in der vorsprachlichen Phase im Unbewussten als diffuse Gefühlszustände, und deren Auswirkungen können nicht kognitiv interpretiert werden. Erst mit der Entstehung von Sprache werden diese Zustände verschlüsselt. Im Verschlüsselungsvorgang ereignen sich verschiedene Dinge:

1. Das Trauma und dessen Auswirkungen können interpretiert werden.
2. Die Qualität des Erlernens der Sprache wird die Interpretation beeinflussen und sich ihr anheften.
3. Die Traumata graben sich tiefer in die Psyche ein.
4. Wenn die Traumata in die linguistische Neurologie Eingang gefunden haben, kann der kognitive Prozess sie zu jedem beliebigen Zeitpunkt im Leben auslösen und aktivieren.

Wenn also beispielsweise das Baby in Phase 1 der Geburt steckenbleibt, wenn gewaltige Kräfte es vor der Erweiterung zum Gebärmutterhals treiben, reagiert es erfahrungsgemäss so, dass es entweder im Zustand des Ausdehnens verbleibt (hypertonisch) oder indem es aufgibt und schlaff wird (hypotonisch). In der verbalen Phase entwickelt sich eine von zwei massgeblichen, verschlüsselten Botschaften, wenn auch auf der unbewussten Ebene: «Unter Druck kämpfe ich mich durch», oder «Unter Druck gebe ich auf». Diese neuartikulierten Entscheidungen gehen in das Glaubenssystem ein und werden damit zu dauerhaften Wahrnehmungen.

Ob diese Wahrnehmungen eher subtil oder eher grobschlächtig sind, hängt vom Komplexitätsgrad der Sprachfähigkeiten ab, die das Kind sich aneignet. Wenn die Sprachentwicklung spärlich oder unlogisch ist, werden die Interpretationen und Entscheidungen vom gleichen Kaliber sein; wenn hingegen die Entwicklung reichhaltig und vielfältig ist, werden die Beschreibungen ebenfalls reichhaltig und vielfältig sein. Wenn das Kind aufwächst, werden die Lebensumstände Druck auf das System ausüben und damit eine von zwei Reaktionen in unterschiedlichen Abstufungen zwischen Subtilität oder Grobschlächtigkeit aktivieren, abhängig von den Sprachfähigkeiten, die in der Zeit des ersten Spracherwerbs angeeignet wurden.

Glaubenssysteme

Glaubenssysteme gehören wahrscheinlich zu den wichtigsten und entscheidendsten Sekundärprozessen. Um diese zu verstehen, müssen wir die Bedeutung von pränatalem Bewusstsein erfassen. Pränatales Bewusstsein hat sich vor kurzer Zeit aus dem universalen Bewusstsein (‹Spirit›) manifestiert und ist sich vollständig aller Gegebenheiten, die sich während der Wachphase ereignen, bewusst. Pränatales Bewusstsein ist ein besonderes Bewusstsein, das ein nonverbales Gewahrsein der Umstände beinhaltet, die ein Trauma umgeben. Es ist von Natur aus somatisch und hat die Fähigkeit, Erfahrungen und Gefühle des Ungeborenen oder aus der Umgebung der Gebärmutter, d.h. der Mutter mit ihrem räumlichen und emotionalen Feld, zu speichern. Mit diesen Erfahrungen bilden sich Glaubenssysteme.

Glaubenssysteme können am besten als eine Domäne nichtkognitiven und unartikulierten «Wissens» beschrieben werden, die während des prä- und perinatalen Lebens geformt wird, insbesondere bei Stress, Trauma oder Ekstase. Sie verkörpern ein ursprüngliches, präverbales System von Vorstellungen über die Natur des Lebens, der Welt und der Eltern. Die Erinnerungsspuren dieser Glaubenssysteme sind ständig vorhanden, und wenn die Sprache sich zu entwickeln beginnt, werden sie durch die Sprache gefiltert und adaptieren linguistische Muster, die mit ihren Erfahrungen im Einklang stehen.

Weil Glaubenssysteme die tiefste Schicht des Geistes (‹mind›) darstellen, bilden sie eine Untermauerung für Kognition und Denken. Ihre Wirkung auf die Psyche ist wie eine mentale Tinktur, so durchdringend und konstant, dass sie kaum wahrnehmbar ist, obwohl sie alles beeinflusst. Glaubenssysteme sind nonverbal und allgegenwärtig in der Organisation von Zellen, Gewebe und Haltung. Sie beeinflussen unsere Wahrnehmungen von und Beziehungen mit der Welt, jenseits des Bereichs von Kognition und Sprache. Ein Beispiel dafür ist einer meiner Klienten, Peter, der versuchte, eine Blockade, die er mit Frauen hatte, zu durchbrechen, eine ‹Intimitätsbarriere›, wie er es nannte.

Ich nahm eine Diagnose von Peters Traumahaltungen und Traumatonus vor, und er regredierte, indem er diese Haltungs- und Tonusmuster aktivierte. Er war sofort in Berührung mit einer Erfahrung im fünften Schwangerschaftsmonat, als sein Onkel mütterlicherseits wegen Alkoholismus im Sterben lag. Seine Mutter schämte sich sehr und schickte ihn in eine weitentfernte Klinik zur Behandlung, wo niemand ihn kannte. Es war jedoch zu spät, seine Leber funktionierte nicht mehr, und er starb bald darauf. Peters Mutter war mehrere Monate zutiefst betrübt und depressiv, zog sogar Selbstmord in Erwägung, auch wenn sie keinen Versuch unternahm.

Peter deckte diese Erinnerungen auf und fand Wut auf seine Mutter darüber, dass sie den Alkoholismus seines Onkels versteckt und ihn verlassen hatte, und über die masslose Depression seiner Mutter (schliesslich war er das wunderbare Ungeborene, kurz bevor es auf die Welt kommen sollte). Seine Wut sprudelte heraus, wie auch die Scham seiner Mutter über Alkoholismus (er erkannte, dass er sich keineswegs schämte, dass jedoch die energetische Beziehung seiner Mutter zu Alkohol ihn durchdrungen hatte).

Seine Glaubenssysteme wurden auf körperliche Weise ebenfalls aktiviert, und er legte nonverbale, aber intensive Gefühlszustände an den Tag, was durchaus üblich ist. Er war rasch in der Lage, sich sein Glaubenssystem vorzustellen und das damit korrespondierende Sprachsystem aufzudecken, das sich im Alter von 19 Monaten geformt hatte. Sein Glaubenssystem sagte ihm, dass er nichts taugte, dass seine Mutter ihn nicht haben wollte, dass andere Männer wichtiger als er selbst waren und dass man Mutter-Frauen nicht vertrauen konnte. Was das Letzte angeht, war es interessant, dass er nie nährende Frauen auswählte (d.h. nährend in einem mütterlichen Sinne), weil die körperliche Tinktur seines Glaubenssystems ihm sagte, dass er ihnen nicht vertrauen könne. Dadurch war er in heterosexuellen Beziehungen ständig ‹hungrig› und ‹unberührt›.

Ein anderes seiner Glaubenssysteme hatte mit der Form seines Katers zu tun. Er hatte oft pränatale und nonverbale Gefühlszustände, die seine Wahrnehmung vom Kater seines Onkels nachbildeten. Sein Glaube war, dass er wie sein Onkel einen Kater haben müsste, weil sie beide abgelehnt wurden (Peters Kater waren gesellschaftlich nicht mit Vorurteilen beladen und einzigartig, sie beinhalteten kalte Füsse, kalte Nase und Darmschmerzen). Er war völlig schockiert darüber, dass er diese Glaubenssätze in sich trug, und während seine äussere Beziehung zu anderen Frauen und Alkohol sich durch die kathartische Arbeit verändern konnte, hätte es keine Veränderung in seiner inneren Beziehung zu Frauen und Alkohol gegeben, ohne die Arbeit an dieser tiefen Schicht, so dass diese Themen als Schatten in einer intimen Beziehung aufgetaucht wären. Glaubenssysteme sind ungeheuer mächtig – eine Macht, die oft in das Bewusstsein gebracht und verändert werden muss.

Proaktion und Gegenaktion

Die meisten dysfunktionalen Verhaltensweisen verändern sich spontan, wenn Glaubenssysteme aufgedeckt und umgeformt werden, weil die dem Verhalten zugrundeliegende primäre Energie – seine tiefste Untermauerung – gelöst wurde. Einige Verhaltensweisen verändern sich jedoch nicht, entweder weil sie unabhängig geworden und mit dem Ego verknüpft sind oder weil sie einen anderen Zweck ausserhalb des Glaubenssystems erfüllen. In solchen Fällen werden Klienten gebeten, spezifische Verhaltensweisen zu benennen, die den dysfunktionalen entgegengesetzt sind (Gegenaktion), und Verhaltensweisen, die ihnen das geben, was sie wirklich brauchen (Proaktion). Diese Verhaltensweisen werden dann angenommen, und regelmässige Unterstützung durch Partner und Therapeuten trägt dazu bei, dass sie fest verankert werden.

Somatotrope Behandlung

Bei verschiedenen Arten intensiver Erfahrungen (positiv, ekstatisch oder traumatisch) übernimmt der Körper einen bestimmten Muskeltonus, bestimmte Haltungen und Bewegungen. Wenn die Erfahrung überwältigend ist, können Muskeltonus, Haltung und Bewegung nicht durch das Nervensystem verarbeitet werden und verbleiben in tieferen Schichten des somatischen Bewusstseins, bis die Psyche so weit ist, dass sie diese Erfahrungen konfrontieren und integrieren kann. Muskeltonus, Haltungen und Bewegungen können mit Erlaubnis jederzeit leicht beobachtet und aufgerufen werden.

Ich entdeckte diese somatischen Prinzipien per Zufall, als ich sechzehn Jahre alt war. Ich arbeitete während der Nachtschicht in einem Restaurant. Ich war alleine und räumte nach Geschäftsschluss auf. Ich hörte einen furchtbaren Knall ausserhalb der Hintertür, rannte hinaus und sah, dass ein Wagen geradewegs in einen Baum gefahren war. Ich öffnete die Tür, um der Fahrerin zu helfen. Ihr Kopf war gegen das Lenkrad geprallt, und einige ihrer Vorderzähne hatten sich in die Zunge gebohrt. Sie war im Schock, drehte jedoch ihren Kopf in regelmässigen Abständen nach links und etwas nach oben, während sie sich zum Lenkrad hinbewegte. Jedes Mal tauchten Echos von Schrecken und Schmerz auf. Sie wiederholte diese Bewegungen alle zwei bis drei Minuten, dazwischen war sie still und tief im Schock.

Als sie sich später im Krankenhaus erholte und über den Unfall sprach, verfielen ihr Kopf und ihr Oberkörper unbewusst in die gleiche Haltung und Bewegung. In diesen Augenblicken wurde sie sehr emotional und spürte den physischen und psychischen Schmerz ihres Unfalls. Nach ihrem Krankenhausaufenthalt wurden die Bewegungen immer undeutlicher, verblieben aber in ihrem Leben.

Ich habe das gleiche Phänomen immer wieder bei Menschen beobachtet, die verschiedene Arten von Trauma erleben, von Skifahr- oder Autounfällen bis zu (sexuellem) Missbrauch, Geburt und anderen Traumata. Die Psyche speichert nicht bloss die kognitive Erinnerung an traumatische Ereignisse, sondern auch die Erinnerung des damit einhergehenden Muskeltonus, der Haltungen und Bewegungen, die damit verknüpft waren. Durch genaue Beobachtung habe ich entdeckt, dass bei prä- und perinatalem Trauma der Muskeltonus, die Haltungen und Bewegungen das Trauma tatsächlich beinhalten und speichern. Im Gegensatz dazu stehen postverbale Erinnerungen, die nicht in somatischen Mustern gehalten werden, sondern im Nervensystem als kognitive Erinnerungen. Postverbale Traumata können ausnahmsweise in somatischen Prozessen enthalten sein, wenn sie prä- oder perinatale Traumata reinszenieren oder symbolisch repräsentieren.

Es ist interessant festzustellen, dass reine Katharsis, ohne die somatischen Interventionen somatotroper Therapie oder andere körperorientierte Ansätze, häufig bei der Auflösung des somatischen Festhaltens des Traumas versagt. Wenn Katharsis ohne Einsatz somatischer Techniken vorüber ist, verbleiben sowohl Muskeltonus als auch Traumahaltungen und -bewegungen und rufen die Tiefe des primären Schmerzes hervor, der mit dem ursprünglichen Ereignis verbunden ist. Dies deutet darauf hin, dass Trauma nicht bloss eine Erinnerung des zentralen Nervensystems ist, sondern auch eine somatische Erinnerung. Um das Trauma vollständig aufzulösen, muss beides berücksichtigt werden, wobei die somatischen Erinnerungen Vorrang haben, d.h., dass bei der Verarbeitung somatischer Prozesse sowohl eine somatische als auch eine kathartische Lösung des Traumas stattfindet. Wenn ein Trauma ohne geeignete Körperarbeit emotional gelöst wird, wird nur ein Teil des ungelösten Traumas bearbeitet.

Muskeltonus, Haltungen und Bewegungen, die mit Trauma assoziiert sind, verbleiben im Energiesystem – bei zugehörigen und postverbalen Ereignissen auch im zentralen Nervensystem – und werden als somatische Erinnerungen bezeichnet. Muskeltonus, Haltungen und Bewegungen umgeben zwar alle Ereignisse, werden aber nicht als somatische Erinnerungen geprägt, ausser im Falle eines Traumas. Hypnose-Spezialisten sagen, dass Trauma und Stress Trance-Zustände induzieren, in denen die traumatisierte Person sehr empfänglich ist und unbewusst alles aufnimmt, was zum Zeitpunkt von Stress oder Trauma auftritt.

Die Muster von Muskeltonus, Haltung und die damit verbundenen Bewegungen sind drei zentrale Elemente von Trauma, die zum Zeitpunkt eines traumatischen Ereignisses eingeprägt werden. Die Einprägung findet nur bei einem hohen Mass an Stress oder Trauma statt und wird dann zu einigermassen dauerhaften Aspekten der betreffenden Person.

Man kann diesen Prozess sehr gut bei neugeborenen Babys beobachten, die alle nach der Geburt eine Verformung des Schädels und bestimmte Bewegungsmuster aufweisen. Dies ist völlig normal, da der Kopf seine Form anpassen muss, um den Geburtskanal zu durchqueren. Man kann jedoch bei der Wiederherstellung der Verformung grosse Unterschiede feststellen, und diese hängen von der Dauer und dem Ausmass des Geburtstraumas ab. Umgekehrt kann man beobachten, dass bei der Behandlung von Geburtstrauma bei Babys ihre Köpfe spontan zum «Normalzustand» zurückkehren, wenn Geburtstraumata aufgelöst werden. Der Prozess der Normalisierung nimmt jedoch mit zunehmendem Alter ab. Bei älteren Babys ist es weniger wahrscheinlich, dass ihre Köpfe in den Normalzustand zurückkehren, es sei denn, spezielle Interventionen wie die Cranio-Sacral-Therapie kommen ebenfalls zum Einsatz. Der Grund dafür ist das Anwachsen (Adhäsion) von Gewebe und Knochen mit zunehmendem Alter und eine damit einhergehende Fixierung vom Muster des Geburtstraumas.

Es sollte erwähnt werden, dass die mit dem Trauma in Verbindung stehenden Haltungen und Bewegungen nicht in ihrem tatsächlichen physischen Zustand festgehalten werden, sondern in einem sogenannten abbildenden Zustand. Abbildende Zustände sind Minidarstellungen der tatsächlichen Trauma-Haltungen und Trauma-Bewegungen. Wenn zum Beispiel eine Schulter während eines Traumas um 10 Grad gegenüber der normalen Position nach hinten gezogen wird, und dies die tatsächliche Trauma-Haltung ist, dann könnte im abbildenden Zustand die Abweichung nur ein Grad betragen. Bei Ereignissen, in denen das Trauma in symbolischer Form vorkommt oder in irgendeiner Weise dem Trauma ähnlich ist, enthält der abbildende Zustand alle elektromyographischen und neuronalen Impulse, welche die Trauma-Haltung ausmachen, nur dass die Impulse eine geringere Intensität besitzen.

Wenn Menschen zu einem Trauma regredieren, intensivieren sich die abbildenden Zustände und nähern sich der Trauma-Haltung selbst an. In der Mehrzahl der Fälle ist somatotrope Therapie erforderlich, um Trauma-Haltungen und Trauma-Bewegungen aufzulösen. In der Arbeit mit Säuglingen und Kindern und mit Erwachsenen, denen es schwerfällt, Zugang zu ihrem Trauma zu finden, habe ich darüber hinaus entdeckt, dass somatotrope Behandlung die einfachste, zuverlässigste und gründlichste Art ist, um Zugang zu ungelöstem Trauma zu erhalten. In ihrer grundlegendsten Form umfasst somatotrope Behandlung den Trauma-Muskeltonus, die Trauma-Haltungen und die Trauma-Bewegungen und damit werden das Entdecken und die körperliche Integration des Traumas sehr erleichtert. Weil der Körper vorsprachliche Erinnerungen in dieser Weise speichert, führt der Kontakt mit traumatischen Prozessen zu einer vollständigen, tiefen und gründlichen Auflösung traumatischer Erinnerungen. Die Beteiligung der körperlichen Prozesse erlaubt es dem Körper darüber hinaus, die Erfahrungen zu integrieren und einen neutralen Ort zu finden, in dem traumafreie Haltungen und Bewegungen angeregt werden können.

Johnny, ein siebenjähriger Junge, hatte zum Beispiel eine übliche Trauma-Haltung, d.h., seine rechte Hüfte war höher, sein rechtes Bein kürzer, seine rechte Schulter niedriger, und er hatte eine Stauchung des Schädels an der rechten Seite, was zu einem kranialen Syndrom von seitwärts gebogener Rotation führte (‹side-bending rotation›). Dies ist ein übliches Haltungsmuster bei ungelöstem Geburtstrauma. Indem wir Johnny behutsam in diese Haltungen brachten und die Schädel- und Muskeltonus-Muster in zunehmendem Masse aktivierten, entdeckte er sein Geburtstrauma und löste gleichzeitig dessen emotionale und körperliche Grundlage auf. Als sein Körper in den Normalzustand zurückkehrte, haben wir Repatterning-Prozesse angeregt, um ihm eine optimale Basis für freies und harmonisches Bewegen zur Verfügung zu stellen.

Wenn der Körper von seinem somatischen Trauma vollständig befreit ist, wird es möglich, tiefere Zustände der Meditation und des Bewusstseins zu erreichen. Ein subtiles Ergebnis dieser Arbeit besteht also darin, dass die spirituelle Entwicklung der Klienten beschleunigt wird und sie in ihrem Leben besser zurechtkommen. Das Gegenteil ist ebenso wahr: Ungelöstes Trauma verhindert und erschwert spirituellen Fortschritt. Es gibt jedoch einige Einschränkungen: Manchmal ist ein ungelöstes Trauma (oder seine Symptome) eine Motivation für die Suche nach Gott, und manchmal öffnet ein traumatisches Ereignis ein Fenster zum Göttlichen (Menschen erleben die Nähe Gottes in traumatischen Situationen). Beide Möglichkeiten deuten darauf hin, dass Trauma Spiritualität je nachdem unterstützen statt behindern kann. Darüber hinaus kann spirituelle Praxis die Heilung eines Traumas unterstützen, so dass Spiritualität zu einem Begleiter und Wegbereiter der Behandlung wird.

Die Rolle des Therapeuten in der Arbeit mit Erwachsenen

Die Aufgabe des Therapeuten besteht in der Unterstützung von Regressionen und dem Anbieten von körperorientierten und verbalen Techniken zur Aufdeckung von Trauma. Es ist von entscheidender Bedeutung, verschiedene Regressionsansätze zu kennen und diese in einer kooperativen und vertrauensvollen Beziehung mit dem Klienten anzuleiten. Es ist nicht notwendig, dass der Therapeut die Erfahrungen des Klienten nachvollzieht, vielmehr sollen Klienten ermutigt werden zu berichten, was gerade geschieht. Eine Voraussetzung für den Therapeuten besteht in der Fähigkeit und der Bereitschaft, auf der Ebene des Herzens offen zu sein und mit authentischem Einfühlungsvermögen und Mitgefühl auf die auftauchenden Inhalte zu antworten. Diese Voraussetzung hat nichts mit Technik zu tun, sondern vielmehr mit einer Einstellung von Verstand und Herz. Es ist der Zustand von Mitgefühl, Einfühlungsvermögen und Objektivität des Therapeuten, der am stärksten den Heilungsprozess unterstützt, wenn ein Klient Trauma aufdeckt und entlädt. Sobald die traumatische Erfahrung und deren Nachklang aufgedeckt und kathartisch verarbeitet wurden, übernimmt der Therapeut eine erziehende Rolle, indem er dem Klienten verschiedene integrierende Vorgehensweisen vorschlägt und den Klienten in einer unterstützenden Weise dabei begleitet.

Die Rolle des Therapeuten in der Arbeit mit Säuglingen und Kindern

Der Therapeut erfüllt drei grundlegende Funktionen: die Realität des Traumas in seinem eigenen Bewusstsein zu halten (‹containment›), es mit Mitgefühl und Liebe zu halten, und den Ausdruck des Traumas und die nachfolgende Integration zu unterstützen. Bei Säuglingen übernimmt der Therapeut die Rolle des Anwalts für das Baby und/oder ist dessen Sprachrohr. Er oder sie wird die traumatischen Gefühle des Babys benennen und ihnen eine Stimme geben, darunter möglicherweise Empfindungen über das medizinische Team, medizinische Interventionen, die Geburt, die Eltern und/oder Geschwister.

Der Therapeut sucht die Zustimmung des Babys und der Eltern, bevor er eine Technik anwendet oder weiterführt, erklärt den Eltern, was er gerade tut, und ermutigt sie, dem Baby die Erlaubnis zu geben, seine Gefühle zum Ausdruck zu bringen. In dieser Rolle ist der Therapeut auch ein Vermittler zwischen dem Baby und seinen Gefühlen und Wahrnehmungen der Welt. Durch ein gründliches Verständnis der prä- und perinatalen Phasen und der somatischen Topologie des Babys rekonstruiert und reflektiert der Therapeut die Geschichte von der Empfängnis bis zur Geburt. Der Therapeut hält und spiegelt die pränatale Biographie und gibt den Gefühlen des Babys durch seine Stimme einen gleichberechtigten Standpunkt den Eltern gegenüber. Dieser Vorgang zeigt das präzise Bewusstsein des Babys auf und verbessert und/oder vertieft schon alleine dadurch erheblich die Qualität der Beziehung zwischen dem Baby und seinen Eltern.

In diesem Prozess kann es geschehen, dass die Eltern zu ihren eigenen Geburtsthemen Zugang bekommen. Auch wenn es für sie entscheidend sein kann, diese zu bearbeiten, um ihre Elternrolle besser auszufüllen oder um das Baby zu unterstützen, sein teilhabendes Trauma aufzulösen (Babys tragen häufig das ungelöste Trauma ihrer Eltern), zieht der Therapeut klare Grenzen zwischen den Themen des Babys und denen der Eltern sowie zwischen der Zeit, in der das Baby arbeitet, und der Zeit, in der die Eltern arbeiten. Mindestens ein Elternteil – am besten aber beide – muss während der Sitzungen anwesend sein, da die Tiefe ihrer Liebe und ihres Mitgefühls für die letztendlich heilende Bindung verantwortlich ist. Bei Kindern ist der Therapeut zunächst ein Freund oder ein Ebenbürtiger. Der Kontakt mit dem Kind entsteht auf seiner Altersstufe, spielerisch und mit liebevollem Respekt. Wenn ein tiefer Kontakt hergestellt ist, wechseln die Rollen zwischen Freund, Spielkamerad, Anwalt, Beobachter und Erwachsenem, je nach Situation und abhängig von den vielen Spielen oder Techniken, die angewandt werden. Es ist erforderlich, dass die Eltern an den Sitzungen teilnehmen, weil ihre Liebe und die Tiefe ihres aktuellen oder potentiellen Mitgefühls für ihre Kinder am heilsamsten ist.

Ablauf der somatotropen Therapie

Phase 1

In der Arbeit mit Babys und Kindern besteht der erste Schritt in der Herstellung von Beziehung mit dem Baby und seinen Eltern. Im Falle von Babys ist diese Anforderung jedoch sehr viel grösser: Die Essenz des Kommunikationsfeldes zwischen Therapeuten, Babys und Eltern ist das Herzstück der Behandlung. Die wesentliche, dieser Arbeit zugrundeliegende Annahme ist die, dass Babys empfindsame Wesen sind und in der Lage, sich genau zu verständigen. Dies wird schnell deutlich, wenn wir unsere Wahrnehmung genauer auf ihre Antworten und Propriozeption abstimmen. Häufig findet eine Auflösung von Schmerz in dem Augenblick statt, in dem das Baby wahrnimmt, dass es – vielleicht zum ersten Mal – gehört, gesehen und empfunden wird.

Sobald ein tiefer Kontakt hergestellt wurde, macht der Therapeut eine erste genaue Untersuchung von Gesicht, Kopf, Gesichtsform und Körper des Babys und beobachtet Haltungen und Bewegungen, die das Geburtsschema beinhalten. Auf diese Weise beginnen erste Hinweise auf die Folgen von Trauma aufzutauchen. Das Gespräch mit den Eltern wird ebenfalls ausgewertet, um teilhabendes Trauma zu ermitteln und zu bestätigen. Beispiele für teilhabendes Trauma sind pränatale Störungen wie Umzug, ein Todesfall in der Familie, finanzielle Krisen, Verletzungen, Unfälle, Krieg, Beziehungsprobleme, unklare oder negative Gefühle in Bezug auf Empfängnis oder Schwangerschaft usw. Die Eltern werden danach eingeladen, diese Ereignisse zu beschreiben und mit ihren Gefühlen hinsichtlich der Ereignisse in Kontakt zu kommen. Die möglichen Folgen für die Kinder werden ebenfalls besprochen.

Die Eltern lernen danach, zwischen ihren eigenen Gefühlen und Reaktionen und den Gefühlen und Reaktionen des Babys äusserst genau zu unterscheiden. Sobald diese Unterscheidungen erfasst sind, müssen sie von den Eltern in der Gegenwart des Babys benannt und als eigene Gefühle angenommen werden. Das Benennen ist häufig ein kraftvoller Katalysator für das Baby, das oft auf das Verbalisierte mit Weinen, Schreien oder anderen Aktionen reagiert, womit es die Erinnerung an traumatische Erfahrungen zeigt und auflöst, und sich durch die Folgen des teilhabenden Traumas hindurcharbeitet. Dieser Prozess wird häufig grössere Veränderungen im Verhalten des Babys und seiner Beziehung zu den Eltern nach sich ziehen.

Phase 2

Die zweite Phase konzentriert sich auf die Beobachtung der Knochen- und Gewebsstrukturen von Gesicht und Kopf, die durch den bei der Geburt auftretenden Druck betroffen waren. In den seltenen Fällen, in denen kein Geburtstrauma auftritt, lösen die sichtbaren Effekte sich spontan innerhalb weniger Stunden oder Tage auf. Nachdem jedoch die grosse Mehrzahl der Geburten traumatische Elemente enthält, hinterlässt jede Geburtsphase sehr spezifische Hinweise auf traumatischen Stress am Kopf und an den Gesichtszügen des individuellen Babys. Hier ist präzises und detailliertes Wissen der prä- und perinatalen Geburtsphasen und ihrer Unterteilungen erforderlich, sowie das Wissen um die Traumata und Gefühle, die mit jeder Phase zusammenhängen. Hier haben wir direkten Zugang zu den Traumata des Babys, im Unterschied zu teilhabendem Trauma. Ergänzend zu den obenerwähnten Gesichtszügen, den sichtbaren Hinweisen sowie den Indizien des Schädels und des Körpers, trägt die gesamte Struktur des Skeletts und der Muskeln die Zeichen von Geburtstrauma. Diese werden durch Palpieren ausgewertet, indem wir eine «Fast-Berührung» benutzen, bei dem das Baby auf der Suche nach Indizien für das Trauma im Energiefeld um betroffene Körperregionen ohne Körperkontakt palpiert wird. Wenn die energetischen Erinnerungen gefunden sind und die Hände des Therapeuten sich mit diesen Stellen verbinden, reagiert das Baby, indem es entweder die Erlaubnis zum Weitermachen gibt, sogar wenn das schmerzhaft ist, oder indem es einen deutlichen Hinweis gibt, dass die Arbeit unterbrochen werden soll.

Ein zentraler Bestandteil dieser Arbeit ist das Vorgehen unter der Kontrolle des Babys. Dies kann nicht deutlich genug betont werden. Das Baby ist an diesem Prozess beteiligt; es ist darüber informiert, dass es den kathartischen Prozess leitet und diesen jederzeit unterbrechen kann. Wenn ein solcher Vertrag abgeschlossen ist, kann die Arbeit stattfinden. Das Baby wird oft eine Periode von wiedererlebtem Schmerz in unterschiedlicher Intensität ertragen und zwischen Ruhephasen häufig die Hand des Therapeuten zu den Körperstellen leiten, an denen Arbeit und Korrektur notwendig sind. Die Haut am Kopf, Hals oder Körper kann gelegentlich die Farbe und/ oder Temperatur wechseln oder anschwellen. Dies sind alles klare Zeichen der physischen Folgen des Geburtstraumas, die auf einer energetischen, zellulären oder Gewebe-Ebene im Körper gehalten werden.

Phase 3

In der dritten Phase werden die tiefsten Aspekte des Traumas aufgedeckt. Dies wird durch einen Prozess erreicht, den ich ‹geburtssimulierende Massage› nenne, eine Technik, die sich auf den Schädel und die Schultern des Säuglings konzentriert. Um geburtssimulierende Massage durchführen zu können, brauchen Therapeuten zunächst Kenntnisse über den Weg des Schädels durch das Becken und über alle Verbindungsstellen, wo das mütterliche Becken und der Schädel des Kindes sich begegnen. Dieser Weg wird durch die Therapeuten nachgestellt, indem sie mit ihren Händen genau die Bewegung des Kopfes durch das mütterliche Becken simulieren, dadurch die Geburt nachbilden und die tiefsten Aspekte des Geburtstraumas aufdecken. Der Kontakt, bei dem nun direkte Berührung benutzt wird, um die Geburt zu simulieren, löst Erinnerungen und die damit verbundenen Traumata aus. Währenddessen werden die anderen bereits besprochenen Ansätze gleichzeitig angewendet. Die Essenz dieser Arbeit, geburtssimulierende Massage, schwingt in der Arbeit mit Kindern und Erwachsenen immer mit, weil es die Grundlage für den sichersten, genauesten und tiefsten Kontakt mit ungelöstem Trauma bildet.

Vorgehen und Technik

In Ruhephasen wendet sich das Baby an seine Mutter, um die Brust, Trost, Liebe und Beruhigung zu bekommen. Dramatische Veränderungen in Bezug auf Verhalten, Haltung, Essen, Weinen, Schlafen und Beziehungsfähigkeit treten üblicherweise sehr früh in dieser Arbeit auf, manchmal nach einigen Sitzungen. Die Länge der Behandlung hängt von der Anzahl und Schwere pränataler Traumata ab, der Tiefe des Geburtstraumas sowie der Länge der Wehentätigkeit. Über den Daumen gepeilt braucht eine Behandlung das Vierfache der Länge der Wehentätigkeit. Wenn lediglich ein Geburtstrauma vorliegt, braucht es im Durchschnitt zwölf Sitzungen, um die Behandlung abzuschliessen.

Einer der gewaltigen Vorteile der Auflösung von Geburtstrauma bei Säuglingen besteht darin, dass das Trauma behandelt und abgebaut wird, bevor es eine Chance bekommt, sich im sprachlichen Bereich festzusetzen, in dem es sich sehr viel hartnäckiger halten wird. Bei Kindern und Säuglingen müssen empathische Kommunikation und Rapport tief verankert sein, bevor die Arbeit beginnen kann. Für Kinder gibt es ein sehr viel grösseres und komplexeres Angebot an Techniken. Es beinhaltet pränatale Spiele, Empfängnisspiele, Geburtsspiele, Sandkastenarbeit, Körperarbeit, Cranio-Sacral-Therapie, Kunst, geführte Meditation sowie Regressionen durch den Kontakt mit körperlichen Prozessen wie oben beschrieben (Winnicott nannte die Reinszenierung dieser Reise ‹serpentation›). Das Training für diesen Aspekt der Arbeit ist wegen seiner Komplexität am umfassendsten. Diese Arbeit wird für Kinder von der Zeit der Sprachentwicklung bis zur Pubertät benutzt.

In der Arbeit mit Erwachsenen werden einige Regressionstechniken benutzt, darunter geführte Meditation, Geburtssimulation, verbale Regression, Trauma-Haltungen, Energetisieren und Ent-Energetisieren des Muskeltonus, geburtssimulierende Massage, Trauma-Bewegung und weitere. Die Arbeit findet meistens in Gruppen statt, in denen die konzentrierte dynamische Energie der Gruppe das Potential für regressive Forschung und Integration verstärkt. Die Betonung liegt wiederum auf der Notwendigkeit eines therapeutischen Unterstützungssystems, wenn die Arbeit durchgeführt wird. Das Material, dem wir begegnen, ist so tief und kraftvoll, und es liegt so viel Entfremdung in der Natur des traumatischen Prozesses, dass liebevolle und qualifizierte Unterstützung für die Auseinandersetzung mit und die Auflösung von Trauma erforderlich ist. Nachdem tiefe Regressionen stattgefunden haben, öffnet sich die Tür für eine vollständig neue Dimension der Arbeit. Der Klient oder die Klientin kann und sollte zu seinem oder ihrem Therapeuten zurückkehren, der kein Spezialist in dieser Arbeit sein muss. Vorausgesetzt, der Therapeut kann mit intensiven körperlichen und gefühlsmässigen Ausdrucksformen gut umgehen, und vorausgesetzt, dass er vertraut ist mit der Notwendigkeit, die Aufmerksamkeit der Klienten in der körperlichen Wirklichkeit zu halten, die diese nach der ersten Regression wiedererleben werden, wird tiefgehender Fortschritt schnell stattfinden.

Funktioniert es?

Von 1964 bis 1974 habe ich über 8000 Stunden intensive und fortlaufende Regressionssitzungen begleitet. Die Klienten erlebten tiefgreifende Veränderungen, und diese Beobachtungen führten zur Möglichkeit, die Behandlung viel früher zu beginnen, nämlich mit Säuglingen und Kindern. Die Hoffnung dabei lag darin, durch den frühen Beginn der Behandlung die bei Erwachsenen auftretenden Symptome zu verhindern und den Behandlungsprozess effizienter abzuschliessen. 1974 begann ich mit der Entwicklung therapeutischer Ansätze und führte mit Säuglingen und Kindern Forschungsbehandlungen zu prä- und perinatalem Trauma durch. Diese Arbeit wurde zeitlich weiterverfolgt, um die kurz- und langfristigen Ergebnisse der Therapie festzustellen. Die Behandlung der Säuglinge und Kinder wurde im Sinne eines Vortest-/Nachtest-Modells ausgewertet, bei dem Veränderungen der Symptome wie auch Standard-Fragebogen benutzt wurden, um die therapeutische Effektivität auszuwerten. Eine Kontrollgruppe (Säuglinge und Kinder, die für die Behandlung vorgeschlagen waren, aber keine erhalten konnten) war mit einbezogen, um einen Vergleich aufstellen zu können.

Therapeutische Ergebnisse bei Säuglingen und Kindern

Einer der grössten Erfolge der experimentellen Arbeit mit Säuglingen und Kindern lag in der Entwicklung eines breiten Spektrums an therapeutischen Techniken. Diese konnten für die Behandlung von Trauma im Zeitraum zwischen Empfängnis und den ödipalen Konflikten im Alter von fünf Jahren erfolgreich eingesetzt werden.

Die Arbeit mit Säuglingen und Kindern deutete darauf hin, dass diese nicht nur behandelt, sondern dass sie viel effektiver und ökonomischer als Erwachsene behandelt werden konnten (im Hinblick auf Zeit und Ergebnisse). Säuglinge und Kinder brauchten durchschnittlich nur zwölf Sitzungen, um Geburtstrauma zu verarbeiten, und ihre Arbeit führte zu einem breiteren und tieferen Spektrum an Ergebnissen als bei den Erwachsenen. Signifikante Veränderungen in der behandelten Gruppe (nicht aber in der Kontrollgruppe) gab es in zehn Bereichen:

1. Auflösung der vorliegenden Symptome,
2. Auflösung somatischer Symptome,
3. Prävention potentieller Symptome (über einen Beobachtungszeitraum von achtzehn Jahren bis dato),
4. Grad der emotionalen Reife,
5. Ausmass von Gegenseitigkeit und Empathie,
6. Ausmass und Art der Nicht-Aggressivität,
7. Ausmass des Selbstbewusstseins und der Fähigkeit zu kommunizieren,
8. Grad der Individuation,

9. Manifestation von einzigartigem menschlichem Potential (Leidenschaft und Begabung bei einzigartigen Talenten und Fähigkeiten),
10. Verbindung mit dem Selbst.

«Die Quintessenz der Möglichkeiten regressiver Therapie liegt in der spirituellen Öffnung und dem Auftauchen einer bewussten und gewollten Beziehung mit dem eigenen Höheren Selbst.» (William R. Emerson)

Ein paar Kommentare zu diesen Ergebnissen sind gerechtfertigt. Im Hinblick auf die somatischen Symptome war eine Wende oder ein Rückgang bei den meisten Kinderkrankheiten üblich. In den meisten Fällen wurden psychosomatische Krankheitsmuster aufgelöst; gelegentlich sprachen auch andere Kinderkrankheiten (wie Bronchitis, Asthma, Dermatitis, Kolitis usw.) auf die psychotherapeutische Behandlung an. Darüber hinaus sprachen temperamentsbezogene Verhaltensweisen bei Kindern sehr gut auf die Behandlung an: «Umständlichkeit», ausführliches Weinen, Stillprobleme, nächtliches Aufwachen, Reizbarkeit, Hyperaktivität und Lethargie gingen häufig zurück. In einigen tiefgreifenden Fällen sprachen sogar Autismus und Bindungsstörungen auf die Behandlung an. Bei Lernbehinderungen, Verzögerungen in der Entwicklung und emotionalen Behinderungen der Kinder gab es oft deutliche Verbesserungen.

Das am häufigsten auftretende Ergebnis – mit dem wir nicht gerechnet hatten – lag in transpersonalen Phänomenen bzw. Selbst-Manifestationen. Die behandelten Säuglinge und Kinder waren in signifikantem Masse in Dimensionen des Selbst besser bewandert. Das Selbst bezieht sich auf Qualitäten, die von Pearce (1980) «magisch» und von Armstrong (1985) «strahlend» genannt wurden. Darüber hinaus hatten einige der behandelten Kinder transpersonale Erfahrungen wie Visionen, Gipfelerfahrungen, meditative Phänomene, Unterhaltungen mit Gott, Hellsichtigkeit usw., entweder während der Behandlung oder im Anschluss. Keines der Kinder in der Kontrollgruppe hatte solche Erfahrungen. Diese Ergebnisse sind bedeutsam, da es eine beträchtliche Diskussion innerhalb der transpersonalen Psychologie über die Möglichkeit transpersonaler Erfahrungen vor der Entwicklung eines reifen Ichs gibt. Im Gegensatz zur weitverbreiteten Ansicht deuten die hier vorgestellten Daten darauf hin, dass transpersonale Erfahrung vor der Vollendung der Ich-Entwicklung möglich ist.

Es gab ein weiteres unerwartetes Ergebnis im Hinblick auf menschliches Potential. Während oder kurz nach der Auflösung von Trauma gab es tiefgreifende Ausdrucksformen von einzigartigem menschlichem Potential, lebhafte Manifestationen von leidenschaftlichem Interesse, Talenten und Fähigkeiten. Der somatotropische Behandlungsprozess schien die Psyche bis zu einer beträchtlichen Tiefe zu öffnen, wo die Samen des menschlichen Potentials schlummern. Wenn kein ungelöstes Trauma deren Ausdruck verdeckt, steigen latent vorhandene Talente und Fähigkeiten in das Bewusstsein, wodurch sie wahrgenommen und ausgelebt werden können. Aus diesem Grund gibt es für behandelte Kinder eine höhere Wahrscheinlichkeit als für unbehandelte, «sich selbst zu finden» und sich mit den eigenen einzigartigen Qualitäten zu identifizieren, häufig ohne elterliche Unterstützung oder Ermutigung.

Ein dreijähriger Junge beispielsweise beendete seine Trauma-Auflösung, und es stellte sich sofort eine grosse Vorliebe für Bälle ein. Er spielte zwei Stunden am Tag alleine mit Bällen, mit viel Talent und Begeisterung. Seine Eltern waren akademisch orientiert, hatten nie Sport betrieben und waren sehr überrascht über die Ausrichtung und Intensität seines neuen Interesses. Aus ihrem Sohn wurde ein aussergewöhnlicher Athlet. In einem anderen Beispiel äusserte ein dreijähriges Mädchen ein Interesse am Nähen, als sie grössere Traumata auflöste, sie verkaufte Wandteppiche im Alter von fünf und war eine vollendete Künstlerin im Alter von zehn.

Die Liste der Besonderheiten ist lang: ein Vierjähriger, der fliessend liest; ein Dreijähriger, der Landschaften mit Ölfarben malt; ein Fünfjähriger, der elektrische Geräte ohne Ausbildung oder Vorbild repariert. Diese Aktivitäten waren selbstgewählt und wurden mit einem Grad an Konzentration und Aufmerksamkeit betrieben, der weder elterlichen Anstoss, Ermutigung oder Lob benötigte (auch wenn dieses von den Kindern geschätzt wurde). Darüber hinaus wurden diese Spezialinteressen von einer breiten Entwicklung begleitet: Die Kinder waren sowohl in schulischen wie auch in sozialen Bereichen rundum gebildet und kompetent.

Therapeutische Ergebnisse bei Erwachsenen

Bei der Arbeit mit Säuglingen und Kindern wurden Herangehensweisen entwickelt, die viel zur Therapie für Erwachsene beitrugen. Diese Ansätze ermöglichten tieferen und genaueren Kontakt mit regressivem Material sowie Zugänge zu transformierendem Material in einer Weise, die vorher nicht möglich war. Die Ergebnisse bei Erwachsenen waren ähnlich wie die Ergebnisse bei Säuglingen und Kindern, obwohl das volle Spektrum an Ergebnissen (wie oben beschrieben) selten erreicht wurde. Die Verwirklichung des menschlichen Potentials (bei Erwachsenen) fand nur in etwa 50% der Fälle in einem Zeitraum von fünf Jahren nach der Behandlung statt bzw. in 70% der Fälle nach sieben Jahren. Der Grund lag darin, dass viele Erwachsene es schwierig fanden, ihr Leben in einer Weise zu verändern, die mit ihrem neugefundenen menschlichen Potential übereinstimmte.

Fallstudie

Die folgende Fallstudie zeigt, wie somatotrope Therapie Trauma heilt und das Auftauchen des menschlichen Potentials unterstützt. Die Klientin war eine dreissigjährige Frau, die zwölf Jahre Psychotherapie hinter sich hatte, jedoch ohne Regressionstechniken. In einem Interview wurden ihre Symptome erhoben: Anorexie, geringes Selbstwertgefühl, Klaustrophobie, Depression, Enttäuschung über ihre Karriere sowie äusserst unbefriedigende Beziehungen. Die Enttäuschung in ihrem Beruf hing mit dem Gefühl zusammen, dass sie in ihrer Karriere nirgends hinkommen konnte, obwohl sie tatsächlich schnelle Fortschritte auf der Karriereleiter machte und dabei ihre männlichen Kollegen weit überholte. Der Grund ihrer Depression lag in ihrer Unfähigkeit, mit Männern intime und befriedigende Beziehungen zu führen. Jeder Mann, mit dem sie bisher in Beziehung gewesen war, hatte sich in unterschiedlichem Masse als schwach, abhängig, narzisstisch und unverantwortlich erwiesen. Sie sagte: «Ich gebe die Hoffnung nicht auf, dass sie verantwortlich, stark und unabhängig sein werden. Aber nein, sie suchen keine Stelle, halten keine Vereinbarungen ein und wollen die ganze Zeit umsorgt werden. Ich suche Männer und finde kleine Jungs.»

In ihren ersten Regressionen tauchten pränatale Erinnerungen an ihren älteren Bruder auf, dies wurde durch Trauma-Haltungen und Erinnerungen im Gewebe mittels Energetisieren des Muskeltonus unterstützt. Sie entdeckte, dass ihr Bruder die gesamte Zeit und Aufmerksamkeit ihrer Eltern in Anspruch nahm, während sie in der Gebärmutter war. Er fühlte sich durch ihre Anwesenheit sehr bedroht und wollte nicht, dass sie lebt. Sie fühlte sich durch ihn vollkommen zurückgewiesen, untergebuttert und durch die elterliche Aufmerksamkeit für ihn ‹ausgenutzt›. (Viele ungeborene Kinder haben übersinnliche Beziehungen mit ihren bereits geborenen Geschwistern. Dieser Fall und weitere ähnliche Fälle unterstreichen meine Ansicht, dass Ungeborene Schutz, Aufmerksamkeit und Liebe brauchen und Eltern ihre Kinder so planen sollten, dass der gesunde primäre Narzissmus eines geborenen Kindes sich nicht mit der Schwangerschaft des nächsten Kindes überschneidet.)

Ihre Erinnerungen waren sehr intellektuell, und die Arbeit mit Trauma-Haltungen war entscheidend, um den Schmerz ihrer unerfüllten Bedürfnisse und die Wut sowie das Misstrauen gegenüber ihrem Bruder aufzudecken und zu empfinden. Sie entdeckte, dass ihre ständige Wahl von «kleinen Jungen» statt Männern Rekapitulationen (d.h. Wiederholungen) von der Beziehung mit ihrem Bruder waren, der alles nahm und wenig gab. Gleichzeitig hatte sie aus einem ähnlichen Grund Angst vor starken Männern: Wenn diese stark wären, könnten sie ihr etwas wegnehmen. Ihre Geburtsregressionen wurden durch Trauma-Haltungen und geburtssimulierende Massage unterstützt.

Sie entdeckte den Schrecken, den sie empfunden hatte, als der Arzt beim Versuch, ihre Mutter vor einem Riss zu bewahren, sie zurückgeschoben und festgehalten hatte. Sie brachte diese Gefühle in Verbindung mit den Männern in ihrem Unternehmen. In der Folge war sie in der Lage, ihre eigenen Fortschritte zu erkennen und die Unterstützung ihrer männlichen Kollegen wahrzunehmen. Sie erlebte ihre endogene Depression, die ihren Ursprung darin hatte, 36 Stunden festgehalten und steckengeblieben zu sein, ohne Fortschritt machen zu können. Sie sagte: «Ich verstehe nun, dass ich immer depressiv war, ich wusste es nur nicht. Ich dachte, jeder empfindet so. Die Hoffnungslosigkeit und Hilflosigkeit, die ich während meiner Geburt empfand, waren die gleichen Gefühle, die ich in meine Arbeit und meine Beziehungen zu Männern eingebracht habe.»

Ihre Depression löste sich allmählich auf, und als Bonus entdeckte sie, dass ihre Essprobleme, insbesondere Anorexie, eine Rekapitulation ihres emotionalen Verhungerns in der Gebärmutter waren. Als Zusammenfassung ihrer therapeutischen Erfahrung sagte sie:

«Ich habe jede erdenkliche Therapie gemacht, aber ich kam niemals so nahe ran, bis ich anfing mit Regressions-Therapie bei William Emerson. Er tat etwas, dass er ‹meinen Kopf und meine Körper-Haltungen lesen› nannte. Er führte mich in Haltungen, die sich sehr ungewöhnlich anfühlten und emotional sehr unangenehm. Gefühle tauchten auf, und ich war mitten in einer Erfahrung. Es war sehr intensiv, fast überwältigend, aber gleichzeitig fühlte es sich richtig an, es waren die Erfahrungen mit meinem Bruder während meiner Schwangerschaft. Er zog die gesamte Aufmerksamkeit auf sich, die ich gebraucht hätte, und ich bin emotional fast vor Hunger gestorben. In vielen Sitzungen hatte ich verschiedene Erinnerungen und Gefühle. Ich fand dann einige Haltungen, und Dr. Emerson strich über meinen Kopf und die stärksten Gefühle, die ich jemals empfunden habe, tauchten zu meinem Erstaunen auf. Es waren die Gefühle meiner Geburt, und ich steckte vollkommen fest, total eingeklemmt und völlig hoffnungslos. Ich war wirklich sehr deprimiert da drin.

Nachdem ich einige Monate die Verzweiflung aus der Gebärmutter und meine Depression erlebt hatte, begann ich mich ruhiger zu fühlen. Ich entdeckte fast sofort, dass meine Fähigkeit, Intimität zuzulassen, sich verändert hatte. Niemals zuvor hatte ich eine Umarmung wirklich gespürt bzw. war in der Lage gewesen, tiefen Augenkontakt auszuhalten. Ich kann ‹kleine Jungs› jetzt schon kilometerweit erkennen, und ich halte mich fern davon.

Ich beginne mich mit Männern, die gut für sich sorgen, zu treffen, das macht mir Angst, aber es ist aufregend. Ich habe starke Bilder und Tagträume von mir selbst gehabt, die ich vorher nie kannte. Ich sehe, wie ich Dinge tue, die ich liebend gerne tun würde, die ich aber nie in Betracht gezogen habe. Meistens sind es Bilder von Pferden: Pferde besitzen und Pferderennen. Indem ich mit meinem Glaubenssystem arbeitete, war ich Schritt für Schritt in der Lage, begrenzende Glaubenssätze loszulassen und meine tiefe Sehnsucht nach Pferden und Pferderennen anzuerkennen. Ich habe dann meine Stelle gekündigt, arbeite nur noch gelegentlich als Beraterin für meine Firma und habe eine sehr erfolgreiche und aufregende Karriere eingeschlagen: Pferde trainieren und Pferderennen bestreiten. Mein Leben ist völlig verwandelt.»

Fallstricke

Klienten brauchen ein sicheres therapeutisches Unterstützungssystem wie fortlaufende Therapie, in dem der regressive Prozess in einer Weise gehalten wird, welche die Prozesse der Klienten und ihre Schutzmechanismen respektiert. In der Regression erreichen sie häufig tiefe, veränderte Bewusstseinszustände, in denen sie entscheiden können, mit welchem Material, das aus tieferen Schichten auftaucht, sie arbeiten wollen. Je mehr Kontrolle Klienten über den Prozess haben, desto tiefer können sie gehen, weil Kontrolle und Sicherheit dicht miteinander verwoben sind.

Die Regression muss so durchgeführt werden, dass die Grenzen und Fähigkeiten der Klienten respektiert werden. Wenn der Prozess die Klienten nicht in ihre Kraft bringt (‹empowerment›), wenn ihre Grenzen und Fähigkeiten nicht respektiert werden, dann gibt es Fallstricke. In solchen Fällen entstehen folgende Probleme: (1.) Die Klienten können keine tieferen Erinnerungen erreichen; (2.) sie können nur abschirmende, d.h. beschützende Erinnerungen erreichen; (3.) sie sind nicht in der Lage, sich an die regressiven Erfahrungen zu erinnern; und/oder (4.) ihr Leben wird durch die Kraft der auftauchenden Inhalte in Träumen und im Wachbewusstsein gestört, so dass Arbeit und Konzentration schwierig werden.

Die Wahrscheinlichkeit für diese Probleme liegt höher bei bestimmten klinischen Syndromen wie Borderline-Persönlichkeitsstörung, Hysterie und Psychosen. Spezielle Regressionstechniken sind erforderlich für Menschen mit multipler Persönlichkeitsstörung, dissoziativer Persönlichkeitsstörung oder schizoider Störung, insbesondere bei schizoaffektiven Typen.

Literatur

Armstrong T. The Radiant Child. Wheaton, IL: Quest Theosophical Publication House; 1985.

Chamberlain DB. The Mind of Your Newborn Baby (10th Anniversary Edition of Babies Remember Birth). Berkeley, CA: North Atlantic Books; 1988/1998.

Emerson W. Primal therapy with infants. Aesthema: Journal for the International Primal Association. 1987;(7):61–7. [Beschreibt den Einsatz somatotroper Therapie mit Säuglingen und fasst die Behandlungsergebnisse zusammen.]

– Psychotherapy with infants and children. Pre- Peri-Nat Psychol J. 1989;3(3):190–217. [Beschreibt die wichtigsten Parameter für Psychotherapie mit Säuglingen und Kindern. Grundlegende Techniken werden besprochen und die Forschungsergebnisse aus fünfzehn Jahren Entwicklung und Evaluation zusammengefasst.]

Fodor N. The Search for the Beloved: A Clinical Investigation of the Trauma of Birth and Prenatal Conditioning. New York: Hermitage Press; 1949.

Grof S. Realms of the Human Unconscious. New York: Viking Press; 1975. [Zusammenfassung seiner achtzehnjährigen Pionierforschung zur Phänomenologie der Geburt, der Natur von Schizophrenie und damit zusammenhängende Bereiche wie Kunst, Religion, Persönlichkeitsdynamik sowie die Behandlung affektiver Störungen durch Regression.]

– Beyond the Brain: Birth, Death, and Transcendence in Psychotherapy. Albany, NY: State University of New York Press; 1985.

Laing RD. The Voice of Experience. London: Pantheon Books; 1976.

– Cooper DG. Reason & Violence: a Decade of Sartre's Philosophy, 1950–1960, with a foreword by Jean-Paul Sartre. New York: Pantheon Books; 1983.

Lake F. Clinical Theology: A Theological and Psychiatric Basis to Clinical Pastoral Care. London: Darton, Longman & Todd; 1966/1986. [Die Ausgabe von 1966 ist der gekürzten von 1986 vorzuziehen und gibt einen Überblick über die gesamten Entdeckungen von Dr. Lake aus 22 Jahren Regressionstherapie und ihre Konsequenzen für die Theologie.]

– Studies in Constricted Confusion. Oxford: Clinical Theology Association; 1980.

– Tight Corners in Pastoral Counseling. London: Darton, Longman & Todd; 1981.

Mott FJ. The Universal Design of Birth: An Analysis of the Configurational Involvement of Birth and Its Relation to Emergence Generally. Philadelphia, PA: David McKay Co.; 1948.

– Mythology of the Prenatal Life. London: The Integration Publishing; 1960.

– The Universal Design of Creation. Edenbridge, Kent: Mark Beech; 1964.

Pearce JC. The Magical Child. New York: Bantam Books; 1980.

Rank O. The Trauma of Birth. London: Routledge; 1929. (Das Trauma der Geburt; 1924.)

Sills F. The Polarity Process. London: Element Books; 1990. [Eine gründliche Einführung in ein System von Energie-Medizin, das verwendet werden kann, um Trauma aufzudecken und zu behandeln. Die Konzepte und Techniken sind sehr hilfreich für alle, die mit dem Körper arbeiten wie Chiropraktiker, kraniale Osteopathen, Krankenschwestern, Rolfer, Hebammen und Masseure, die im Körper traumatische Erinnerungen entdecken und auflösen wollen. Viele der Techniken sind ähnlich wie und kompatibel mit den integrierenden Techniken der somatotropen Therapie.]

Swartley W, Maurice J. The birth of primals in wartime Britain. Self & Society. 1978;6(7):39–41.

Ward S. Infant and child birth refacilitation: The work of Dr. William Emerson. Self & Society. 1987;15(2). [Beschreibt die Phasen und den Inhalt pränataler Entwicklung und wie die Arbeit auf Säuglinge und Kinder angewandt werden kann.]

Winnicott DW. Primary maternal preoccupation. In: Through Paediatrics to Psycho-analysis. London: Hogarth Press; 1975.

Emersons Rekapitulationstheorie*

William Emerson

> *«Die Geschichte eines Menschen in den neun Monaten vor seiner Geburt wäre vermutlich viel interessanter und würde viel bedeutendere Ereignisse enthalten als die gesamte Lebensspanne, die darauf folgt.»*
> Samuel Taylor Coleridge, 1840

Einleitung

Viele Jahre lang irritierte mich die Frage: Warum waren die Folgen von Trauma unvorhersehbar? Warum führte ein Kaiserschnitt-Trauma manchmal zu Problemen mit Grenzen, aber nicht immer? Warum führte Ablehnung manchmal zu Verunsicherung und Zangentrauma zu Autoritätsproblemen, aber nicht immer? Ich erinnere mich an die Beobachtung eines Kindes, das während der Geburt einen Anästhesieschock erlitten hatte, aber als Jugendlicher und Erwachsener keine Probleme mit Drogen hatte (Drogenmissbrauch ist gelegentlich die Folge von Anästhesieschock). Ich beobachtete ein anderes Kind mit Anästhesieschock, das während seiner Kindheit mit Drogen Probleme hatte und dessen Drogenabhängigkeit durch Regressionstherapie aufgelöst wurde – seine Anästhesieerfahrung machte er als Baby. Beide Kinder waren insoweit vergleichbar, als die meisten anderen Aspekte ihres pränatalen Lebens und ihrer Geburt weitestgehend identisch waren und beide in gesunden Familien lebten. Warum hatte das eine Kind mit Anästhesieschock Probleme mit Drogen, während ein vergleichbares Kind diese nicht hatte? Das gleiche Ergebnis fand ich bei anderen Formen von Schock. Warum ist für das eine Kind mit Zangenschock Kontrolle und Autorität ein Thema (ein häufiges Ergebnis), aber für ein anderes nicht? Warum zeigt das eine Kind mit Abtreibungsschock (Überleben eines Abtreibungsversuchs) Todesängste während seiner Kindheit und als Erwachsener, während dies bei einem vergleichbaren Kind nicht passiert?

Diese Fragen beschäftigten mich, weil ich aufgrund meiner Ausbildung Symptome oder Dysfunktionen erwartete, die logisch vorhersagbar waren und Ähnlichkeiten mit Veranlagungen aufwiesen, die durch bestimmte

* Übersetzt von Max Peschek.

Traumata und Komplexe verursacht werden. Diese theoretische Perspektive ist offensichtlich in der Arbeit der frühen Freudianer, wo erwartet wird, dass Traumata und Komplexe aus dem ersten Lebensjahr sich während des gesamten Lebens in ziemlich beständiger und vorhersagbarer Weise wiederholen. Von einem Kind, das beispielsweise von seiner Mutter im ersten Lebensjahr verlassen wird, erwartet man orale Komplexe und Verunsicherung. Von diesem Kind erwartet man auch, dass es Verlassenheit in seinem Leben erfährt, entweder durch Projektion (es nimmt Verlassenheit wahr, auch wenn diese nicht vorhanden ist) oder durch unbewusste Lebensentscheidungen (indem es Lebenssituationen oder Personen auswählt, die Verlassenheit verursachen). Gleichermassen würde man bei einem Kleinkind mit analem Komplex (durch übermässig rigides Sauberkeitstraining) erwarten, dass es als Erwachsener anale Komplexe und die zu rigidem Sauberkeitstraining gehörenden Scham- und Schuldgefühle zeigt.

Aber Menschen sind vielschichtiger und verfügen über eine Vielzahl von Möglichkeiten, sich anzupassen. Die sorgfältige Beobachtung von Klienten über einen langen Zeitraum hinweg führte zu einigen interessanten und provozierenden Antworten auf diese und verwandte Fragen. Beobachtung ist ein ständiger Aspekt meiner klinischen und wissenschaftlichen Ausbildung gewesen, so dass ich jahrelang sowohl bei von mir behandelten Klienten Nachfolgeuntersuchungen durchgeführt habe als auch bei anderen, die ich nicht behandelt habe. Ich folgte genau dem Verlauf ihrer Symptome und ihres Lebens und war mit einer rätselhaften Beobachtung konfrontiert, nämlich dass das gleiche Trauma nicht in gleichem Masse zu erwartbaren oder vorhergesagten Effekten führt. Meine klinischen Beobachtungen über einen Zeitraum von 25 Jahren deuten darauf hin, dass Komplexe und Traumata sich nicht in identischer, jedoch in vorhersagbarer Weise wiederholen und durch einen Prozess gesteuert werden, den ich Rekapitulation nenne.

Websters Lexikon (1989) definiert Rekapitulation als «die Theorie, dass ein Organismus während seiner Entwicklung als Embryo Phasen durchläuft, in denen bestimmte Strukturen seiner Vorfahren wiederholt werden». Rekapitulation ist jedoch nicht auf Strukturen der Vorfahren oder biologische Prozesse begrenzt; Rekapitulation existiert ebenso in psychologischen Bereichen und bezieht sich auf Prozesse, in denen Menschen unbewusst vergangene Ereignisse und traumatische Erfahrungen in ihrem Leben reinszenieren. Dies geschieht in einem unbewussten Versuch, das Trauma zu externalisieren, so dass es im Hier und Jetzt bearbeitet werden kann, durch bewusste Auseinandersetzung aus dem Körper befreit wird und Heilung durch Liebe und Verstehen stattfinden kann.

Rekapitulation an sich wird das Trauma zwar nicht heilen, aber sie bietet ihm eine Möglichkeit, sich zu zeigen, damit es therapeutisch behandelt werden kann. Um die Verletzung zu heilen, bedarf es einer Reihe von therapeutischen Verfahren (das Aufdecken der Verletzung und das Teilen mit Therapeuten und geliebten Menschen, neue Verhaltensmuster entwickeln, Kraft finden in Situationen, die vorher das Spüren der Verletzung ausgelöst haben), ebenso wie Empathie, Mitgefühl, Verstehen und Sicherheit im Leben und in der therapeutischen Situation (diese sind notwendig, um sich mit der Verletzung auseinandersetzen zu können).

Rekapitulationen treten auf, wenn traumatische Erinnerungen unbewusst aktiviert werden. Der Sinn von Rekapitulation ist zweifach: um das Trauma bewusst auszudrücken, entweder subtil oder offen, und um es in einer besseren Art und Weise durchzuarbeiten. Ein Beispiel: Mary wurde nach der Geburt auf der Türstufe einer Kirche verlassen. Ihre Verletzung wiederholte sich jahrelang. Als sie fünf war, «verirrte» sie sich in den Strassen der Stadt und schlief auf Türstufen, bis sie an Beamte der Stadt übergeben wurde. Bei Exkursionen der Schule wurde sie an zwei Gelegenheiten versehentlich zurückgelassen. Sie wanderte mehrere Stunden verloren durch die Strassen der Stadt. Und sie tat ständig Dinge, die dazu führten, dass andere sie zurückwiesen. Sie war zum Beispiel eine gute Basketball-Spielerin, aber nach einem Fehlwurf spuckte sie auf den Ball, so dass er glitschig wurde und die anderen Spielerinnen es ekelhaft fanden, ihn zu berühren. Also durfte sie nicht mehr mitspielen, was sie tief verletzte. In ihrer Therapie begann sie zu erkennen, wie sie unbewusst Situationen kreierte, in denen sie ihren Verlassenheitskomplex, wie sie es nannte, erfahren und ihm begegnen konnte. Als sie im Rahmen von Regressionstherapie zum Kern ihres Verlassenheitskomplexes gelangte, nämlich dem Verlassenwerden nach der Geburt, verwandelte sie sich in einen anderen Menschen. Sie hörte damit auf, Verlassenheit durch sozial unangebrachtes Verhalten «einzuladen», und sie «verirrte» sich nicht mehr.

Im Allgemeinen gehören Rekapitulationen zu den verschiedenen Möglichkeiten, mit denen Menschen auf die unbewusste Aktivierung von Trauma reagieren. Wenn beispielsweise Verlassenheit aktiviert wird, fühlen die Rekapitulierenden sich verlassen. Wenn sie im gleichen Augenblick ihre Gefühle in den richtigen Zusammenhang bringen, nämlich verstehen, dass eine frühere Verlassenheit ausgelöst wurde, und wenn sie einen Weg finden, damit angemessen umzugehen, dann kann Heilung stattfinden. John war zum Beispiel zur Adoption freigegeben und hatte sein ganzes Leben mit Verlassenheitsfragen zu kämpfen. Er fand jedoch allmählich Heilung, indem er den Zusammenhang mit seiner Adoption herstellte und Möglichkeiten fand, damit umzugehen. Als er auf seiner Arbeit nicht die Beförderung erhielt, von der er meinte, sie zu verdienen, schmollte er eine Weile, ging dann zu seinem Chef und erklärte ihm, dass die fehlende Beförderung ihn wegen seiner Neigung, sich verlassen zu fühlen, sehr getroffen hätte. Er sagte auch, dass er deswegen keine Begünstigung haben wollte, sondern dass es ihm lediglich wichtig war, dass jemand wusste, was er empfindet. Mit anderen Worten, er fand Wege, um seine Verletzung in seiner Arbeitsumgebung angemessen zu verarbeiten. Sein Chef hatte viel Verständnis und vermittelte John einige Dinge, die er tun konnte, um die Chance auf eine Beförderung zu vergrössern. Durch das Mitteilen seiner Gefühle wurde sein Chef so zu einem unterstützenden Verbündeten.

Rekapitulation dient einem grundlegenden homöostatischen Zweck, nämlich den Organismus in einen Normalzustand zurückzuführen, und funktioniert in einer ähnlichen Weise wie ein Körper, der eine Krankheit bekämpft. Wenn Viren oder Bakterien in den Körper eindringen, erhöht sich die Körpertemperatur, um die Infektion zu bekämpfen, damit der Körper zu seinem Normalzustand zurückkehren kann. Ungelöstes Trauma bringt unsere Psyche wie bei einer Infektion dazu, durch Rekapitulation zu reagieren, im Grunde genommen eine Art, uns auf vergangene Verletzungen aufmerksam zu machen, so wie die Körpertemperatur sich als Reaktion auf Krankheit erhöht. Unsere Psyche wiederholt, so dass wir vergangene Traumata «sehen und fühlen» können, damit sie schliesslich bearbeitet und gelöst werden.

Es gibt sechs grundlegende Arten von Rekapitulation: direkt, defensiv, identifizierend, konfrontativ, generativ und kompensierend. Jede von ihnen hat ihre eigenen besonderen Merkmale in Abhängigkeit vom Schock, der zugrunde liegt.

Bei *direkter Rekapitulation* wird ein Mensch unbewusst Lebenssituationen wählen oder Lebenssituationen manipulieren, um vergangene Traumata direkt wiederzuerleben. Mit anderen Worten, wenn ich als Kind verlassen wurde und direkt rekapituliere, werde ich voraussichtlich Menschen wählen oder manipulieren, um diese Verlassenheit wiederzuerleben. Die folgenden Beispiele zeigen andere Formen, in denen insbesondere Geburtstraumata zu direkter Rekapitulation später im Leben führen.

Ein Aspekt von Zangengeburten liegt darin, dass sie bei ihren Opfern Autoritätskonflikte schaffen oder aufrechterhalten. Menschen mit Zangengeburt neigen dazu, folgende Redewendungen zu benutzen: Ich wurde überraschend von der Zange ergriffen, hin und her gezogen, herumgeschoben, an mir wurde herumgezerrt; lauter Begriffe, die auch ihre Situation als Erwachsene beschreiben könnten. Eine junge Frau, die mit der Zange auf die

Welt gebracht worden war, heiratete zum Beispiel einen gebieterischen Polizeibeamten, der sie – sehr zu ihrem Missfallen – herumkommandierte und ihr Leben kontrollierte, in einer ähnlichen Art und Weise, wie ihr Kopf während der Geburt kontrolliert wurde.

Wie bei Zangengeburten können auch Rekapitulationen von Kaiserschnittgeburten Menschen in eine Opferrolle werfen. Ein Beispiel: Eine Frau starb fast während ihrer Geburt, wurde aber durch Kaiserschnitt gerettet. In ihrem Leben fand sie sich häufig in Beziehungen mit Männern wieder, in denen es um Rettung ging. Sie gab ihr ganzes Geld aus und ihr musste von ihren Freunden aus der Klemme geholfen werden. Sie verlor wiederholt ihre Autoschlüssel auf dem Weg zu wichtigen Verabredungen oder in gefährlichen Gegenden und rief ihre Freunde an, um gerettet zu werden. Einmal liess sie ihre Eingangstür in der Nacht weitgeöffnet stehen, so dass mitten in der Nacht drei Männer neben ihrem Bett standen. Sie drückte auf die Wahlwiederholtaste ihres Telefons, das sich unter der Bettdecke befand, um ihren Freund zu alarmieren. Er wohnte in der Nähe, kam schnell vorbei und rettete sie vor drohendem sexuellem Missbrauch. Sie nannte ihre Freunde konsequenterweise «Ritter in strahlender Rüstung». Wegen ihrer ständigen Hilferufe behielt sie ihre Freunde nie sehr lange. Zum Glück wurde sie mit Geburtsregressionen erfolgreich behandelt, und ihre Versuche, gerettet zu werden, liessen vollständig nach.

Direkte Rekapitulation kann unbewusst stattfinden und scheinbar keinen Zusammenhang mit der Psyche aufweisen. Dies geschah bei einem Jungen, der während seiner Geburt Flüssigkeiten einatmete, was Wiederbelebungsmassnahmen erforderlich machte. In seiner Kindheit ertrank er dreimal fast: Als Kleinkind fiel er mit dem Kopf voran in die Toilette, als Dreijähriger in einen Kanal und als Fünfjähriger in ein Schwimmbad. Seine Eltern hatten nie daran gedacht, dass es für diese Ereignisse eine psychologische Grundlage geben könnte. Als ihnen erklärt wurde, dass die lebensbedrohenden Situationen Rekapitulationen von Nahtoderfahrungen sein könnten, ging ihnen ein Licht auf. Die Mutter sagte: «Oh mein Gott, er starb fast während der Geburt. Seine Pulsfrequenz ging runter, er atmete Flüssigkeit ein, und er war ein blaues Baby [d.h. mit Sauerstoffmangel].» Er wurde erfolgreich behandelt und hatte keine weiteren Nahtoderfahrungen.

Direkte Rekapitulation kann mit kognitiven Verfahren behandelt werden, bei denen die Dynamik erläutert und Hilfestellung angeboten wird, um mehr und bessere Wahlmöglichkeiten zu entwickeln. Eine Frau wurde z.B. nach der Geburt von ihrem Vater verlassen. Sie wiederholte das Verlassenwerden mit einer Reihe gescheiterter Ehen. Einen Mann verliess sie an ihrem Hochzeitstag. Sie heiratete und liess sich von einer Reihe von Männern scheiden, die für sie nicht verfügbar waren: ein Handelsreisender, ein Seemann und ein Geburtshelfer, der zu jeder Tages- und Nachtzeit Babys zur Welt brachte. In der Therapie konnte sie erkennen und verstehen, dass die Wahl ihrer Männer nicht glücklich war, dass es ständig Männer waren, die sie verliessen, wie ihr Vater es getan hatte. Ihr wurde klar, dass sie nun lange genug Verlassenheitsgefühle empfunden hatte, dass ihre Verlassenheitsgefühle zu ihrem Vater gehörten, dass sie das mit Männern ausagierte und dass sie bessere Entscheidungen machen sollte. Diese Einsichten halfen ihr, Veränderungen umzusetzen. «Mein Gott», sagte sie, «ich kann es gar nicht glauben, dass ich diesen Typen vertraut habe. Inzwischen ist es mir so klar geworden. Ihre Worte waren leer. Aber jetzt, wo ich klar sehe, hat meine Anziehung sich verändert. Typen, die ich anziehend fand, waren ‹wild›. Jetzt ziehen mich solide Typen an, denen ich vertrauen kann.» Die Veränderung ihrer Männerwahl war ein bedeutender Faktor bei der Heilung ihrer Verlassenheit. Sie verliebte sich in einen ortsansässigen Lehrer, und seit fünfzehn Jahren sind sie glücklich verheiratet.

Den zweiten Rekapitulationstyp nennen wir *defensive Rekapitulation.* Hier versucht die Psyche, die Möglichkeit des Wiederauftretens der traumatisierenden Person oder der traumatisierenden Umstände zu eliminieren. Praktisch bedeutet dies, dass jemand unbewusst einen Lebensstil und Menschen wählt, die dazu beitragen, dass Symptome und Situationen, die zum Trauma gehören, nicht wieder auftreten werden. Ein Zwilling mit Verlassenheitsthematik heiratete beispielsweise einen Pfarrer, und gemeinsam betreuten sie eine Kirche, jeder von ihnen mit wesentlichen Aufgaben. Sie waren, wie sie sagte, lebenslang aneinander gebunden und waren in ihrem Überleben voneinander abhängig, und auf diese Weise eliminierte sie die Möglichkeit, jemals wieder verlassen zu werden.

In einem anderen Fall defensiver Rekapitulation war eine Frau während ihrer Geburt steckengeblieben, 46 Stunden, während deren sie sich weder bewegen noch atmen konnte. Sie hatte als Kellnerin in LKW-Raststätten gearbeitet, blieb jeweils drei bis sechs Monate an einem Ort, und wenn es «eng und heiss» wurde, wie sie sagte, zog sie weiter. Sie sprach in der gleichen Art über Männer und verhielt sich auch so. Sie liebte die Freiheit der offenen Strasse und fuhr das ganze Jahr über mit einer Harley-Davidson herum. Ihr war bewusst, dass sie vor etwas davonlief, aber sie wusste nicht, was es war.

Kann defensive Rekapitulation heilsam sein? Ja, zu einem bestimmten Grad, solange die Person sich bewusst ist, dass ihr Lebensstil einen Versuch darstellt, eine frühere Verletzung zu heilen, und solange sie versteht, dass ihr Lebensstil der Erlösung oder Befreiung von den Verletzungen ihrer Kindheit dient. Sehr oft werden jedoch die direkten Erinnerungen an die Verletzung vermieden, wie auch die beteiligten Gefühle. Dies ist kontraproduktiv für den Heilungsprozess. Wenn so etwas geschieht, besteht ein wesentlicher Aspekt von Heilung im Empfinden der Kraft, die dann entsteht, wenn man in seinem Leben von beeinträchtigenden zu heilsamen Lebensumständen wechselt.

Gelegentlich durchbrechen defensiv Rekapitulierende ihren defensiven Lebensstil und spüren die zugrundeliegenden verletzten Gefühle. Die Mutter einer fünfunddreissigjährigen Klientin beispielsweise war während der Geburt gestorben. Sie wurde von ihrem Vater und ihrer Tante grossgezogen, die beide sehr liebevoll und unterstützend waren. Von aussen sah es wie eine ideale Kindheit aus, abgesehen vom Verlust ihrer Mutter. Ihre Familie machte sich jedoch Sorgen, weil sie niemals weinte, nie Gefühle zeigte und distanziert schien von allen, die für sie sorgten. Keiner konnte ihr gut genug sein. Keiner konnte sein wie ihre Mutter (ein gutes Beispiel für einen Idealisierungs-Komplex). Sie weigerte sich daher, überhaupt bemuttert zu werden – durch ihre Tante oder irgendjemanden sonst – und sagte, sie käme alleine zurecht.

Durch Idealisierung und andere Verhaltensweisen vermied sie Bemutterung und die Verlustgefühle, die das hervorrufen könnte. Niemand ausser ihrem Therapeuten, dem sie dies mitgeteilt hatte, wusste jedoch, dass sie seit ihrer Kindheit einen wiederkehrenden Traum hatte. In diesem Traum erschien ein Gesicht. Es waren zumeist Augen, die sie liebevoll ansahen, dann jedoch allmählich und furchterregend in einer wirbelähnlichen Struktur verschwanden, ein wirbelnder Hurrikan, ein Whirlpool, der Abfluss eines Beckens – der Ausgang war jedes Mal anders. Nach jedem Traum wachte sie auf und wusste, dass er den Verlust ihrer Mutter darstellte, und sie weinte und betrauerte den Verlust oder zürnte mit Gott. Gelegentlich fiel sie in Verleugnung. Ganz allmählich änderte sich der Traum. Die Augen blieben präsent und verschwanden nicht. Eines Tages hörte sie eine Stimme, die Stimme ihrer Mutter, sagen: «Mein geliebtes Kind, es ist Zeit für uns, um die Trauer zu beenden, es ist Zeit für Dich, mich loszulassen. Sei ein Kind, sei eine Frau und sei eine Mutter. Lebe Dein Leben in Frieden.» In der Folge war sie fähig, von anderen abhängig zu sein, erlaubte ihrer Tante, sie zu bemuttern, und konnte zum ersten Mal ein befriedigendes und vertrauliches Leben als Erwachsene führen.

Die dritte Form der Rekapitulation nennen wir die *identifizierende Rekapitulation,* bei der das Opfer sich mit dem traumatischen Ereignis und dem Aggressor identifiziert und eines von beiden oder beides reinszeniert. Jemand, der z.B. physisch verletzt worden ist, kann sich mit dem Aggressor identifizieren und selbst zum Täter in seinem Leben werden. Die unbewusste Motivation für das Opfer liegt darin, Macht über den traumatisierenden Täter zu bekommen, indem es das Trauma ausagiert, wann immer sie oder er es möchte. Durch das Ausagieren befreit man sich aus der Opferhaltung und regt zugleich die Erinnerungen an; man erfährt eine Stärkung, wenn auch eine neurotische Stärkung.

Wenn wir die drei bisher genannten Rekapitulationsstile vergleichen, sehen wir, wie unterschiedlich sie sich bei sexuellem Trauma oder Missbrauch manifestieren. Bei direkter Rekapitulation könnte eine als Kind sexuell missbrauchte Person als Erwachsener sexuell promiskuitiv werden und wiederholt Beziehungen wählen, in denen Missbrauch scheinbar immer wieder auftritt. Dies steht im starken Kontrast zum defensiven Wiederholer, der einen Lebensstil praktiziert, der Lust und Freude entbehrt, oder ein normales Leben bis auf die Tatsache lebt, dass sexuelle Beziehungen fehlen, kaum vorkommen oder unwichtig sind. In Fällen von identifizierender Rekapitulation vermeidet das Opfer sexuelle Beziehungen, es sei denn, es kann selbst zum Täter werden und den Missbrauch an andere weitergeben.

Bisher haben wir uns Rekapitulationsmodelle angeschaut, die grösstenteils die Opferrolle in das Erwachsenenalter verlängert haben. Im vierten Typ der *konfrontativen Rekapitulation* konfrontieren Opfer das, was sie traumatisiert hat, mehr im Sinne einer Antwort als bloss einer Reaktion. Ärger, Verurteilung und Misstrauen sind häufig Bestandteile im konfrontativen Prozess. Konfrontative Wiederholer sind sich im Allgemeinen der prä- und perinatalen Ursprünge ihrer Einstellungen und Verhaltensweisen nicht bewusst. Ein Fall, der dies beispielhaft zeigt, ist der einer Mutter, die ihre Tochter im Teenager-Alter in der Garage beim Rauchen von Marihuana erwischte. Die Mutter verlor die Kontrolle, was sonst gar nicht ihrer Art entsprach, schlug ihre Tochter und bestrafte sie sehr hart. Die Mutter kam zur Beratung, um herauszufinden, warum sie in dieser Situation so heftig reagiert hatte, warum sie ihre Tochter so unnachsichtig konfrontiert hatte. Sie fand heraus, dass ihre eigene Mutter während der Geburt der Tochter ohne ihre Zustimmung Pitozin (synthetisches Oxytozin) erhalten, und der darauffolgende Zorn auf die Ärzte wegen der Übertretung der persönlichen Grenzen der Familie die ganze Geburt verdorben hatte. Ihre Familie hatte nämlich aus religiösen Gründen Einwände gegen Medikamente.

Viele Beispiele für konfrontative Rekapitulation finden wir in sozialen Protestgruppen. Ein Mann, Mitglied von ‹Parents Against Drugs› (PAD – Eltern gegen Drogen), kämpfte mit so viel Wut gegen Drogen in der Schule, dass er sich von anderen PAD-Mitgliedern und von den Lehrern der Schule entfremdete. In der Therapie fand er heraus, dass er während der Geburt fast gestorben war, als seine Mutter eine Überdosis Anästhesie erhalten hatte, die für ihn beinahe tödlich gewesen wäre, und seine unkontrollierbare Wut war in erster Linie an dieses Ereignis geknüpft.

Ein anderes Beispiel kommt aus einer lokalen Gruppe für Lebensrechte. Ein Mitglied, das in seinen Vorschlägen für soziale Aktionen sehr aggressiv und bei einer Demonstration gewalttätig geworden war, wurde von seiner Frau zur Therapie geschickt. Sehr zu seinem Erstaunen fand er heraus, dass seine Mutter versucht hatte, ihn abzutreiben, und dass seine Wut in Wirklichkeit auf sie gerichtet war. Nachdem er diese Ablehnung und seine Wut bearbeitet hatte, protestierte er zwar immer noch gegen Abtreibungen, wurde aber statt in gewalttätigen Demonstrationen aktiver in Mediation und politischer Lobby-Arbeit.

Im scharfen Gegensatz zu konfrontativer Rekapitulation steht die *generative Rekapitulation,* der fünfte Typ. In diesem Fall beginnen Opfer andere, die am gleichen Trauma leiden, zu umsorgen. Mitgefühl statt Wut ist meistens die Grundlage. Eine Frau beispielsweise, die eine sehr brutale Geburt erlebt hatte, leitete eine Zuflucht für misshandelte Frauen und sprach oft davon, «diese Frauen zurück in die Gesellschaft zu gebären». Sie war sich der Ursprünge ihres Verhaltens in der Geburt nicht bewusst.

Ein anderes Beispiel generativer Rekapitulation betrifft eine Tierärztin. Als Kind war sie auf die Strasse geworfen worden und musste dort alleine auskommen. Sie überlebte dies, aber zu einem hohen Preis – sie verlor das Vertrauen in andere Menschen, behauptete, dass diese auf jeder stammesgeschichtlichen Ebene am schlechtesten in der Fürsorge waren und dass Tiere höherwertig als Menschen seien. Sie kaufte ein grosses Haus und bot kranken und umherstreunenden Tieren Unterkunft. Sie assen, schliefen und spielten 24 Stunden täglich im Haus, gingen manchmal für wildere Spiele und Bewegung hinaus. Die Frau sagte, sie wäre voller Mitgefühl mit den Tieren, und so pflegte sie diese bis sie wieder gesund waren.

Der sechste und letzte Rekapitulationstyp heisst *kompensatorische Rekapitulation;* diese tritt häufig nach Bedürfnisschock auf, d.h. wegen Verletzungen aus ungestillten Bedürfnissen. Im Bedürfnisschock versuchen die Opfer, die als Kind ungestillten Bedürfnisse abzusichern und zu verfestigen. Das klingt gesund, aber kompensatorische Rekapitulation kommt meistens vor, weil der Bedürfnisschock nicht geheilt wurde (sonst würde es keine Rekapitulation geben). Der kompensatorische Prozess ist neurotisch, weil er oft manipulativ ist, weil er versucht, andere Menschen und Situationen zu kontrollieren, weil er blind ist für sich und andere und schliesslich weil er für gerade genug Befriedigung sorgt, so dass eine Person daran gehindert wird, die für eine Heilung notwendige Arbeit in der nötigen Tiefe durchzuführen.

Die Kompensation eines Ereignisschocks (die Verletzung durch ein schmerzhaftes Ereignis) ist ähnlich neurotisch. Wenn man z.B. durch ein überkontrollierendes Elternteil verletzt ist, wird man andere suchen, die Freiheit und Freizügigkeit ermöglichen, und das ist kompensatorisch. Gleichzeitig könnte man neurotische und gewinnbringende Macht über andere entwickeln im Versuch, deren Verletzungen zu kompensieren (Kompensation ist der identifizierenden Rekapitulation ähnlich, jedoch mit ein paar entscheidenden Unterschieden).

Ein Beispiel für die Kompensation eines Bedürfnisschocks betrifft einen Mann im mittleren Alter, der als Kind ständig im Schatten seines älteren Bruders gestanden hatte. Der ältere Bruder war akademisch und sozial überlegen und wohlbekannt für sein Können in beiden Bereichen. Als Folge davon dümpelte der jüngere Bruder dahin, erhielt nicht die Unterstützung, die er gebraucht hätte, um erfolgreich zu sein, und endete mit einem starken Minderwertigkeitskomplex in Bezug auf seine sozialen und akademischen Fähigkeiten. Als Erwachsener kompensierte er, indem er einen Doktorgrad in Physik anstrebte und erreichte, und er war sehr aktiv in sozialen Kreisen, «um mich beliebt zu machen» (in seinen eigenen Worten). Aber weil sein Bedürfnisschock nicht geheilt war, hatte sein Erfolg eine Schattenseite. Er fühlte sich weiterhin unterlegen, war leicht verletzbar und suchte besessen nach den Gründen, warum Menschen ihn nicht mögen könnten, sogar wenn sie ihn gern hatten. Wenn Bedürfnisschock geheilt wird, verlieren die damit verbundenen Gefühle ihre Macht und treten nur noch selten in Erscheinung.

Wie heilsam sind die verschiedenen Formen der Rekapitulation? Es kommt darauf an. Wenn traumatische Energie durch Rekapitulation zum Ausdruck gebracht wird, ermöglicht dies Heilung auf einer bestimmten Ebene. Rekapitulationen können viele wichtige Elemente von Heilung beinhalten und aktivieren, wie Selbstreflexion, Empathie und Mitgefühl für sich selbst und andere, Kontextualisierung (s. unten), Katharsis, Verständnis, Einsicht und Stärkung der eigenen Persönlichkeit. Im Allgemeinen ist der Grad an Heilung höher, je grösser die Zahl und die Tiefe der Elemente eines Rekapitulationsstils ist.

Die kraftvollsten Elemente, die zur Heilung beitragen, sind wahrscheinlich Katharsis und Kontextualisierung, auch wenn es unwahrscheinlich ist, dass sie – nur für sich genommen – die meisten Verletzungen heilen können. Um Trauma zu heilen, müssen traumatische Erinnerungen aufgedeckt und kathartisch gelöst werden, *und* das Trauma muss richtig kontextualisiert werden. Dies bedeutet, dass die Person ein Verständnis darüber benötigt, in welchen Situationen der Vergangenheit er oder sie verletzt worden ist, über die Rekapitulationen, die aus diesen Verletzungen entstanden sind, und zu einem gewissen Grad zu Empathie und spirituellem Containment Zugang hat (siehe Emerson 2000). Wenn eine Verletzung kontextualisiert ist, bedeutet es, dass ein Symptom in Bezug auf seinen Ursprung und die Bedingungen verstanden wurde, unter denen die Verletzung entstanden ist, und dass dies in die bewusste Wahrnehmung aufgenommen wurde. Ein solcher Zugang zum Trauma erhöht die Wahrscheinlichkeit für Ausdruck und Auflösung von Gefühlen. Weil bei der direkten Rekapitulation am ehesten Katharsis und Kontextualisierung auftreten, ist die Wahrscheinlichkeit für Heilung hier am grössten.

Einige Rekapitulationsstile sind gegenüber Katharsis und Kontextualisierung resistent, am meisten die konfrontative und defensive Rekapitulation. Wenn Menschen konfrontativ wiederholen, sind sie sich häufig der regressiven Grundlage der Konfrontation nicht bewusst, und die Wahrscheinlichkeit für das Auftreten von Katharsis ist unter diesen Umständen gering. Darüber hinaus beinhalten Konfrontationen häufig Ärger, Bewertungen und/oder Misstrauen, genau das Gegenteil von Empathie und Mitgefühl. Dadurch ist konfrontative Rekapitulation am schwierigsten zu heilen, obwohl ich viele Fälle gesehen habe, bei denen die Zunahme der persönlichen Stärke, die mit Konfrontation einhergeht, zu einem beachtlichen Teil heilende Wirkung hat. Einige dieser Überlegungen treffen auch auf defensive Rekapitulation zu, d.h. defensive Wiederholer neigen dazu, die Kontextualisierung ihres Traumas und den damit einhergehenden kathartischen Gefühlsausdruck zu vermeiden. Gleichzeitig trägt aber die Sicherheit und die Stärke, die sie durch Vermeidung bekommen, zu einem gewissen Grad zur Heilung bei, so dass es wahrscheinlicher wird, dass ihre regressiven Hintergründe bewusst werden und in die Erinnerung eingefügt werden können. Der Grund dafür liegt darin, dass Sicherheit und Stärke das spontane Auftauchen unbewusster Erinnerungen unterstützen, im wirklichen Leben wie auch in Träumen.

Ein Beispiel: Johns Zwillingsbruder starb, als beide 38 Tage alt waren (während der Schwangerschaft). Bis zum Alter von 38 Jahren hatte John nie einen wirklichen männlichen Freund gehabt, da er unbewusst die Verlustgefühle und die Unruhe, die solch ein Kontakt mit sich gebracht hätte, vermieden hatte. Im Alter von 38 brach er weinend zusammen, als sein Kater starb. Erinnerungen an seinen sterbenden Zwillingsbruder zogen blitzschnell vor seinen Augen vorbei, und er hatte augenblicklich die überraschende Einsicht, dass er sein gesamtes Leben den Kontakt zu Männern aus

Angst vor Verlust vermieden hatte. Nachdem er ein Jahr den Verlust seiner Katze und seines Bruders betrauert hatte, war er ein anderer Mensch geworden. Die Stärke, die er aus der Vermeidung der Verlustgefühle gewonnen hatte, war ihm eine grosse Hilfe. Er entwickelte tiefe und vertrauensvolle Beziehungen mit Frauen, einschliesslich seiner Ehefrau, fühlte sich zunehmend sicher und vertrauensvoll mit Männern (weil er die Kraft hatte, den Schmerz über den Verlust zu vermeiden) und war daher in der Lage, dem Schmerz über den Verlust des Zwillingsbruders im Alter von 38 zu begegnen und ihn schnell zu heilen.

In meiner Erfahrung hat direkte Rekapitulation das grösste Potential für Heilung, mit generativer Rekapitulation an zweiter Stelle und defensiver oder konfrontativer Rekapitulation als abgeschlagenen Dritten. Im Allgemeinen hängt das Heilungspotential von defensiver oder konfrontativer Rekapitulation vom Grad der persönlichen Stärke ab, die sich manifestiert. Wenn eine Person das Gefühl hat, dass sein oder ihr Lebensstil eine signifikante Verbesserung gegenüber der Situation darstellt, welche die prä-, perinatale oder Kindheits-Verletzung verursacht hat, und wenn sie sich durch die Wahl ihres Lebensstils oder des konfrontativen Prozesses gestärkt fühlt, dann kann defensive und konfrontative Rekapitulation für den Heilungsprozess hilfreich sein.

Rekapitulationsstile werden zu bedeutenden Anteilen der Persönlichkeit. Einige Menschen legen sehr beständig einen bestimmten Rekapitulationsstil an den Tag, während andere zwischen den Stilen wechseln. Ein Wechseln der Stile ist am gebräuchlichsten. Eine junge Frau mit Zangengeburt wechselte beispielsweise zwischen der Wahl von Männern, die sie – in ihren Worten – «kontrollierten und herumzerrten» (direkte Rekapitulation von ihrer Erfahrung mit der Zange), und der Wahl von Männern, die «schwach waren, die ich beherrschen konnte» (defensive und identifizierende Rekapitulation). Ein anderes Beispiel multipler Stile betrifft einen Mann, der von beiden Elternteilen verlassen worden war. Sein Vater hatte sich über die Schwangerschaft aufgeregt und war schon vor der Geburt gegangen, seine Mutter zog nach der Geburt weg und gab ihn zur Pflege zur Grossmutter mütterlicherseits. In seinem Leben beging er entsetzliche Dinge, damit seine Freundinnen ihn verlassen würden (direkte Rekapitulation). Er verabredete sich heimlich mit anderen Frauen, log über seine Karriere, stahl Geld aus ihren Handtaschen und stahl ihre Kleider, um sie anderen Frauen zu schenken. Irgendwann entdeckten sie schliesslich seine Taktlosigkeiten und trennten sich von ihm. Er fühlte sich jedesmal sehr verlassen. Dann veränderte er aber sein Muster, indem er den Rekapitulationsstil wechselte. Statt in verdriessliche Verlassenheitsgefühle zu fallen, begann er sich bei seinen ehemaligen Freundinnen zu entschuldigen, entwickelte erheblichen Charme und konfrontierte sie mit ihrem Mangel an Verantwortung für die Beziehung und den Verpflichtungen, die sie ihm gegenüber eingegangen waren (konfrontative Rekapitulation). Er war häufig erfolgreich darin, sie wieder zurückzulocken, und erlangte damit symbolische Macht über die Dynamik seiner ihn verlassenden Eltern, die ihn traumatisiert hatte.

Zusammenfassung

Die Verletzungen, die während der prä- und perinatalen Phasen der Entwicklung und in der Kindheit erfahren werden, führen zu bleibenden Eindrücken im Unbewussten. Diese Verletzungen müssen einen Ausdruck im Leben finden, so dass sie wahrgenommen, behandelt und geheilt werden können. Gleichzeitig muss man sich vor den Verletzungen schützen, da sie schmerzhafte Erinnerungen beinhalten, und es ist schwierig, sie anzuerkennen und damit umzugehen. Das heikle Gleichgewicht zwischen direkter und defensiver Rekapitulation zeigt die verschiedenen Bedürfnisse auf, einerseits das Trauma bewusst zu machen gegenüber dem Versuch, andererseits das Trauma im Unbewussten zu lassen. Andere Rekapitulationsstile beeinflussen diese Balance auf verschiedene Weise.

Es gibt eine höhere Wahrscheinlichkeit, dass Verletzungen aus der prä- und perinatalen Phase der Entwicklung wiederholt werden als für später auftretende Verletzungen, weil das Abwehrsystem während der frühen Zeit noch sehr primitiv und unreif ist. Anspruchsvollere Abwehrmechanismen wie Rationalisierung, Verleugnung, Projektion, Reaktionsbildung usw. sind dem Ungeborenen nicht zugänglich. Rekapitulationsstile stehen dem Ungeborenen jedoch zur Verfügung, insbesondere auf der Verhaltensebene und in der Psychomotorik, und diese Muster bereiten die Bühne für die Rekapitulationsmuster des Erwachsenen vor.

Literatur

Emerson W. Shock. A Universal Malady. Prenatal and Perinatal Origins of Suffering, Emerson Training Seminars, Petaluma; 2000. Zu beziehen beim Autor: www.emersonbirthrx.com

Brückenschläge zwischen der prä- und perinatalen Psychologie und der körperorientierten Psychotherapie*

Marjorie L. Rand
(in Zusammenarbeit mit Christine Caldwell)

Einleitung

Christine Caldwell

Zwischen der Geburtspsychologie und der somatischen Psychologie gibt es eine natürliche Verwandtschaft. Obwohl sich beide Gebiete relativ unabhängig voneinander entwickelt und sie nur wenige Pioniere und Theoretiker gemeinsam haben, sind ihre Grundannahmen, viele ihrer diagnostischen Mittel und ziemlich viele ihrer klinischen Techniken erstaunlich ähnlich. In vielen Fällen besteht eher ein gradueller Unterschied als einer des Inhalts. Beide Gebiete scheinen elementare Muster menschlicher Erfahrung zu erkennen, die von den zurzeit dominierenden Paradigmen der Psychotherapie nicht berücksichtigt werden, und suchen diese sowohl zu erweitern als auch neu zu orientieren. Diese Einleitung beginnt mit der Beschreibung einiger der Brücken, die es natürlicherweise zwischen beiden Gebieten gibt, und schlägt Wege vor, wie sie zusammenwirken könnten, so dass beide bereichert und unterstützt werden.

Vor allem vier Brücken verbinden diese beiden Gebiete. Die *erste* hat mit einem Bereich zu tun, den beide zum Gegenstand haben. In neurologischen Begriffen ausgedrückt, beide Gebiete sind an menschlicher Erfahrung interessiert, die zum grossen Teil ausserhalb des Neokortex und der Sprachzentren des Gehirns existiert: Prä- und perinatale Psychologen, weil sie an der Wirkung von Ereignissen interessiert sind, zu denen es kam, bevor diese Gehirnzentren voll ausgebildet waren, und somatische Psychologen, weil ihre körperzentrierte Perspektive davon ausgeht, dass Erfahrungen erst durch Zentren des limbischen Systems, des Mittelhirns und des Stammhirns geleitet werden, was zu Haltungen, Orientierungen und sogar Verhaltensweisen führt, die deutlich ausgebildet sind, bevor diese Erfahrungen überhaupt im Neokortex und daher in bewusster Wahrnehmung angelangt sind. Beide Gebiete geben jeweils von ihrem eigenen

* Der Artikel erschien zuerst unter dem Titel «Integrating Pre- and Perinatal Psychology and Body-Oriented Psychotherapy» in *The USA Body Psychotherapy Journal* 2004;3(2): 50–67 (für weitere Informationen: www.usabp.org). Übersetzt von Peter Brandenburg.

Standpunkt aus beredt Zeugnis von gegenwärtigen neurologischen Erkenntnissen, die signifikante Anteile der Psychotherapie ausserhalb des Horizonts kognitiver Einsicht und kognitiven Verstehens lokalisieren (Schore 1994). Das führt zu einer Erweiterung des ganzen Gebietes von Heilen in Bereiche hinein, die bisher als irrelevant, unzugänglich oder nicht zu behandeln galten.

Die *zweite* Brücke, die diese zwei Gebiete verbindet, hat mit der ganzheitlichen Sicht von Körper und Geist zu tun, die beiden gemeinsam ist. Grundlegende Theoriebildung beginnt auf beiden Gebieten mit der Annahme, dass Soma und Psyche eins sind und dass der physische Körper und die emotionalen, kognitiven, transpersonalen und spirituellen Körper als ein Gewebe existieren. Was mit einem geschieht, geschieht mit allen. Therapie muss daher ihr Verständnis dieser Facetten so konzipieren, dass ein physisches, ein emotionales und ein kognitives Symptom als Ausdruck derselben historischen Verletzung gesehen und durch umfassende Techniken geheilt werden kann.

Drittens verbindet die zwei Disziplinen oft die Diagnostik. Beide tendieren dazu, Klienten durch im Grossen und Ganzen verhaltensbezogene Mittel zu beurteilen und die Bewegung, Gestik, Körperhaltung, Energie, Beziehungsdynamik, physischen Beschwerden und emotionalen Muster zu betrachten, um zu einer Diagnose zu gelangen und zu behandeln. Beide Gebiete sind ebenso sehr – oder vielleicht sogar noch mehr – davon fasziniert, was ein Klient tut, wie davon, was er denkt.

Schliesslich sind beide Gebiete in ihren Behandlungsformen in hohem Grade erfahrungsorientiert. Therapie besteht in vielen Fällen aus Erfahrungen, die während der Therapiesitzungen gemacht und dann im Alltag umgesetzt werden. Techniken wie bewusstes Atmen, Ausdruck in Bewegung, Entspannungsübungen, Körperarbeit, emotionale Entladung und kreative Prozesse bilden das Rückgrat beider Disziplinen. Es ist schade, dass die beiden Gebiete diese Brücken nicht häufiger genutzt haben, um sich auszutauschen. Viele Praktiker fangen an, das zu tun. In den nächsten Abschnitten dieses Artikels werden Möglichkeiten vorgeschlagen, wie sie das vielleicht noch mehr tun können.

Potentielle Beiträge der Geburtspsychologie zur somatischen Psychologie

Aufgrund ihrer Konzentration auf sehr frühe Lebensereignisse erweitert die prä- und perinatale Psychologie unsere psychologisch bedeutsame Lebenszeit bis zur Zellebene (Chamberlain 1998). Für somatische Psychologen ergibt diese Erweiterung viel Sinn. Wenn wir alles, was dem Körper widerfährt, als psychologisch bedeutsam ansehen, dann sind sowohl Keim- als auch Körperzellen von Erfahrungen betroffen, die organismische Entwicklung, Orientierung und Verhalten beeinflussen. Doch viele somatische Psychologen haben diese Perspektive weitgehend übersehen. Viele Pioniere der somatischen Psychologie waren ausgebildete Psychologen und tragen vielleicht die Folgen davon, dass Freud seine Ansichten über das Geburtstrauma zurückgenommen und verharmlost hat, während viele Pioniere der Geburtspsychologie unmittelbar aus der Medizin kamen, die sich mit der prä- und perinatalen Versorgung befasste.

In prä- und perinataler Psychologie ist die primitive, schnelle, globale und dauerhafte Form von Lernen, «Prägung» genannt, gut beschrieben und thematisiert worden (Chamberlain 1998; Verny 1981). Prägung tritt als Lernstil in den Hintergrund, wenn der Neokortex ins Spiel kommt, bleibt aber während unserer ganzen Lebenszeit zugänglich und wird zum Beispiel durch so starke Eindrücke wie plötzliche, traumatische und lebensbedrohende Ereignisse aktualisiert. Viel von dem, was wir bei Erwachsenen als Trauma- und Schockreaktionen sehen, hat seinen Ursprung in Prägungsmechanismen im Gehirn und an anderen Stellen im Körper (Dudai 2002). Die somatische Psychologie wurde in jüngerer Zeit für ihre Arbeit mit Trauma und Schock gelobt, sie hat aber oft nicht die Verbindung zu früher Prägung wahrgenommen und daher in manchen Fällen die Möglichkeit verkannt, dass Muster von Trauma bei Erwachsenen ein Wiederauftreten von sehr frühem Lernen reflektieren können, das bis in das intrauterine Leben zurückreicht (Chamberlain 1993, 1998). Durch eine Anerkennung und Berücksichtigung dieser Möglichkeit können somatische Praktiker an die Wurzel dysfunktionaler Reaktionen gelangen. Wenn somatische Psychologen ein Bewusstsein und ein Verständnis von der Prägung während der Schwangerschaft sowie von den peri- und postnatalen Prägungen entwickeln, können sie die frühesten somatischen Erfahrungen erreichen und dadurch die Wirksamkeit ihrer Arbeit erhöhen. Somatische Psychotherapeuten können sogar noch jüngere Klienten behandeln und dabei viele der Techniken benutzen, die sie schon besitzen. Praktiker somatischer Psychologie können auch von neuen Behandlungstechniken profitieren, die für schwangere Frauen, Föten im Mutterleib, Neugeborene, Säuglinge und kleine Kinder entwickelt wurden. Dazu können Berührung, Nachspielen der Geburt, die Verwendung von Musik und anderen Kunstformen, Hypnotherapie und Warmwasserpraktiken gehören.

Beiträge der somatischen Psychologie zur Geburtspsychologie

Somatische Psychologie ist entweder direkt oder indirekt von Ergotherapie und Physiotherapie sowie von Tanztherapie und «Sensory Integration» beeinflusst. Aufgrund dieser Einflüsse besitzt sie ein feinentwickeltes Verständnis für die Schrittfolge der Bewegungsentwicklung und die Verzögerungen dieser Entwicklung, zu denen es kommt, wenn die Bewegungsaufgaben durch Trauma oder Verwahrlosung behindert sind. Entwicklungsrückstände entsprechen psychischen Störungen wie auch Lern- und Gedächtnisstörungen. Praktiker der Geburtspsychologie können von diesem Verständnis profitieren, da sie sich oft auf die emotionalen Folgeerscheinungen von Trauma konzentrieren und vielleicht unabsichtlich die physische Aufarbeitung und Heilung («Repatterning»), nach der der Körper hungert, vernachlässigen. Aufgrund des Gewichtes, das viele somatische Psychologen auf Bewegung legen, besitzt dieses Gebiet viele Instrumente zur Beurteilung von Bewegung, die leicht für die Forschung und Diagnose bei Neugeborenen und Säuglingen angewandt werden können. Formen der Bewegungsanalyse wie «Body-Mind-Centering» (Aposhyan 1999; Hartley 1995), die «Laban Bewegungsanalyse» (Payne 1992), das «Kestenberg Bewegungsprofil» (Lewis Bernstein 1984) und die «Bartenieff Movement Fundamentals» (Bernstein 1975) können alle auf Säuglinge angewandt werden, und viele ihrer ausgebildeten Analytiker verstehen die Entsprechung von Bewegungsverhalten auf der einen Seite und Persönlichkeitsdynamik und innerpsychischer Dynamik auf der anderen. Diese Methoden gehen über die Möglichkeiten der Videoanalyse hinaus, weil sie die biologischen und entwicklungsbezogenen Bedürfnisse ansprechen, an denen entlang sich das Bewegungsverhalten bildet. Wenn die Psyche gestört ist, ist es auch die Bewegung.

Wenn wir Bewegungsverhalten genau anschauen, können wir Behandlungsthemen feststellen und vor und nach der Behandlung Tests durchführen, um beobachtbare Ergebnisse zu bekommen. Immer mehr somatische Psychologen erhalten die offizielle Zulassung dafür, irgendeine Form von Beratung oder Psychotherapie auszuüben, und dieses Gebiet, die somatische Psychologie, findet zunehmend neben den meisten Formen von Mainstream- wie alternativen Heilmethoden seinen Platz. Die entsprechende Ausbildung befähigt einen Therapeuten, auf eine ethisch legitime Weise stärker gestörte Klienten zu behandeln und garantiert mindestens eine gewisse Kenntnis im Umgang mit Familiensystemen, Diagnostik, Gruppendynamik, Forschung, multikultureller Beratung sowie Themen um Diversität und Berufsethik. Sie umfasst eine Ausbildung in verbalen therapeutischen Techniken und befähigt Praktiker dazu, mit verbalen wie mit nonverbalen

Zuständen alternierend zu arbeiten und so die Gesamtintegration zu verbessern. Sie garantiert auch klinische Praktika und Supervision von Praktikanten.

Möglichkeiten, wie beide Gebiete zusammen voranschreiten können

Beide Gebiete können von dem Trend zu zunehmend professioneller Ausbildung und zu professionellen Standards profitieren. Wenn wir das, was wir tun, Psychotherapie oder auch Beratung nennen, und wenn wir glauben, dass wir die Psyche positiv beeinflussen, dann können wir nur davon profitieren, wenn wir streng ausbilden, das heisst in Formen, die unethische oder inkompetente Praktiker rechtzeitig als solche erkennen lassen. Somatische Psychologen können sich jetzt an mehreren akkreditierten Universitäten ausbilden lassen, die es Graduierten dann ermöglichen, bei staatlichen Behörden Zulassungen als Psychotherapeuten oder Berater (Counseler) zu beantragen. Auch prä- und perinatale Psychologen können auf ihrem Gebiet graduieren. Beide Fachrichtungen können auch gemeinsame Projekte in Ausbildung, Forschung, Publikation und Marketing erwägen. Wenn sie auf offizieller Ebene wie auch informell einen Dialog führen, können sie einander bereichern und sich gegenseitig erweitern.

Die Geburtsstadien

Marjorie L. Rand

Es gibt verschiedene Schulen der Geburtstherapie. Zu ihnen gehört Stanislav Groffs Methode, die Atemtechniken einsetzt, um Zugang zu Geburtsmaterial zu bekommen, und dazu tendiert, die transpersonalen Aspekte zu betonen. Eine andere ist Leonard Orrs Technik des «Rebirthing», die häufig Warmwasserbecken verwendet, um Geburtszustände zu evozieren. Lisbeth Marchers «Bodynamic Therapy» nutzt ihr Verständnis davon, wie somatische Entwicklung mit psychischer Entwicklung zusammenfällt bei der Arbeit mit prä-, peri- und postnatalen Themen. Die Arbeit von Frank Lake in England entwickelte Theorien, die sich auf die Art und Weise bezieht, wie Babys auf Stress in der Geburtssituation reagieren. William Emerson ist, zusammen mit Thomas Verny, David Chamberlain und anderen, einer der Pioniere auf dem Gebiet der prä- und perinatalen Psychologie. Seine Arbeit, genannt «Birth Re-Facilitation», ist von Lakes Arbeit beeinflusst. Emerson beschrieb die fötalen Stadien der Geburt, auf die sich dieser Aufsatz konzentriert. Diese Stadien wurden zuerst in den späten 1980er Jahren so formuliert.[1] Sie werden aus der fötalen Perspektive dargestellt und nicht aus der üblichen Sicht der Geburtshilfe, die auf die Mutter fokussiert. Natürlich interagieren der Körper der Mutter und der des Fötus während der Geburt in jedem Moment. Aber es ist wichtig, dass wir den Prozess der Geburt aus der Perspektive des Babys untersuchen und nicht aus der des Arztes oder der Hebamme.

Da die Geburt eine der mächtigsten physischen Erfahrungen im Leben ist, muss der Zugang zu ihr über den Körper gefunden werden. In diesem Abschnitt wird der grundlegende physische Formungsprozess des Körpers während seiner Bewegung durch den Geburtskanal untersucht. Es werden im Einzelnen die Veränderungen von Position und Bewegung und die Variationen des Drucks beschrieben, die das Baby erlebt. Es ist die Absicht dieses Aufsatzes zu zeigen, wie diese Stadien in die reichianische Theorie der Segmente passt und wie diese benutzt werden kann, um in einer somatischen Psychotherapiesitzung mit prä- und perinatalem Material zu arbeiten.

Geburtsstadium 1: Deszensus

Das Geburtsstadium 1 wird Deszensus (Abwärtsbewegung) genannt, und wenn das Baby in den Geburtskanal eintritt, muss sein Kopf an der Wirbelsäule der Mutter liegen, wobei eine Seite (die Liegeseite) auf dem Lumbosakralpromontorium ruht und die andere Seite an ihrer Schambeinsymphyse. Das bewirkt an bestimmten Kontaktpunkten seitlichen Druck auf den Schädel des Fötus: in der Schläfengegend auf der Liegeseite und in der Unterkiefergegend auf der abgewandten Seite. Wenn es ein Trauma oder Feststecken (Aufhören der Abwärtsbewegung) gibt, wird es an den Kontaktpunkten zu Verletzungen und zu einem seitlichen Zusammendrücken des fötalen Schädels kommen. Zu den psychologischen Entsprechungen des Traumas in diesem Stadium gehören Lebensauffassungen wie: «Ich kann nicht vor und nicht zurück», «Kein Ausweg» und «Doublebind».

1 Ich habe diese Informationen während meiner acht Jahre in Ausbildungsgruppen bei Emerson und in meiner eigenen Praxis mit Erwachsenen und Kleinkindern gewonnen. Obwohl diese Ausführungen unpubliziert bleiben, kann man bei Emerson seine Vorträge und Videos bekommen (Tel.: 001 707-763 7024 oder wemerson@home.com). Weitere Informationen sind erhältlich über das *Journal of Pre- and Perinatal Psychology* (PO Box 1398, Forestville, CA 95436, USA) oder durch die American Association of Pre- and Perinatal Psychology and Health über *apppah@aol.com* oder *www.birthpsychology.com.*

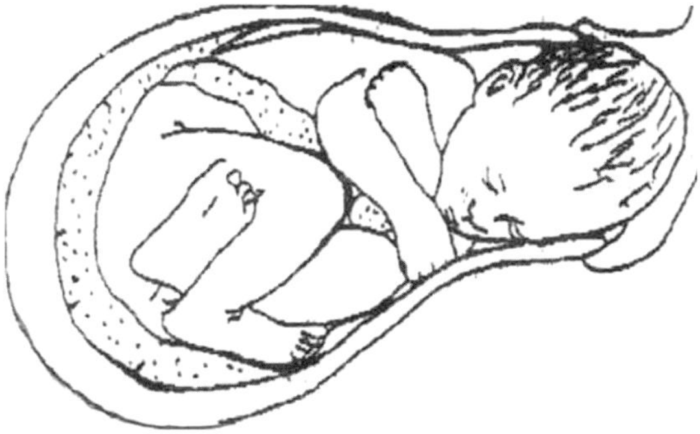

Geburtsstadium 2: Deszensus und Rotation

Geburtsstadium 2 wird Rotation genannt. Weil der Beckeneingang ein Oval in horizontaler Ebene – wie ein Ei auf seiner Seite – ist, muss der fötale Schädel beim Eintreten in den Geburtskanal auf der Seite liegen. Der Beckenausgang ist aber ein Oval in vertikaler Ebene, also muss sich der fötale Schädel, nicht aber der Körper, im Geburtskanal drehen, um durch ihn hindurch zu navigieren. Wenn es während des Rotationsstadiums zu einer Verzögerung kommt, wird es sowohl auf der Vorderseite als auch auf der Rückseite des fötalen Schädels ein Zusammendrücken in Form eines Spiralmusters geben, da der Fötus sich zugleich weiter nach unten bewegt. Stadium 2 ist die Phase, in der es am häufigsten zu Traumata kommt, und die gefährlichste (Emerson). Sie ist schwer zu navigieren, und es kann zu Komplikationen

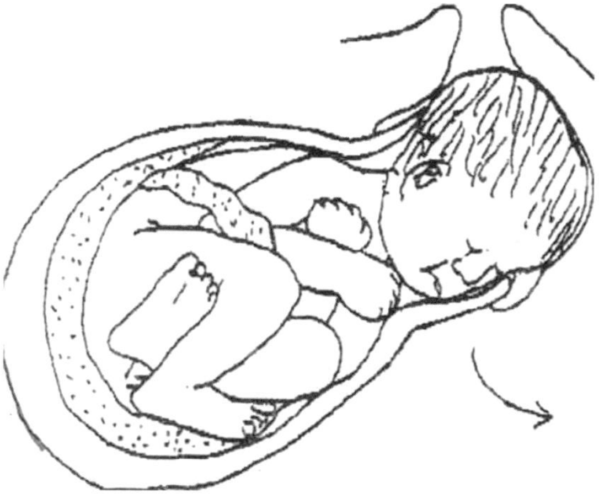

kommen, wenn die Nabelschnur beteiligt ist. Wenn der Geburtskanal zu eng ist, kann es zu einem Trauma am Hals, an der Brust und an den Schultern kommen. Einige der psychologischen Entsprechungen zu einem Trauma in diesem Stadium sind Themen, die um die Wendepunkte im Leben kreisen, um Sich-Einlassen auf Unbekanntes, die Sehnsucht nach Orientierung und zugleich den Widerstand dagegen.

Geburtsstadium 3: Deszensus und Beugung und Dehnung

Das Geburtsstadium 3 hat zwei Phasen, Beugung und Dehnung. Nach der Rotation muss der fötale Kopf sich nach vorne mit seinem Gesicht gegen das mütterliche Sakrum beugen (Beugung), um unter das Schambein der Mutter zu passen. Danach muss sich der fötale Kopf nach oben beugen

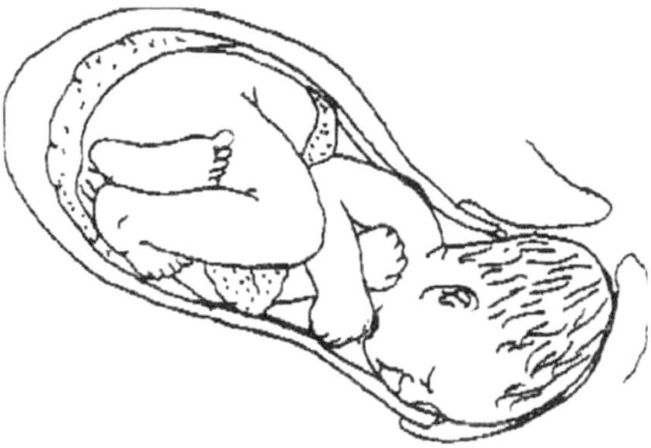

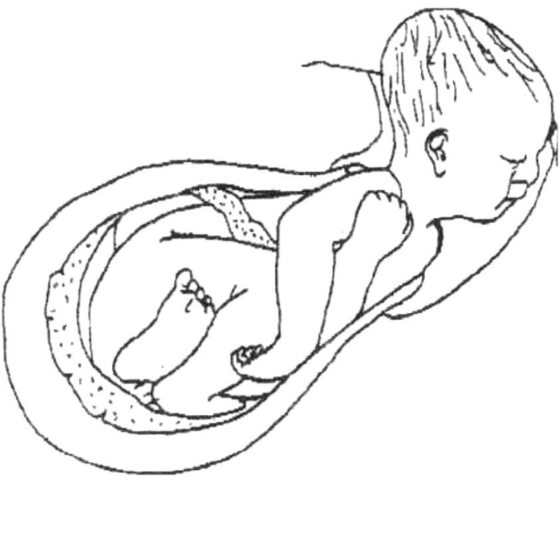

(Dehnung). Wenn der Muttermund voll geweitet ist, kommt es im Stadium 3 während der Dehnungsphase zum «Crowning». Crowning nennt man es, wenn der Scheitel des fötalen Schädels in der Öffnung des Muttermundes sichtbar wird. Wenn dieses Stadium zu lange dauert, kommt es zu einem Zusammendrücken des fötalen Schädels von vorne und von hinten. Bei einem Trauma in diesem Stadium können die psychologischen Lebensauffassungen Produktivität thematisieren und die Schwierigkeiten damit, Anstrengung aufrechtzuerhalten oder einer Aufgabe auf den Grund zu gehen.

Geburtsstadium 4: Austreten des Kopfes, Geburt des Körpers und Bonding

Geburtsstadium 4 ist das Austreten von Kopf, Schultern und Körper. Der fötale Schädel muss sich zurück zu seiner Liegeseite drehen und mit dem fötalen Körper ausgerichtet sein, um die Schultern freizubekommen. In diesem Stadium kann es, wenn Komplikationen auftreten, zu Trauma an Hals, Schlüsselbein und an den Schultern wie auch am Becken kommen.

In Stadium 4 kommt es auch zu optimalem Bonding (Rand 1996). Wegen des Hormons Oxytozin[2] sollte der Säugling in die Arme der Mutter gelegt werden, bevor die Nabelschnur durchtrennt wird, und saugen dürfen. Einige mögliche psychische Haltungen und Glaubenssysteme, die aus einem Trauma in diesem Stadium entstehen können, sind: «Ich bin nicht willkommen», «Die Welt ist ein kalter Platz», «Etwas stimmt nicht mit mir», «Leben ist gefährlich», «Leben ist schwer» oder «Ich habe meiner Mutter Schmerzen zugefügt und muss mein Leben lang versuchen, das wiedergutzumachen».

Es ist möglich, den Körper eines Neugeborenen und sogar den eines Erwachsenen zu «lesen», um ein Geburtstrauma zu diagnostizieren, wenn der Therapeut diese Muster erkennen kann. Natürlich gibt es auch andere Verläufe der Geburt, wie die Geburt bei Steisslage oder durch Kaiserschnitt, die ganz andere Muster hervorrufen und die in diesem Aufsatz nicht besprochen werden.

2 *Anmerkung des Herausgebers:* Oxytozin wird auch als «Liebes- oder Bindungshormon» bezeichnet. Es wird während der Geburtswehen und nach der Geburt beim ersten Saugkontakt des Babys an der Mutterbrust von der mütterlichen Hirnanhangdrüse gebildet und ermöglicht Mutter und Kind – wenn es in den Blutkreislauf gelangt – eine tiefe Bindungserfahrung und die ersten nachgeburtlichen Liebesgefühle (s. Odent M. Die Wurzeln der Liebe. Düsseldorf/Zürich: Walter; 2001).

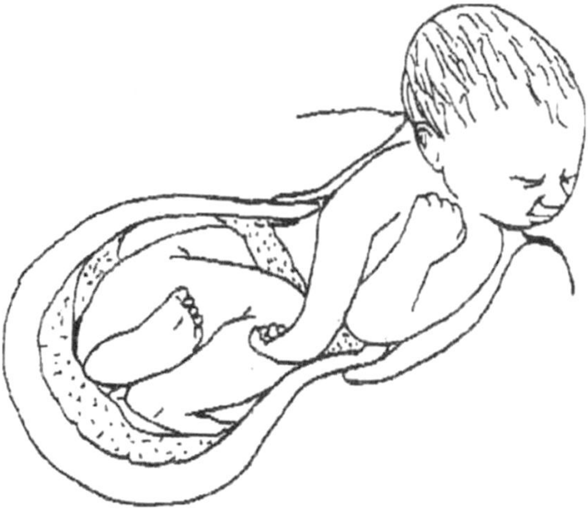

Die reichianischen Segmente

Wilhelm Reich gilt als der Vater der Körperpsychotherapie. Er war ein Schüler Freuds, dessen Ansichten über Körper und Energie als revolutionär galten. Reich wusste, dass die Energie sich vertikal durch den Körper bewegt. Dies ist ähnlich wie bei den Meridianen in der Akupunktur, auch wenn wir nicht wissen, ob Reich Kontakt mit der chinesischen Medizin hatte. In ähnlicher Weise findet Reichs Segmenttheorie Parallelen im Chakrensystem der hinduistischen spirituellen Praxis. «Chakra» ist in Sanskrit das Wort für «Rad» oder «Energiezentrum». Auch ob Reich das Chakrensystem kannte, wissen wir nicht.

Reich nannte Blockaden des Energieflusses, die durch muskuläre Kontraktion verursacht werden, «Panzerung». Diese muskuläre Panzerung verläuft vorne und hinten horizontal durch den Körper (Reich 1973). Dadurch wird der menschliche Körper segmentiert wie ein Wurm. Dieser Abschnitt konzentriert sich auf die Segmente des Körpers und wie sie genutzt werden können, um ein Geburtstrauma zu diagnostizieren. Rosenberg et al. (1985) haben die reichianischen Segmente angemessen beschrieben. Was hier neu ist, ist ihre Beziehung zu prä- und perinatalem Material sowie die Hinweise darauf, wie man mit diesen Themen arbeiten kann.

Das okulare Segment

Das erste Segment wird das okulare Segment genannt und umfasst den Scheitel und die Hinterseite des Kopfes einschliesslich der Stirn und der

Augen. Die Funktion dieses Segmentes ist Präsenz und Kontakt. Reich glaubte, es wäre für den Therapeuten nötig, mit dem Klienten von Angesicht zu Angesicht und in Kontakt zu sein. Das ist besonders wichtig, wenn Themen um ein Geburtstrauma aufkommen, denn Kontakt mit dem Therapeuten kann die Bonding-Erfahrung mit der Mutter in Stadium 4 wiederholen und korrigieren. Wenn ein Mensch nicht präsent und in seinem Körper geerdet ist, kann man das in den Augen sehen, die starr, leer oder glasig wirken können. Das okulare Segment muss offen sein, um in Kontakt sein zu können, daher richtet sich die Aufmerksamkeit in einer Therapiestunde gewöhnlich zuerst auf das okulare Segment. Wenn jemand ein Empfängnistrauma erlitten hat oder nicht gewollt war oder einen Abtreibungsversuch überlebt hat, ist es gut möglich, dass er sich dafür entschieden hat, in seinem Leben nicht präsent zu sein und von seinem Körper zu dissoziieren. Folglich kann ein Mangel an Präsenz, der sich in den Augen zeigt, ein Hinweis auf diese Art Trauma sein. Wenn während des Geburtsprozesses Anästhesie angewendet wurde, kann der Fötus bewusstlos gewesen sein und war daher bei dem Geburtsvorgang nicht anwesend. Das zeigt sich oft in einem Augenblock. Druck am Scheitel und an den Seiten des Kopfes und auch an der Stirn können gut auf ein Trauma während des Stadiums 1 hinweisen. Das okulare Segment steht auch in Beziehung zu den Füssen und der Funktion der Erdung (Grounding). Der Energiefluss muss vom Kopf bis zu den Füssen ohne Unterbrechung sein. Wenn die Füsse und die Beine nicht mit dem Rest des Körpers verbunden sind, kann das darauf hinweisen, dass die Beine aufgrund von Anästhesie oder einem anderen Trauma während des Geburtsprozesses nicht stossen konnten. Leichter bis mässiger Druck auf die Muskulatur im Stirn-, Schläfen- und Hinterkopfbereich kann Geburtsthemen ins Bewusstsein bringen. Wenn man einen Klienten sich auf den Boden hinlegen lässt, mit seinen Füssen (in einem 90-Grad-Winkel) an der Wand, und der Therapeut ein Kissen auf den Scheitel platziert und Gegendruck gibt, kann das die Beine und Füsse des Klienten aktivieren, und indem er mit Kopf und Füssen drückt, das Stadium 1 Deszensus (Abwärtsbewegung) wiederholen.

Das orale Segment

Das nächste reichianische Segment ist das orale Segment, zu dem der untere Teil des Gesichts (Mund und Kiefer) gehört. Während diese Strukturen natürlich für den Ausdruck benutzt werden, dienen sie auch dem Zurückhalten, zum Beispiel bei der Nahrungsaufnahme oder wenn es darum geht, Ausdruck zu hemmen. Sie sind für das Überleben essentiell. Ein Baby, das ohne einen starken Saugreflex geboren wird, der sich im Uterus gebildet hat, hätte in früheren Zeiten vielleicht nicht überlebt. Es ist auch für das optimale Bonding essentiell, dass Mund, Zunge und Hals des Neugeborenen gut funktionieren. Panzerung an diesen Stellen kann auf ein Trauma in Stadium 1, 2 oder 3 hinweisen. Der Kiefer kann ein Hinweis auf ein Trauma an einem Kontaktpunkt auf der Nicht-Liegeseite während Stadium 1 sein. Auch wenn das Gesicht jedes Menschen auf irgendeine Weise asymmetrisch ist, ist es oft ein Hinweis auf ein Trauma in Stadium 2 «Rotation», wenn die obere und die untere Hälfte des Gesichts nicht zueinander passen. Zu Entspannungstechniken für das orale Segment gehört unter anderem das Saugen, das absichtliche Produzieren von Tönen und das Beissen. Der Rooting-Reflex, zu dem das Drehen des Kopfes unter Führung durch den Mund gehört, muss vielleicht als Rotationsmuster von Stadium 2 neu gelernt werden.

Das Halssegment

Zum Halssegment gehört hinten der Nacken und vorne die Kehle. Die Kehle ist funktional auch mit dem oralen Segment verbunden. Das Halssegment ist an strategischer Stelle als Verbindung mit dem Rest des Körpers lokalisiert. Aus diesem Grund ist es äusserst wichtig. Das Halssegment steht in einer Wechselbeziehung zum Beckensegment, da beide Enden der Wirbelsäule in diesen Segmenten ruhen. Auch der Verdauungstrakt beginnt und endet in diesen Segmenten. Die Kehle ist für die Funktionen des Schluckens und der Stimme wichtig. Sie dient damit der Ausdrucksfunktion. Viele empfindliche Drüsen, Arterien und Strukturen sind in der Kehle lokalisiert. Während der Hals stark mit Muskeln ausgestattet ist und auf eine tiefgehende Weise bearbeitet werden kann, muss die Kehle zart angegangen werden. Zugang über die Stimme ist die am wenigsten invasive Weise, die Kehle zu entspannen. Bewegung und Dehnen des Halses sind gute Entspannungstechniken. In allen Geburtsstadien kann es durch Druck zu einem Trauma an Kehle oder Hals kommen, und das wird sich auch als Blockierung im Halssegment zeigen. Wenn in irgendeinem Stadium die Nabelschnur um den Hals geschlungen ist, wird sich auch das im Halssegment als eine Blockierung zeigen.

Das Brustsegment

Das Brustsegment, zu dem die Brust, der obere Rücken, Schultern, Arme und Hände gehören, ist verletzlich für Traumatisierung durch Druck. Die vitalen Organe und Drüsen, die in diesem Segment zu finden sind, sind natürlich von existentieller Bedeutung. Das Herz und die Lungen müssen bei der Geburt funktionieren, sonst überlebt das Baby möglicherweise nicht. Die Brust wird während Stadium 2 zusammengedrückt, dehnt sich aber in Stadium 4 wieder aus, da die Knochen des Fötus biegsam sind. Wenn das Baby jedoch längere Zeit im Geburtskanal bleibt, ist es möglich, dass die Brust kontrahiert bleibt und daher Atemprobleme drohen. Da viele somatische psychotherapeutische Ansätze bei der Atmung ansetzen, können Blockaden im Brustsegment oft auf prä- und perinatale Themen zurückgeführt werden. Während Stadium 4 können aufgrund ungünstiger Lage die Schultern, Arme und Hände traumatisiert werden. Blockaden in diesen Bereichen lassen sich also auch auf vorangegangene frühe Verletzungen, vielleicht im Zusammenhang mit der Geburt, zurückführen. Frühgeburt ist ein anderes Trauma, das sich auf das Funktionieren dieses Segmentes auswirkt, da die Strukturen und Organe möglicherweise noch nicht voll entwickelt sind. In Sitzungen, in denen die Geburt wiederholt wird, erleben Klienten oft eine Entspannung der Atmung, wenn der Geburtsvorgang durch Bewegung erfolgreich durchgearbeitet und neu bewältigt wurde. Sie erleben gewöhnlich eine freiere und tiefere Atmung und ein Gefühl von erweiterter Lebendigkeit, oft zum ersten Mal in ihrem Leben. Zu manchen Entspannungstechniken für das Brustsegment gehört das Heben der Arme über den Kopf und zu den Seiten, um die Brust zu öffnen und die Schultern zu entspannen, das Niederdrücken der Brust und die Arbeit an den Interkostalmuskeln der Rippen, um die Beweglichkeit zu fördern.

Das Zwerchfellsegment

Das Zwerchfellsegment ist auch für die Atmung entscheidend und wird manchmal als die untere Brust bezeichnet. Das Zwerchfell ist oft kontrahiert, um Angst und andere unerwünschte Gefühle zu kontrollieren. Daher kann es zu einem chronischen Halten des Atems kommen. Das Zwerchfell ist einer der wichtigsten Muskeln unseres Körpers. Ohne richtiges Funktionieren des Zwerchfells sind das Herz und die Lungen wie auch das Verdauungssystem beeinträchtigt. Das Zwerchfell trennt die obere und die untere Hälfte des Körpers sowohl strukturell als auch funktional. Während des Einatmens sinkt das Zwerchfell nach unten und erlaubt so den Lungen, die keine Muskeln sind, sondern nur Luftsäcke, sich auszudehnen. Bei dieser Bewegung nach unten massiert es auch die Eingeweide und die unter ihm liegenden Organe, so dass also das richtige Funktionieren des Verdauungssystems von der Bewegung des Zwerchfells abhängt. Wenn sich das Zwerchfell nicht gut bewegt, ist die Sauerstoffzufuhr zum Körper beeinträchtigt.

Zwerchfell und Lungen des Fötus sind schon im Uterus entwickelt, und der Fötus übt das Atmen, um bei der Geburt dazu in der Lage zu sein. Wenn es während des Geburtsstadiums 4 zu einem Trauma durch Druck kommt, kann die Beweglichkeit des Zwerchfells eingeschränkt sein. In somatischer Psychotherapie ist es wichtig, das Zwerchfellsegment zu öffnen, um die Atmung zu vertiefen. Das kann man machen, indem man Druck nach unten auf den Brustkorb ausübt, an den Interkostalmuskeln der Rippen arbeitet und das Zwerchfell direkt unter den Rippen angeht, wo es an der Vorderseite mit dem Bauchgewebe verbunden ist. Jedes Restrukturieren und jede Bewegung, die die Atmung vertieft, kann existentielle Themen ans Licht bringen, da Atmen für Geburt und Leben so essentiell ist.

Das Bauchsegment

Das Bauch- und das Beckensegment sind nicht strukturell getrennt, aber sie unterscheiden sich funktionell. Das Bauchsegment besteht aus allen Organen und Muskeln unter dem Zwerchfell, die vor allem mit der Funktion der Verdauung zu tun haben. Auf diese Weise ist das Bauchsegment mit dem oralen Segment verbunden. Symptome, die mit Verdauung zu tun haben, können auf sehr frühe orale Bonding-Themen hinweisen (Rosenberg et al. 1985). Wie Fritz Perls in seiner Theorie über dentale Aggression (1969) feststellt, muss sowohl emotionale als auch physische Nahrung durch den Organismus verdaut und assimiliert werden, um Teil von ihm werden zu können. Entspannung können verschiedene Techniken wie Kneten des Rectus abdominus und Massieren des Dickdarms bewirken. Im Hinblick auf prä- und perinatale Themen ist das Wichtigste an diesem Segment jedoch der Nabel. Die Nabelschnur ist neun Monate lang unsere Lebensader. Durch sie nehmen wir Nährstoffe auf und eliminieren Abfallstoffe. In gewisser Weise ist sie unser erster Mund und unser erstes Atmungsorgan. Alles mögliche physische und emotionale Material wird im Uterus durch den Nabel aufgenommen, darunter Hormone, Neuropeptide und chemische Substanzen. Es kann sein, dass der Fötus auf diese Weise allem ausgesetzt ist, was die Mutter erlebt, unabhängig davon, ob diese Erfahrungen positiv oder negativ sind. Dieses Zentrum kann gegen negativen Input blockiert werden und wird doch, wenn die Schnur einmal durchschnitten ist, für den Rest des Lebens vernachlässigt. Wenn sie zu früh durchschnitten wird, bevor sie zu pulsieren aufhört, kann die negative Energie als invasiv erlebt werden und Trauma und Blockierung verursachen. Mit einem negativem Nabelaffekt (Emerson) kann man in somatischer Psychotherapie arbeiten, indem man das Nabelenergiezentrum vorne und hinten entspannt, entweder durch

Berührung oder energetisch. Das Erleben des negativen Nabelaffektes kann dabei helfen, ihn psychisch zu entspannen.

Das Beckensegment

Das Beckensegment besteht aus den Geschlechtsorganen, den Organen, die für die Ausscheidung zuständig sind, und schliesslich den Beinen und Füssen. Seine Funktion hat also mit Fortpflanzung, Ausscheidung, Bewegung und Grounding zu tun. Da das Beckensegment der Endpunkt des Verdauungstraktes ist, steht es auch mit dem oralen Segment in Beziehung. Das Beckensegment sollte nicht zu früh geöffnet werden, da es viel traumatisches Material enthalten kann. Das Becken ist mit pränatalen Erfahrungen und mit Geburtserfahrungen in intimer Weise verbunden; der Uterus ist unser erstes Universum. Wir tauchen aus den Eierstöcken und den Hoden auf und reisen die Eileiter hinunter, um unser neues Zuhause im Uterus zu erreichen. Diese Verbindung ist es, durch die Geburts- und Empfängnistrauma innere Haltungen gegenüber Sexualität beeinflussen können. Erfahrungen wie Vergewaltigung, Inzest, Fehlgeburt und Abtreibung können im Becken gehalten und an den Fötus weitergegeben werden. Daher ist es wichtig, die Energie dieser Erfahrungen zu entladen. Alle diese Erfahrungen sind körperlich und können nicht allein verbal gelöst werden. Es gibt viele Möglichkeiten, wie man mit dem Becken arbeiten kann, aber es ist zu empfehlen, mit nichtinvasiven Mitteln zu arbeiten. Die am wenigsten invasive Methode ist das Bewusstwerden und das Bewusstsein der Haltemuster, ohne sie notwendigerweise zu konfrontieren oder beseitigen zu wollen. Andere Methoden können sanfte oder stressvolle Bewegungen oder Haltungen des Beckens sein, wie das Beckenschaukeln oder die Brücke. Zu den invasivsten Methoden gehören Berührungen jeder Art, die immer mit Bedacht angewandt werden sollten, wenn man an das Becken herangeht. Eine ausführliche Beschreibung dieser Methoden kann man finden in: *Body Self and Soul. Sustaining Integration* (Rosenberg et al. 1985).

Fallbeispiel

Colette hatte bereits zwei Jahre somatischer Psychotherapie hinter sich, als sie mit 55 Jahren zur Behandlung einer Depression nach dem Tod ihres Mannes ihre Therapie wieder aufnahm. Ihre Geschichte war von Vernachlässigung und Ablehnung durch ihre Mutter geprägt. Sie war ein ungeplantes und ungewolltes Kind, mit dem ihre Mutter schwanger wurde, als sie in ihren Vierzigern war. Es gibt noch einen vierzehn Jahre älteren Bruder, zu dem sie keinen Kontakt hat. Sie erinnert sich daran, dass sie sich immer allein fühlte und auch allein war. Sie wurde nach langen und schmerzhaften erfolglosen Wehen als Notfall mit Kaiserschnitt zur Welt gebracht. Während der Entbindung fügte der Arzt ihr mit seinem Skalpell an der Wange einen Schnitt zu, von dem sie immer noch eine Narbe hat. In dieser hier dokumentierten Szene hat Colette zu Erinnerungen an die Erfahrung ihrer eigenen Kaiserschnittgeburt Zugang, wie auch an die Entfernung eines fibrösen Tumors, an eine frühere Abtreibung, an Themen um das Verlassenwerden durch ihre Mutter, an ihre Gefühle darüber, eine gute Mutter zu sein, und an die Auflösung ihrer Wut auf ihre Mutter.

Im folgenden Transkript begann Colette die Sitzung damit, dass sie in ihren Körper spürte und berichtete, was sie wahrnahm. Spontane Bilder stiegen aus ihrem Körper in ihr Bewusstsein auf, sie kamen nicht aus ihrem Denken. Diese Bildsprache repräsentierte sowohl ihr eigenes Feststecken im Geburtskanal wie die dann folgende Entbindung durch Kaiserschnitt. Wenn Bilder von der Geburt aus einem Haltemuster im Beckensegment auftauchen, können auch spätere Traumata des Beckens frei werden. In Colettes Fall war die erste Erinnerung diejenige an einen fibrösen Tumor, der aus ihrem Uterus entfernt wurde, was sie mit Gebären durch Kaiserschnitt verglich. Dies führte zur Erinnerung an eine Abtreibung. Schliesslich erlaubte ihr die Erinnerung an die Abtreibung, ihre Beziehung zu ihrer Mutter anzunehmen, was ihr dann ermöglichte, einen gewissen inneren Heilungsprozess zu beginnen. Der Therapeut berührte sie während der Sitzung nicht, aber Colette wurde aufgefordert, Selbstentspannungstechniken anzuwenden (wie ihren Bauch zu massieren). Die Tiefe und die Lösung, zu denen es in dieser Sitzung kam, haben damit zu tun, dass der Therapeut Colette ständig zurück zu ihrem Körper verwies, wo die Bewusstheit entstand.

Therapeut: Was spürst du in deinem Körper?
Klientin: Ich spüre etwas in meinem Unterbauch.
T: Kannst du es beschreiben?
K: Es ist ein dunkler Raum.
T: Bleib dabei und sag mir, was in deinem Körper passiert.
K: Es ist wie ein Raum, ein grosser Raum, und er ist verschlossen.
T: Beschreib, wie sich der Raum, der verschlossen ist, körperlich anfühlt.
K: Es fühlt sich so an, dass es nicht weitergeht. Es ist da sehr eng, und es wächst.
T: Der Raum in deinem Unterbauch ist wie ein grosser verschlossener Raum, und er wächst.

K: Ja, und jetzt passiert nichts.
T: Es geht nicht weiter und nichts passiert.
K: Oh, mein Gott.
T: Was spürst du jetzt?
K: Da ist ein Kreis, eine Kugel.
T: Wo ist das in deinem Körper?
K: Es ist schwer für mich, meine Aufmerksamkeit darauf zu richten, weil ich da von einer Operation taub bin. Da wurde ein grosser fibröser Tumor rausgenommen, 1990.
T: Leg deine Hand auf diese Gegend und massiere sie.
K: Ich habe bei der Operation einen sehr grossen Tumor zur Welt gebracht, und es war ein Kaiserschnitt.
T: Massiere weiter.
K: Ich kann immer Schmerz fühlen, diesen Übergang von Taubheit zu Schmerz.
T: Schmerz ist Gefühl.
K: Meinst du nicht, wenn man da ein Geschwür hat, dass das mit alten Sachen zu tun hat?
T: Es klingt so, als könnte es eine Beziehung mit deiner eigenen Geburt geben.
K: (Fängt an zu weinen.)
T: Was passiert?
K: Ich denke an die Abtreibung, die ich hatte und die ich nie verarbeitet habe. Ich fühle mich schuldig.
T: Wo spürst du das in deinem Körper?
K: Der Schmerz ist nicht mehr da. Ich gehe weiter zu dieser Stelle in meinem Uterus, wo Leben begann und Leben aufhörte.
T: Bleib dabei und spür diese Stelle.
K: Ich konnte kein Kind haben, weil ich Angst hatte, ich würde das Kind so aufziehen, wie ich selbst aufgezogen worden bin. Ich hatte die Abtreibung, nachdem meine Mutter gerade gestorben war. Ich bin allein dahin gefahren, ich bin allein nach Hause gefahren. Ich hatte keine Unterstützung.
T: Als deine Mutter starb, musstest du die Hoffnung aufgeben, dass deine Beziehung mit ihr je geheilt würde.
K: Sofort gab mein Rücken nach. Ich weinte um Hilfe und dass sich jemand kümmert, ich lag fünf Wochen flach auf dem Rücken. Ich habe es also auf eine abgetriebene Weise verarbeitet (fängt an zu lachen).
T: Was passiert?
K: Ich erinnere mich daran, wie meine Mutter starb und ich eine Vision hatte, in der sie zu mir kam und mich zum Abschied küsste, und ich sah sie

nie wieder. Sie ging. Es gab keine Möglichkeit, wie sie mir helfen konnte, als sie auf der Erde war oder als sie wegging.
T: Was fühlst du?
K: Ich hatte keine Ahnung, dass diese Sachen noch da sind. Ich bin überhaupt nicht wütend. Ich muss aufhören, mich so zu behandeln, wie meine Mutter mich behandelt hat.

Schluss

Was wir heute für «normale» Geburtshilfepraktiken halten, leugnet das aktuelle Trauma der Geburtserfahrung, obwohl es heute in den Krankenhäusern von Hebammen begleitete und natürliche Geburten gibt. Alice Miller sagt uns, dass diese Verleugnung der Erfahrung des Babys es zulässt, dass diese Praktiken ohne Bewusstsein von ihren möglichen Konsequenzen weitergehen (1990). Da die Geburt in erster Linie und vor allem eine somatische Erfahrung ist, fällt es schwer zu glauben, dass Praktiker Geburt und pränatales Trauma behandeln können, ohne Zugang zur Weisheit und Intelligenz des Körpers zu suchen, der unsere Erfahrung von der Empfängnis an durch das ganze Leben hält und behält. Es ist an der Zeit, dass Praktiker, die mit dem Körper arbeiten, sich dieser Grundmuster bewusst sind, die in den Körper eingebettet werden, wenn das Baby oder der Fötus nichts als Körper ist. Wenn Praktiker auf dem Gebiet prä- und perinataler Psychologie mit Schulen somatischer Psychotherapie in Kontakt kämen, die ihnen noch unbekannt sind, und einige ihrer Methoden lernen würden, würde die direkte Arbeit mit dem Körper von Erwachsenen und Babys gefördert. Somatische Psychotherapeuten müssen von der Wichtigkeit von prä- und perinatalen Entwicklungsperioden erfahren und dazulernen. Das würde ihr Wissen und ihr Repertoire erweitern und sie befähigen, mit früheren und grundlegenden Haltemustern und Glaubenssystemen zu arbeiten.

Literatur

Aposhyan, S. Natural Intelligence: Body-Mind Integration and Human Development. Baltimore, MD: Williams and Watkins; 1999.

Bainbridge-Cohen B. Sensing, Feeling and Action. Northhampton (MA): Contact Editions; 1993.

Bernstein P. Tension Flow Rhythms Levels of Organisation, Theory and Methods in Dance-Movement Therapy. Dubuque (IA): Kendall/Hunt; 1975.

Chamberlain, D. The Mind of Your Newborn Baby. 3rd edition. Berkeley (CA): North Atlantic Books; 1998.

Chamberlain, D. Intelligence before birth: ethical implications for birth professionals. Unveröffentlichtes Skript, 1993. Erhältlich über: Chamberlain Communications, 10745 Red Dog Road, Nevada City, CA 95949 (dbchamb@pacbell.net).
Dudai Y. Memory from A to Z: Keywords and Beyond. Oxford: Oxford University Press; 2002.
Emerson W. Treatment Techniques and Research Outcomes: Pre- and Perinatal Trauma in Infants and Children. Unpublished paper. Petaluma (CA); 1989.
Hartley L. Wisdom of the Body Moving. An Introduction to Body-Mind Centering. Berkeley (CA): North Atlantic Books; 1995.
Lewis Bernstein P, editor. Theoretical Approaches in Dance-Movement Therapy. Dubuque (IA): Kendall/Hunt; 1984.
Miller A. Banished Knowledge. Facing Childhood Injuries. New York (NY): Dell Publishing; 1990.
Nilsson L. A Child Is Born. New York (NY): Dell Publishing; 1993.
Payne H, editor. Dance Movement Therapy: Theory and Practice. London: Routledge; 1992.
Perls, F.S. Ego Hunger and Aggression. New York: Vintage Books; 1969.
Rand M. As it was in the beginning. The significance of infant bonding in the development of self and relationships. Journal of Child and Youth Care. 1996;10(4):1–8.
Reich W. Function of the Orgasm. New York (NY): Farrar, Straus & Giroux; 1973.
Rosenberg J, Rand M, Asay D. Body, Self and Soul. Sustaining Integration. Atlanta (GA): Humanics Ltd; 1985.
Rothschild, B. The Body Remembers: The Psychophysiology of Trauma and Trauma Treatment. New York: W.W. Norton; 2000.
Schore, A. Affect Regulation and the Origin of the Self. N.Y. & U.K.: Lawrence Earlbaum Associates; 1994.
Verny, T. The Secret Life of the Unborn Child. New York: Dell; 1981, 1986.

Die fünf Phasen der Spermienreise

Einige psychologische Themen und Auswirkungen*

Karlton Terry

Vorbemerkung

Karlton Terry hat auf dem Gebiet der prä- und perinatalen Psychologie einen bedeutenden Beitrag geleistet. Seine Beschreibung der fünf Phasen der Spermienreise beruht auf der Arbeit mehrerer Pioniere auf dem Gebiet prä- und perinataler Psychologie. Er hat ihre Arbeit aber um tiefere Dimensionen, Perspektiven und Entdeckungen erweitert. Karlton Terry hat seinen eigenen Prozess dargestellt, die biologischen Aspekte der Spermienreise erforscht und seine eigenen Erfahrungen denen seiner Klienten im Zustand der Regression gegenübergestellt und sie mit ihnen verglichen. Auf dieser Grundlage hat er eine neue und wichtige Landkarte erarbeitet, die das Gelände und seine Auswirkungen viel klarer und verständlicher macht. Er hat fünf Phasen des Bewusstseins, durch die sich alle Menschen hindurch entwickeln, und die konkreten und definierbaren Wirkungen dieser Stufen auf das Leben beschrieben. Damit hat er einen bedeutsamen Beitrag geleistet, von dem Generationen derer profitieren werden, die die innere Landschaft auf der Suche nach ihren verfeinernden und befreienden Gaben erforschen.

William Emerson

Einleitung

Der folgende Text ist inspiriert von und beruht auf einer Erweiterung von William Emersons Forschungen bezüglich der psychologischen Wirkungen und seelenvollen Interpretationen der Reisen von Eizelle und Spermium vor der Empfängnis. Ich möchte William Emerson für seine Mentorschaft, seine Kreativität, seine Sensibilität und vor allem für seine spielerische Seele danken. Ich möchte auch (in memoriam) Graham Farrant dafür würdigen, dass er mir geholfen hat, zu vielen entscheidenden und bedeutsamen Erinnerungen Zugang zu finden. Schliesslich möchte ich denen danken, die bei der Durchsicht dieser Arbeit meinen Aufbruch von einer

* Übersetzt von Peter Brandenburg.

wissenschaftlichen Stimme zu einer menschlicheren und mir selbst näheren unterstützt haben.

Meine Analogien der Präkonzeptionsreise und die Anerkennung rekapitulativer Assoziationen in diesem Text beruhen auf folgenden Quellen:

- Zahlreiche Diskussionen mit William Emerson, in denen er mich grosszügig an dreissig Jahren Forschung teilhaben liess;
- viele Gespräche und Übungen in Ausbildungsworkshops mit Graham Farrant;
- fünfzehn Jahre meiner eigenen persönlichen Regressionsforschung;
- zehn Jahre klinischer Erfahrung mit meinen eigenen Klienten;
- einfache und aussergewöhnliche persönliche Fantasien, die in Bilder, Beschreibungen und Erinnerungen der Präkonzeptionsreisen projiziert wurden.

Für viele hat Regressionstherapie lebensprägende Erfahrungen ans Licht gebracht, die vergessen und verloren waren. Die eigenen persönlichen Mythen, die weit entfernt in uralten Körpererinnerungen liegen, kehren zurück wie nachklingende lyrische Themen der Reisen von Ei und Spermium.

Wenn wir an die Bedeutsamkeit zellulären Bewusstseins glauben sollen, dann müssen die heroischen Reisen von Ei und Spermium, aus denen wir entstanden sind, Landschaften und Erfahrungen von tiefgreifenden Folgen für unsere Psyche enthalten, so wie Chromosomen und Gene von tiefer Bedeutung für unseren Körper sind. Die erstaunliche Reihe von Wundern und kraftvollen zellulären Kämpfen, die zu unserer Empfängnis führen (jetzt sehr anschaulich in Filmen wie «Miracle of Life» von Lennart Nilsson zugänglich), haben ihre Spur in unserer Seele hinterlassen. Zelluläre Umgebung und Erfahrung beeinflussen unsere Impulse und prägen die Weise, wie wir auf das Leben, auf andere und auf uns selbst reagieren. Wenn man Bruce Liptons faszinierende Forschungsergebnisse und Entdeckungen akzeptiert, dann kann die zelluläre Umgebung tatsächlich selbst unsere DNA beeinflussen und verändern, die man einmal für den heiligen, unerbittlichen und einzigen Bauplan des Menschen gehalten hat.

Von allen Zellen im Körper sind Ei und Spermium einzigartig, nicht nur aufgrund ihrer Funktion, sondern auch aufgrund ihrer Grösse: Das Spermium ist die kleinste Zelle und das Ei die grösste im menschlichen Körper. Ein weiterer Aspekt ihrer Einzigartigkeit ist ihre Geschlechtsspezifität: Eizellen gibt es im männlichen Körper nicht, und ausser nach der Ejakulation existieren Spermien nicht im weiblichen Körper. Das Wunder des Lebens liegt in diesen Samen der Kreativität und ebenso das physiologische und psychologische Programm dessen, was wir sein werden.

Ob wir als das Ergebnis einer Vergewaltigung im Rausch oder einer bewussten glücklichen Vereinigung empfangen werden, die Keimzellen unserer Eltern (oder sind es unsere eigenen?) tragen eine bedeutsame Spur des Ereignisses in sich. Homöopathische Dämpfe von Neuropeptiden und Grade von Zytotoxizität, die vor und während der sexuellen Vereinigung vorherrschend und präsent waren, werden zum experimentellen Schmelztiegel unserer Empfängnis. Die Glaubenssysteme, Sehnsüchte, Ernährungsgewohnheiten, Erwartungen und Ängste unserer Eltern sind einige der Umgebungen, in denen unsere Keimzellen gesättigt werden, bevor sie sich begegnen. Diese Bedingungen beeinflussen uns auf eine weitreichende Weise, doch meistens jenseits unserer bewussten Wahrnehmung, bis wir uns auf den Weg machen, uns an sie zu erinnern.

Um besser zu verstehen, wer wir sind, könnten wir uns daran erinnern, woher wir kommen. Um uns den Sinn unseres Daseins hier auf Erden deutlicher bewusst zu machen, müssen wir uns von den Schocks heilen, die unsere Verbindung damit geschwächt haben, woher wir kamen. Können wir die Schleier beseitigen, die die Erinnerung an unseren Ursprung und *warum* wir kamen, verdunkeln?

Nach dem Mythos von Er, den Plato in seinem *Staat* nacherzählt, müssen Seelen, bevor sie sich verkörpern können, die Landschaft der Lethe (Vergessen) durchqueren. Unsere Verbindung mit einem glückseligen himmlischen Reich und unsere Existenz darin werden verringert, was uns erlaubt, an einen etwas weniger gastfreundlichen Ort zu reisen. Nach James Hillman macht «der Zohar», das wichtigste Buch der Kabbala, deutlich, dass der Abstieg hart ist; der Seele widerstrebt es, herabzukommen und von der Welt durcheinandergebracht zu werden. Der Heilige Eine sagt zur Seele: «Gehe jetzt, steige an diesen bestimmten Ort, in diesen bestimmten Körper herab. Doch oft genug antwortet die Seele, Herr der Welt, mir reicht es, in diesem Bereich zu bleiben, und ich hege nicht den Wunsch, mich zu einem anderen aufzumachen, wo ich in Knechtschaft sein und befleckt werde.»

Der Prozess der Verkörperung und der daraus resultierende psychologische Schock wirken als der Schleier, der das Bewusstsein herabsetzt und uns die Verkörperung erlaubt. Verkörperung ist ein Schock für die Seele, und Verkörperung beginnt während der Reisen von Ei und Spermium und kristallisiert mit der Empfängnis. Die Schocks der Ereignisse unserer Reisen vor der Empfängnis werden, wie wir sehen werden, auf vielen Ebenen von Menschen aller Kulturen Tag für Tag ausagiert (rekapituliert).

Platos drei Personifikationen des Schicksals sind Lachesis, Klotho und Atropos. Die Verkörperung beginnt mit der seelenvollen Wahl des eigenen Loses vor Lachesis, bei der die zukünftigen Lebensumstände bestimmt werden. Lachesis führt die Seele dann zu Klotho (klotho = durch Spinnen verdrehen), worauf unser «Los» um unsere Seele gesponnen wird. Unsere Reisen vor der Empfängnis sind voller Themen um Verdrehen und Spinnen, bis es dann zur Empfängnis kommt. Danach wird der epistatische Countdown mit der ersten Zellteilung vollendet, die die neue DNA festlegt. Atropos, deren Name «das, was nicht (ab)gewendet werden kann, unbeugsam, fixiert» bedeutet, ist die letzte der platonischen Trias.

Die Reise der Spermien

Um die heroische und mythische Reise der Spermien zu verstehen, male man sich Folgendes aus. Jeder Mensch in den Vereinigten Staaten verkörpert ein einziges Spermium, und die Bevölkerung wird auf 500 Millionen vergrössert. Alle 500 Millionen werden dazu gebracht, einen entspannenden Urlaub an der Küste der Spitze der Halbinsel Florida zu verbringen. Mittels unmittelbarer Datenübertragung wird allgemein bekannt, dass an der Küste Kubas ein mächtiges Raumschiff von der Grösse eines Fussballstadions gelandet ist und in dieser leuchtenden Kugel liegt die einzige Möglichkeit dafür, dass das *Leben* auf der Erde fortgesetzt werden kann.

Plötzlich schwimmen alle 500 Millionen nach Kuba.

Etwa 25% von ihnen ertrinken in den ersten 20 Minuten. Nach einer allmählichen Erholung von diesem Massensterben schwimmen die Überlebenden weiter, nur um dann von Haien gefressen zu werden, an Hunger zu sterben, sich irgendwo schwimmend zu verlieren oder vor Entkräftung unterzugehen.

Nur zwischen 5 und 50 der Gesündesten und Stärksten erreichen glücklich die Küste Kubas. Erschöpft finden sie sich um die Kugel ein, in dem Wissen, dass nur einer überleben wird. Während sie herauszufinden versuchen, wie man hineinkommt, wird einer von ihnen, *Sie,* durch ein rundes Fenster hineingezogen. Ihr Kopf löst sich von Ihrem Körper und wird in das Allerheiligste befördert. Ihr Schädel wird aufgelöst und die Fasern Ihres Gehirns in das Netzwerk des Bordcomputers aufgenommen, wo sie weiterleben und dem gewaltigen Fahrzeug ermöglichen, den Planeten zu verlassen.

Willkommen in Ihrem neuen Leben.

Auf vielerlei Weise ähnelt die Reise der Spermien der Suche nach dem Heiligen Gral. Die wenigen, die besten, die stärksten und edelsten unserer Männer ziehen aus, um den heiligsten Gegenstand zu suchen (das einzige Gefäss, das die Macht hat, *das Leben selbst* zu erschaffen und zu erhalten: das Ei).

Aber leider kehrt niemand je mit dem Gral zurück, denn wer ihm nahe genug kommt, wird hineingezogen und in etwas anderes verwandelt. Inzwischen geht die Suche ewig weiter: die Besteigung des Mount Everest, die Reise zum Mond, die Reise mit einem Ballon um die Welt, als Erster ankommen und das Blaue Band bekommen, beweisen, dass ich derjenige bin, der dazu bestimmt ist, zu *sein*! Ihr Spermium war wirklich das *eine* unter Millionen.

Die Reisen von Spermium und Eizelle, komplexe und doch lineare Prozesse, aus denen wir alle entstanden sind, haben in der Psyche von uns allen Spuren hinterlassen und werden leicht und logisch in fünf Grundphasen unterteilt. Während jeder der fünf Phasen der Reisen von Spermium wie Eizelle klingen bestimmte Erfahrungen in den Zellen selbst nach. Die verschiedenen Phasen der Reisen sind wie verschiedene Landschaften, in die die Samen der Psyche gepflanzt werden, die Bühne, auf der die uralten Dramen des eigenen Lebens inszeniert werden. Wer immer wir werden, was immer aus unseren Keimzellen entsteht, wir behalten eine Art Urfrequenz, die auf den Erfahrungen und den Umgebungen unserer Keimzellen beruht. In Regressionen können wir den Umständen, unter denen so eine Frequenz aufgezeichnet wurde, wie auch dem Setting, in dem das geschah, wieder begegnen: durch die Kontaktaufnahme mit zellulären Erinnerungen und dann dadurch, dass man sie bewusst wiedererlebt und ausdrückt.

Auswirkungen von einschneidenden oder provokativen Einflüssen (die der Persona nicht leicht zugänglich sind) haben das Spermium und das, wozu es sich entwickelt hat, beeinflusst: *Sie*. Individuelle Neigungen in den Tiefen von jedem von uns entstehen aus so einer Alchemie, als wären unsere Seelen Sonaten und als würden wir während unserer Präkonzeptionsreise darüber informiert, welche Tonarten in unserem Leben vorherrschen werden.

Jeder von uns ist das Ergebnis der Vereinigung zweier Keimzellen. Die Ursprünge, Einflüsse und Erfahrungen der Keimzellen bestimmen einige unserer primären Orientierungen. Es ist für eine Frau nicht ungewöhnlich, ein Verhalten an den Tag zu legen oder an etwas teilzuhaben, das wir maskulin («spermy») nennen: um die Wette rennen, laufen, konkurrieren, pirschen, angreifen, mit gefährlicher Geschwindigkeit Motorrad fahren oder versuchen, den Ball in ein kleines Loch, durch einen kleinen Ring oder über die Torlinie zu bringen. Auch manche Männer können in gewisser Hinsicht feminin («eggy») sein: weich, geduldig, in der Lage, mit Gefühlen umzugehen und sie zuzulassen, orientiert auf Pflege und Fortpflanzung oder auch in einem Kreis sitzend und tratschend. Aber die meisten Männer identifizieren sich mehr mit «Männer»-Themen und die meisten Frauen mit «Mädchen»-

Themen. Geschlechtsspezifisches Verhalten hat Psychologen seit Jahrzehnten fasziniert und Hunderte von Studien haben geschlechtsspezifische Neigungen bestätigt, wie die von Jungen, die nur mit Mädchenspielzeug aufgezogen wurden und es doch schafften, Barbiepuppen zu zerlegen, um aus ihren Teilen Gewehre und Schleudern zu basteln.

Natürlich wirken sich auch physiologische Effekte von Ernährung, Körpertemperatur, gesundheitlichem Gesamtzustand und der Grad von Zytotoxizität auf die Spermien aus. In jeder Population gibt es viele Exemplare deformierter Spermien: Spermien mit zwei Köpfen, Spermien mit zwei Schwänzen, sogar Spermien mit drei Schwänzen oder nicht ausgebildeten Zellteilen. Diese tragen jedoch keinen psychologischen Inhalt, weil sie niemals in der Lage sind, ihre Spermienreise bis zur Empfängnis zu vollenden und nicht von der Seele bewohnt werden. Man könnte sagen, dass sie schon von Geist («spirit») bewohnt sind, da sie schon lebendig sind und sich bewegen. Viele Menschen haben im Zustand der Regression berichtet, dass sie solche «Bruder»-Spermien «sehen» oder von ihnen wissen, weil ihre Seele während bestimmter Abschnitte der Reise in einer Zelle anwesend war. Graham Farrant berichtete von solchen Erfahrungen, lange bevor die Elektronenmikroskopie die makellosen Bilder geliefert hat, die uns heute zur Verfügung stehen. Sowohl die physiologische als auch die psychologische Umgebung des Vaters prägen das Spermium und damit das Kind, das mit dem Spermium empfangen wurde.

Phase I: Ruhe

Der erwachsene Körper des Mannes produziert in erstaunlicher Geschwindigkeit 100 Millionen Spermien pro Tag (etwa Tausend pro Sekunde), von der Pubertät bis zum Alter von etwa 70 Jahren. Das ist eine Gesamtzahl, die grösser ist, als das Display eines durchschnittlichen Taschenrechners anzeigen kann, aber in Amerika nehmen statistisch gesehen nur etwa 2,6 von diesen Spermien an einer Empfängnis teil, welche bis zur Geburt überlebt. Die Spermien werden in den Samenkanälchen produziert und mit dem Schwanz voraus in Kanäle geschickt, durch die sie in die Nebenhoden transportiert werden, um in der Obhut einer «Ammenzelle» (Sertoli-Zelle oder Stütz- oder Fusszelle) auf die Ejakulation zu warten.

Von dem Zeitpunkt ihrer Produktion als spezialisierte einzelne Zellen bis zur sexuellen Erregung bleiben die Spermien ausschliesslich in *einer Umgebung,* der des Vaters. Zu so einem Ausgesetztsein gehört Sättigung im «psychischen Feld des Vaters». Direkte Überlieferung uralter Prägungen der Ahnen, spezifische Beziehungen zu den männlichen und weiblichen

Themen und andere «Vater-Geschichten» über den Sinn des Lebens werden durch die Wirkung von Neuropeptiden absorbiert. Andere unmittelbare Einflüsse, Erinnerungen, Intuitionen und innere Haltungen sind in Hunderten von Fällen gut dokumentiert, die von Regredierten berichtet wurden. Aber bisher sind solche Phänomene von der «Wissenschaft» nicht erklärbar und somit unentdeckt. Phänomene, die während der Ruhephase absorbiert werden, werden aufgrund ihrer spezifischen Wirkung auf das Spermienbewusstsein, die in Regression zugänglich ist, thematisch von Phänomenen unterschieden, die während anderer Phasen der Spermienreise auftreten.

In einer Dokumentation über MacArthurs Kriegskarriere habe ich eines der spannendsten Bilder gesehen, das die Ruhephase repräsentiert. In diesem Film wurden gesunde junge Männer, die eingezogen worden waren, um gegen die Japaner zu kämpfen, schnell ausgebildet und in Uniformen gesteckt (so dass sie aus der Entfernung alle gleich aussahen). Ihnen wurden Helme (Akrosome) gegeben und Rucksäcke, die lebenswichtigen Proviant enthielten (Mitochondrien), dann wurden sie dicht an dicht in den Bauch grosser Schiffe gesteckt (Nebenhoden), die sie in den Fernen Osten und zu einer unbekannten, aber transformativen Bestimmung brachten.

Während der Reise, die mehrere Tage dauerte, schaukelten die jungen Männer in Hängematten und ruhten in Kojen, dicht gedrängt und ohne viel zu tun, während sie das Schiff, in dem sie sich befanden, Ereignissen entgegentrug, die das Leben aller entweder verändern oder beenden würde. Dies ist das Bild der neuerzeugten Spermien, die im Körper des Vaters ruhen. Und die psychologische Metapher ist bezeichnend.

Man stelle sich zwei Schiffe vor, die von zwei Männern mit völlig verschiedener persönlicher psychologischer Orientierung kommandiert werden. Beide Schiffe sind mit leicht zu beeindruckenden jungen Männern beladen, deren Seele und Psyche von der Tragweite ihrer existentiellen Situation stimuliert und gereizt ist. Der eine Kommandant ist bitter und ärgerlich und besteht auf strenger Disziplin, um die sich verstärkenden Impulse und normalen Ängste der Jungen an Bord zu kontrollieren. Er ist verschlossen und für Kontakt unzugänglich. Er verbirgt seine Persönlichkeit und jede persönliche Verletzlichkeit hinter der Nüchternheit einer strikten militärischen Struktur. Verpflegung wird in genau bemessenen Rationen ausgegeben, als wäre sie nicht mehr als Treibstoff, und die zunehmende Furcht wird ignoriert. Tränen und Ängste werden abgelehnt oder verleugnet, und offizieller Kontakt zwischen den Offizieren und den Männern ist verpönt. Die Verleugnung der Emotionen hält tagelang an, während die Soldaten Ahnungen bezüglich ihres Schicksals überlassen sind.

Auf der anderen Seite kommandiert das zweite Schiff ein Mann, der Mitgefühl und Gleichmut empfindet. Er ermutigt Gespräche zwischen den erfahrenen Offizieren und den neugierigen, ängstlichen Jungen. Er erkennt die Ängste und zunehmenden Vorahnungen an. Männer, die weinen oder die Fassung verlieren, werden nicht beschämt oder dämonisiert, sondern als Menschen anerkannt, die verständliche emotionale Reaktionen haben, «normal» in Anbetracht des ungewöhnlichen Drucks. Humor wird benutzt, um der Reise die Intensität zu nehmen, und Lachen bricht aus, das die Nervosität abbaut, die alle erfüllt. Bei den Essenszeiten geht es ebenso um Gemeinschaft wie um Nahrungsaufnahme. Kommunikation wird gefördert, Angst wird einander mitgeteilt und Kameradschaft entsteht. Anerkennen und Verarbeiten von Angst werden praktiziert, indem der menschliche Aspekt der Situation eher anerkannt und angesprochen als ignoriert wird. Das geht so tagelang.

Was für ein Kontrast zwischen dem psychologischen Klima auf den beiden Schiffen, das auf den unterschiedlichen patriarchalen Einflüssen beruht.

So wie die Psyche des Kommandanten den Geist («mind»), die Psyche und die Träume jedes Mannes an Bord durchdringt, so durchdringt auch die Psyche des Vaters seine Spermien (auf einer archetypischen Ebene der König seines Reiches). Bevor Sie (das Spermium, aus dem Sie entstanden sind) und Ihre Kameraden das «Schiff» verlassen, werden Sie mit der Beziehung Ihres eigenen Vaters zum Männlichen gesättigt: den Archetypen des Kriegers, des Führers, des Helden, des Liebhabers, des Athleten, des Verbrechers, des Verlierers, des Diebes. Sie identifizieren sich auf einer Ebene der Seele mit dem *Ort,* von dem Sie kommen, und vielleicht ist das schliesslich der Grund, weshalb Sie durch *Ihren* Vater auf die Welt gekommen sind.

Je nach der psychologischen Orientierung des Vaters haben Sie vielleicht Angst oder können geniessen. Sie können Ihre Ängste in nervöses Lachen verwandeln oder sie für sich behalten. Sie können Ihrem Team vertrauen, oder Sie misstrauen Ihrem Team und trauen nur sich selbst. Sie können unausgedrückte Gefühle verachten oder das Schweigen lieben. Sie können das Vertrauen haben, dass Sie als Person in Ordnung sind und alles haben, was es braucht, um zu leben oder zu gewinnen, oder Sie identifizieren sich mit dem Verlierer, dem Penner, dem Schwindler. Währenddessen gibt es nichts zu tun.

Spermien haben nur eine Grundfunktion, und die hat nichts mit dem Körper des Mannes zu tun. Der Körper des Mannes sieht die Spermien sogar als fremd an, weil die Chromosomenzahl der Zellen haploid ist, und ohne das Wohlwollen der Ammenzellen würden alle Spermienkolonien ausgelöscht. Aber stattdessen ruhen sie in Sicherheit, verwöhnt, genährt und gehalten wie Sumokämpfer, die auf den Ring warten. Wenn es irgendwann an einem besonders warmen Sommernachmittag irgendwo in der Welt zehntausend Menschen gibt, die in Hängematten liegen und Bier trinken, dann sind neuntausend von ihnen Männer – und rekapitulieren diesen Aspekt der Phase vor der Ejakulation. Und wirklich, es *gibt* nichts zu tun, und indem das Spermium sich so verhält, erfüllt es in dem Moment seine höchste Form der Pflicht: Ruhen und Warten.

Die Ruhephase der Spermienreise dauert nicht lange, denn wenn die Spermien während des Geschlechtsaktes nicht ejakuliert werden, wird ihnen erlaubt, sich aufzulösen und wieder in das System absorbiert und Bestandteil neuer, frischer Spermien zu werden. Aber während der Ruhephase werden sie mit der Energie des Vaters erfüllt, da sie Teil des Vaters sind. Auf einer seelischen, psychischen und organismischen Ebene gibt es eine Verschmelzung und ein Kontinuum mit den Ahnen. Das folgende Gedicht wurde von einem dreissig Jahre alten Mann geschrieben, nachdem er positive Aspekte der Ruhephase seiner Spermienreise erlebt hatte:

Der behaarte Arm meines Vaters
Nass, wo ich ihn geküsst hatte
Oder weinte
Roch gut
Einst sass ich auf seinem Schoss und schaute zur Sonne, wie sie sich in die Erde stürzte,
Sicher in seinen Armen, die mich hielten

Unter dem Haar und dem Fleisch bewegte sich sein Blut
Ich schmeckte es in meinem Mund, sein Blut, wenn ich mir in den Finger schnitt
Seine männliche Kraft
Unauslotbar für mich
Stärker als ein Boxer
Stärker als ein Traktor

Wenn ich meinen Sohn halte mit meiner Kraft
Hält er sicher
Das Blut meines Vaters
In unseren drei Mündern

Phase II: Ejakulation

Untersuchungen zeigen, dass bei sexueller Erregung die Schwänze der Spermien im Körper des Mannes anfangen zu schlagen. Hunderte von Millionen Schwänze sagen: «Los jetzt!» Die Ejakulation selbst besteht aus einer Reihe von zeitlich sorgfältig abgestimmten Ereignissen. Peristaltische Kontraktionen der Muskeln im Samenleiter bewegen die Spermien von den Nebenhoden zur Harnröhre. Die Prostata, die Bläschendrüsen und die Bulbourethraldrüsen fügen spezielle Sekrete bei, wenn die Spermien sie passieren. Nach der Stille und dem Warten stelle man sich diesen Ansturm vor! Plötzlich wird das Spermium, das Sie erzeugen wird, und all die anderen Hunderte von Millionen von Gefährten wie in einem Trichter zusammengeführt, mit Flüssigkeiten gemischt, um Kurven getrieben und schliesslich die Harnröhre hinaufgeschossen. Menschen haben im Zustand der Regression von Bildern von Bergwerksschächten, Untergrundbahnen, Autobahnen, durchgehenden Viehherden, Lemmingen, Rolltreppen, Fahrstühlen, Raketen, Düsenflugzeugen berichtet. Die Ejakulation ist eine Erfahrung, die in der Psyche bleibt. Monumente wie Achterbahnen, Sprungtürme und Fahrstühle, die Hunderte Meter durch die Mitte unserer höchsten Bürotürme in die Höhe schiessen, werden konstruiert: alles Rekapitulationen dieser Erfahrung.

Im Laufe der Entwicklung der Menschheit entstanden immer raffiniertere Antriebsmittel, es war eine menschliche Obsession. Auch die Beförderung von Gegenständen hat sich vom Werfen von Steinen und Speeren mit der Hand über die Speerschleuder und Pfeil und Bogen, das Katapult und das Gewehr zu interkontinentalen ballistischen Flugkörpern entwickelt … alles «Männer»-(Spermien-)Obsessionen und immer raffiniertere Rekapitulationen des Aspektes der Ejakulation der Spermienreise. Im Laufe der Geschichte waren nicht Frauen, oder mit Eizellen identifizierte Männer, für solche Erfindungen verantwortlich. Es gibt etwas in der Tiefe der Psyche von Menschen, die mit Spermien identifizierte Rekapitulatoren sind, das eine Beschäftigung mit Themen wie Antrieb begünstigt.

Wie der junge Gefreite besitzt die Zelle, aus der Sie entstehen werden, auch wenn sie von Ihrer Seele bewohnt wird, vielleicht kein genaues Gefühl von einer Bestimmung. Aber sie ist von der Intensität des Aktes, dem Adrenalin des Orgasmus, der Endgültigkeit ihrer existentiellen Gerichtetheit und der plötzlichen Veränderung erfüllt. Ob Ihre Empfängnis in Bier und Pizza getränkt, ein Akt gegenseitiger Feier und Vereinigung, ein Akt reiner Liebe, eine tantrische Ekstase oder eine Vergewaltigung war … Die physische Umwelt des Vaters und die Stasis der Ruhephase verblassen plötzlich, wenn der

Übergang Ihr Spermium in einer Mischung aus Chemie und Erregung auf und davon trägt. Nichts wird jemals sein wie vorher.

Regredierte haben während Regressionen, bei denen es darum geht, die Phase der Ejakulation zu erforschen, von Reue und Kummer berichtet. Man kann sie als einen aufgezwungenen Exodus aus der Heimat erleben. Die Spermien werden aus dem Nest der Sicherheit im Körper des Vaters, aus der Fürsorge und dem Schutz der Ammenzellen vertrieben. Das glückliche Leben reinen *Wartens* in einer Umwelt «ohne Druck» ist vorbei. Verlust von Schutz und Stärke des Vaters, Verlust der ungelebten, nicht wertgeschätzten Augenblicke.

Psychologische Rekapitulationen, die aus diesem Ereignis hervorgehen, können grosse Sehnsucht nach «Zuhause» enthalten, die von der Sehnsucht nach der Verbindung mit dem Göttlichen und dem Gefühl von Verschmelzung und Einssein mit Stärke, Schutz, dem *Vater* und einem Zustand «ohne Probleme» überdeckt sein können. Abneigung gegen Übergänge, zur Schule zu gehen oder einem Team beizutreten (Ihr Spermium ist jetzt mit Millionen anderer neuer Spermien vermischt) sind rekapitulative Tendenzen, die aus dieser Phase entstehen, die wir alle erlebt haben. Fallangst; Angst vorm Fliegen; Angst, sich zu schnell zu bewegen; Angst, etwas Neues zu tun ... Stellen Sie sich einen Fallschirmjäger vor, der zum ersten Mal aus einem Flugzeug springt.

Stellen Sie sich das Gefühl vor, das Neil Armstrong hatte, als seine Rakete abgefeuert wurde. Erinnern Sie sich daran, wie es Ihnen zum ersten Mal gelang, Fahrrad zu fahren, an das erste Mal, als Sie einen Fisch fingen, an Ihren ersten Orgasmus. Die Erfahrung Ihrer ejakulierenden Keimzellen hat ein Muster für die Mischung von Erregung und Angst erzeugt, die in Situationen, die durch eine bestimmte Intensität und Unberechenbarkeit gekennzeichnet sind, durch Sie hindurchschiesst. Und das Verhältnis von Angst und Erregung, das heisst, *welche Erfahrung dominiert*, ist eine Funktion der psychologischen Orientierung, in der Ihr Spermium sich entwickelte.

Eine feine Linie trennt, ob ein Individuum Erregung oder Schrecken erlebt, wenn Adrenalin wirkt und bestimmte Kortikosteroide ausgeschüttet werden. Teile unserer angeborenen Reaktionsweisen sind in Abhängigkeit von der psychologischen Disposition des Vaters programmiert. Aus diesem Grund können Übergänge, Überraschungen oder plötzliche schnelle Bewegungen und andere intensive Stimulierungen eine Reihe automatischer Reaktionen von Schrecken bis Freude auslösen, und die Menschheit hat ganze Industrien entwickelt, um solche Empfindungen rekapitulieren zu helfen: Horrorfilme, Freizeitparks, die Pornoindustrie, professionellen Sport und Entspannungsdrogen.

Phase III: Holocaust

Die Ejakulation ist vorbei. Die Kriegsschiffe erreichen die fremde Küste, entleeren ihren Rumpf und Massen von Männern stürmen die Ufer.

Während der berühmten Landung der Alliierten in der Normandie am D-Day wurden grosse Mengen an Truppen am Strand abgesetzt, wo sie festgehalten und scharenweise vernichtet wurden. Dieser Augenblick war eine sehr genaue Inszenierung eines mikroskopischen Ereignisses auf Zellebene, das wir alle durchlebt haben. Ejakulation ist eine Invasion einer Armee von Spermien in feindliches Territorium. Auch wenn beide Eltern sich lieben und bewusst nach einer Empfängnis sehnen, muss das Spermium, das die Macht und den Zauber in sich trägt, menschliches Leben zu erschaffen, eine unvorstellbar feindliche Initiation durchmachen: Feuer und Zerstörung, chemische Vernichtung, Angriffe durch Scharfschützen, Gruppenschock.

Weil die Temperatur in der Vagina bedeutend höher als in den Hoden ist, sind die Spermien einer Hitze ausgesetzt, die sie abgetötet oder deformiert hätte, wenn sie ihr während der Ruhephase ausgesetzt gewesen wären. Die Hoden hängen ausserhalb des Körpers, weil da die niedrigere Temperatur für Produktion und Lagerung von Spermien optimal ist. Wissenschaftler erklären die Deformation von Spermien vor allem mit erhöhten Temperaturen. Patienten im Zustand der Regression haben die verheerende Wirkung der Hitze als öde Wüsten, dampfende erstickende Dschungel und vernichtende Feuerstürme erlebt. Hitler, bedeutend als jemand, der diesen Aspekt der Spermienreise rekapituliert hat, war sein Leben lang von Feuer und Feuerstürmen fasziniert. Er entwickelte die wagnerianischen Feuerstürme als Angriffsmethode und Technik der Kriegsführung und starb in einem benzingetränkten Berliner Bunker.

Neben der Abwehr durch Wärme wimmelt der weibliche Körper auch von Säuren und anderen chemischen Substanzen, die für Spermien tödlich sind. Besonders die Vagina als eine für Bakterien relativ leicht zugängliche Körperöffnung ist darauf angelegt, den Körper der Frau chemisch vor Eindringlingen zu schützen. Ergebnis ist, dass der ganze Schwarm der Spermien in einen kollektiven Schock fällt, wenn etwa 25% von ihnen innerhalb von 20 Minuten nach dem Eindringen in die Vagina sterben. Es kommt zu einer umfassenden Koagulation, wenn sich die Flüssigkeit, in der sie transportiert wurden, verdickt, um sie zu schützen. Das Schlagen ihrer Schwänze verlangsamt sich, um Energie zu sparen, und sie drängen sich wie eine Herde in die Enge getriebener Weidetiere zusammen.

Manche Vertreter der pränatalen Psychologie sind der Auffassung, dass dies eines der ersten psychologischen Ereignisse ist, das bestimmte Prädispositionen innerhalb der männlichen Psyche programmieren kann, die Missbrauch und sogar Gewalt gegen Frauen durch Männer zulassen oder sogar (als subjektiv empfundenes Gefühl) rechtfertigen können. Die Kränkung durch den Massenmord ist so gross, dass Frauenhass «gerechtfertigt» erscheint. Nur der Zorn einer Frau könne so etwas machen! Wie wir später sehen werden, wird so ein destruktives *Programm* in einer späteren Phase der Spermienreise noch einmal betont. Männer, die Frauen schlagen, Vergewaltiger und Frauenhasser berichten oft, dass sie nicht wissen, was über sie kommt, wenn sie so agieren. Sie können brutale Taten begehen, sogar gegen die Frau, die sie lieben. Sie fühlen sich verrückt, aber irgendwie gerechtfertigt.

Wenn die Invasion vom Immunsystem der zukünftigen Mutter wahrgenommen wird, werden Truppen (in Form weisser Blutkörperchen) ausgeschickt, um bei der Verteidigung des vaginalen Territoriums zu helfen, indem sie einzelne Spermien wie Heckenschützen angreifen und den Eindringlingen das Leben noch schwerer machen. Aber schliesslich gewöhnen sich die Spermien an diese neue Umgebung. Sie erholen sich von ihrem kollektiven Schock, schwimmen wieder, schlagen mit ihren Schwänzen, verlassen den Ort des Massenmords und vermeiden die weissen Blutkörperchen, indem sie weiterziehen und Ströme von Schleim suchen. Dieser Schleim, eine fädenziehende Substanz, die auf Proteinen basiert und vom Muttermund ausgeschieden wird, hat eine Konsistenz, die sich während des Zyklus der Menstruation ständig verändert, während des Eisprungs glitschig wird und die Fähigkeit des Spermiums erhöht, die Eileiter zu erreichen.

Diese Phase der Spermienreise ist so schockierend, dass es schwer ist, zu ihr Zugang zu bekommen, auch mittels Regressionstechniken und selbst für Menschen, die in Regression erfahren sind. Die gesamte Kolonie von Spermien ist nicht mehr im Körper ihres Erzeugers, sondern ist in eine Welt eingetreten, die keine andere menschliche Zelle erlebt. Es gibt nichts Vergleichbares. Es ist die Reise der Epen, die «Raumfahrt» in ein anderes Universum und die äusserste Form von Wanderung. In Fällen überwältigenden Erlebens ist Schock ein notwendiger Zustand, eine Überlebenstaktik auf einer organismischen und auf einer zellulären Ebene. Wenn ein Mensch von einem Lastwagen angefahren wird und dabei ist zu verbluten, dann geht er in einen Schockzustand, sein System verlangsamt sich, setzt aus, sein Bewusstsein verringert sich, er wird vielleicht ohnmächtig … Aber der Schock kann sein Leben retten. Ähnlich ist es für die Gruppe von Reisenden in einem fremden Land.

Weil Schock Bewusstsein und Zugang zu Erfahrung reduziert und weil die Erfahrung des Massensterbens *so* schockierend ist, wird sie oft sogar für das zelluläre Gedächtnis maskiert und verdunkelt. So wie die Seele einen sterbenden Körper verlässt, verlässt die Seele den Körper des Spermiums oder des Ungeborenen, der einen hinreichend grossen Schock erleidet. Wenn die Seele nicht anwesend ist, ist zelluläres Gedächtnis nicht zugänglich, auch nicht für Menschen, die in Regression erfahren sind. Die intensivsten Schocks befreien die Seele von Verkörperung. Aber wie bei Nahtoderfahrungen kann die Seele zurückkommen, wenn die Intensität des Schocks hinreichend abgeklungen ist. Daher berichten viele Forscher, einschliesslich meiner selbst, William Emersons und Graham Farrants, dass die Seele in zellulären Erfahrungen ein- und ausgeht und dass es fast unmöglich ist, aufeinanderfolgende Ereignisse chronologisch zu verfolgen, wenn die Intensität eines Schocks sehr hoch ist.

Zu den psychologischen Wirkungen dieser Phase gehören jene, die aus jedem Massenmord oder Krieg resultieren: Wut auf den Täter; Wut auf Gott dafür, dass er die Absurdität so einer Zerstörung zugelassen hat; Hilflosigkeit angesichts existentieller Not; ein Gefühl der Kleinheit und Bedeutungslosigkeit des Selbst; und eine Identifikation mit Schmerz, Verlust und Vergeblichkeit. Psychologische Konsequenzen solcher existentieller Zustände begleiten die Spermien während des Rests ihrer Reise und begleiten die Seele während ihres ganzen sterblichen Lebens. Es ist das Gefühl, das wir haben, wenn wir ein Mitglied unserer Familie verlieren; wenn wir das Spiel verlieren; wenn wir unser Geld verlieren; wenn wir etwas, das wir brauchen, nicht finden können; wenn wir unseren Körper oder andere verletzen … Und es ist die Depression, die in der Folge entsteht: Ich bin klein, mein Leben ist nutzlos, dies hat keinen Sinn, ich könnte genauso gut tot sein.

Phase IV: Wiedergeburt/Trekking

Wenn sich die Kolonie von Spermien von ihrem kollektiven Schock erholt, werden diejenigen, die leben und vital sind, lebhaft und erregt. Mitochondrien nähren sie mit ihrer nahrhaftesten und konzentriertesten zellulären Energie: reinem Raketentreibstoff. Doch herrscht Verwirrung: In welche Richtung gehen wir? Millionen und Abermillionen von Spermien zappeln und mühen sich, um den richtigen Weg zu finden. Es ist wie das Parkett der New Yorker Börse oder im Gedränge der Fans vor der Bühne bei einem Rockkonzert. Es geht zu wie im Umkleideraum der Mannschaft, die gerade die Weltmeisterschaft gewonnen hat, oder wie bei der siegreichen Armee an dem Tag, an dem endlich Frieden geschlossen wird: Wir haben es geschafft, wir sind die Grössten, was machen wir jetzt, wohin gehen wir?

Grosse Gruppen von Spermien streben in dieselbe Richtung. Man hat beobachtet, dass sie wie Radrennfahrer Pulks bilden, um ihre Effizienz zu steigern. In schwierig zu durchquerendem Gelände können sie wie die Kriegerameisen des Amazonas mit ihren Körpern Brücken bilden. Eine Art autonomer Kooperation scheint am Werk zu sein. Dabei greifen die Spermien niemals einander an oder behindern sich gegenseitig. Es ist so, als hätten sie keine Zeit, persönlich zu werden, sie drängen alle mit dem gleichen allgemeinen Ziel in dieselbe Richtung, und dazu gehört nicht, sich gegenseitig zu bekämpfen.

In vielerlei Hinsicht hat die Reise eben erst begonnen. Wenn Sie das heroische Spermium, der Auserwählte sind, dann müssen Sie jetzt eine Distanz schwimmen, die Hunderten von Meilen entspricht, weissen Blutkörperchen ausweichen, vermeiden, in Spalten zu geraten, darauf achten, nicht die Orientierung zu verlieren, die richtige Entscheidung darüber treffen, welchen Eileiter Sie wählen, und die ganze Zeit mit dem millionenfachen Tod Ihrer Brüder umgehen. Tod, Zerstörung und Deformierung lauern überall. Monster, fremde Landschaften und scheinbar unüberwindliche Hindernisse sind an jeder Ecke. Wenn das wie ein Videospiel oder die Erzählung eines Mythos klingt, dann erkennen Sie einige der Möglichkeiten, wie wir diesen Teil der Reise in unserer menschlichen Psyche rekapitulieren.

Von allen Phasen der Spermienreise ist diese am leichtesten während einer Regression zu erkennen. Die regressiven Bewegungen sehen wirklich wie die eines schwimmenden Spermiums aus: Der Kopf rollt von einer Seite zur anderen, die Füsse treten, die Beine bewegen sich im Einklang wie beim Schmetterlingsstil oder beim Wassertreten. Man hat Leute während ihrer Regressionen in einem Workshop über den Boden des Gruppenraums «schwimmen» sehen.

Für viele ist die vorrangige psychologische Erfahrung eine der Ekstase. Weil der «Treibstoff» für das Spermium so konzentriert und so magisch ist, erfährt man während der Regression den Rausch der Unbesiegbarkeit und die Illusion von Unsterblichkeit. Spermienreisende können buchstäblich fühlen, dass sie in der Lage sind, Sprünge zu machen, die der Höhe von Hochhäusern entsprechen; der Rausch durch den Treibstoff kann ekstatisch sein. Wenn man durch die Schleimfäden schiesst, fühlt man sich wie ein Rennboot, das über die Wasserfläche eines Sees dahingleitet. Es ist so, als wären die Zellen immun gegenüber irdischen Gesetzen ... Ein attraktiver Zug, der hilft, das Widerstreben des sich verkörpernden Geistes («spirit») zu lockern und zu mildern. Wer hätte nicht gern das Gefühl, wie ein Held fliegen zu können, um die Welt zu retten? Schliesslich tragen Spermien die heiligen geheimen Schriften der Menschheit und ermöglichen unserer Spezies, das Leben so fortzusetzen, wie wir es kennen.

Psychologische Bindungen an diese Phase sind tief – nicht überraschend in Anbetracht der Nähe zur Agonie und Depression des Massensterbens. Das Muster für manisch-depressive Erkrankung und Leiden an Stimmungsschwankungen wird nirgends deutlicher illustriert als hier in dem Nebeneinander dieser zwei Phasen: Tod versus Unsterblichkeit, Hilflosigkeit versus Unbesiegbarkeit.

Andere Rekapitulationen der Beziehung, die das Spermium mit seinem magischen Mitochondrien-Treibstoff hat, sind Abhängigkeit von Speed, Kokain und Crack, Drogen, die dem Konsumenten ein Gefühl von Macht, Unbesiegbarkeit, Kühnheit und Selbstherrlichkeit verleihen. Wenn man sich eine Party junger Leute vorstellt, die aus den Fugen gerät, und bei der sich jeder Junge unbesiegbar, arrogant und voller Selbstbewusstsein fühlt und seine Grenzen in Rausch und gefährlichem Verhalten austestet, kann man eine der unseligen, aber unvermeidlichen Rekapitulationen der mit Treibstoff aufgeputschten Phase der Spermienreise verstehen.

Es gibt eine Konsequenz. Das Spermium erfährt sie, und die Psyche erlebt sie. Mitochondrien sind in Klumpen auf dem Brustabschnitt des Spermiums arrangiert, wie Energieriegel in einem Rucksack. Trotz des Rausches von Unsterblichkeit und übermenschlicher Stärke, der von dem magischen Treibstoff bewirkt wird, ist es nur eine begrenzte Quelle. Wenn ein Spermium einmal eines dieser Energiepakete oder einen dieser Speedballs aufgebraucht hat, ist die Party vorbei. Das Spermium verlangsamt sich, hat keinen Sprit mehr und stirbt.

Es fühle sich wie Tod an, berichten jene, die zu dieser Phase regrediert sind. Alle anderen Spermien jagen an Ihnen vorbei. Sie könnten sich nicht bewegen, wenn Sie auch wollten, wie der rasende, von heissem Stahl getroffene Bulle, in scharfem Gegensatz zur Schlussgeste des Matadors, der den Stoss führt. Eine erstaunliche und fast halluzinatorische, psychologische Ironie wird erlebt: Wie kann meine Seele in *dieser* Zelle präsent sein, wenn sie sterben wird? Ich bin sicher, dass *ich* der eine bin, aber ich sterbe … *unmöglich.*

Gerade kommen Sie von einem der lähmendsten Horrortrips des Lebens, dem Massensterben, und nun droht Ihr eigener Tod, während andere Exemplare übermenschlicher Spermien Sie überholen … wie Autos auf der Autobahn, wenn Sie einen platten Reifen haben, oder schlimmer, wenn Sie rätselhafterweise keine Kraft mehr haben. So eine Notlage ist schockierend und kann einen opferidentifizierten Narzissmus mit einer Tendenz zur Glorifizierung von Konkurrenz und Abwertung des Selbst fördern, der zu

Gedanken führt wie: «Wenn ich mich jemals hiervon erhole, werde ich niemals wieder jemanden *mich* auf der Autobahn überholen lassen. Ich werde niemals jemanden vor mir einscheren lassen. Ich werde niemals Dränglern hinter mir nachgeben. Ich werde denen, die unter mir sind, nicht zuhören. Ich werde niemals zulassen, dass ich mich mit dem Verlierer identifiziere, denn das ist der Tod, und den Tod habe ich kennengelernt, und Tod ist unerträglich.» Aber warum sollte es Ihnen überhaupt etwas ausmachen? Sie sind tot.

Die Wahrheit ist, Sie sollten tot sein. Es steht schlecht für Sie. Sie sehen sich um, und fast alle anderen sind tot. Millionen und Abermillionen von zum Verwechseln ähnlicher Zellen sind gestorben, und ihre Zahl ist beträchtlich reduziert. Sie sind entbehrlich, nur einer unter vielen, und Ihr Los muss dasselbe sein.

Das heisst, wenn Sie der Auserwählte sind. Wenn Ihre Seele die Not dieser kleinen Zelle wirklich erlebt, dann sind Sie gesegnet und werden wie Christus die Auferstehung erleben. Ein weiteres Mitochondrium ist angezapft oder, je nach Ihrem Rekapitulationsstil, sein lebensspendender Nektar ist zu Ihnen gekommen wie ein Bernhardiner, der durch eine Lawine stapft.

Der Tank ist plötzlich wieder voll. Ein wahres Wunder. Ich *bin* der eine! Worüber habe ich mir Sorgen gemacht? Was habe ich da bloss gedacht? Ah, ja. Ein neues Mitochondrium ist zu Hilfe gekommen. Noch ein Bier, noch eine Kokainlinie, noch ein Traum statt der Wirklichkeit, eine neue Realität, kann das wahr sein … Ich bin unbesiegbar!

Das verjüngte Spermium ist wie neu, aber erfahrener und klüger als vorher. Ein Phönix erstanden aus der Asche, der besiegte Krieger, der auf wunderbare Weise tief nach innen langt, um sich zu erholen und zu obsiegen. Hulk Hogan, einst der erfolgreichste Ringer des Weltverbandes, zog das jahrelang durch, verteidigte seinen Titel, nachdem er schon geschlagen, auf die Schultern gelegt und aus dem Ring geworfen war, praktisch gezwungen war aufzugeben. Er verteidigte die Tiefe seiner Seele und sein Stehvermögen, er verteidigte sein Recht auf Kühnheit gegen alle Wahrscheinlichkeit. Er machte weiter, wieder auferstanden und getrieben von der donnernden Verehrung Tausender von Fans in den Sportarenen ganz Amerikas.

Ein regredierter Patient wurde inmitten eines reichen Workshops, in dem es um Präkonzeptionsthemen ging, poetisch: «Ich sah den Tod und ich kannte den Tod, und ich wusste, wie düster und schlecht der Tod war, und ich wusste, ich war tot. Ich war es. Aber ich wusste, es spielte keine Rolle, denn ich wusste, ich würde wieder leben, wenn ich wollte und wenn ich etwas zu geben hätte.»

Verführerische Aspekte von Reinkarnation können sich als ein Ergebnis der regenerativen Aspekte der Mitochondrien-Erfahrung während der Spermienreise an die Psyche heften und sie anziehen, einschliesslich heroischer Identifikationen mit Unbesiegbarkeit und narzisstischen Illusionen von Unsterblichkeit. Glaubenssysteme und Haltungen, die hier ihren Ursprung haben, kommen in Bemerkungen zum Ausdruck, aus denen die tollkühne Bravour der Jugend spricht: «Nichts kann uns aufhalten.» «Kämpfen bis zum Umfallen.» «Wir werden wieder leben.» «Ich komme wieder.» «Die Party geht weiter.»

Die Verkörperung der Seele schreitet während der Reisen von Ei und Spermium zögernd voran, bis die Inkarnation bei der Empfängnis stabiler wird. Das heisst, dass die Seele während verschiedener Momente der Spermienreise in das Spermium eintritt und es wieder verlässt. Weil die Seele während der Keimzellenreisen (von Ei wie von Spermium) gelegentlich präsent ist, sind Teile dieser Reisen mittels Regressionstherapie zugänglich. Von keinen anderen *einzelnen Zellen* sind Regressionen berichtet worden. Nach der Empfängnis bleibt die Seele während des ganzen sterblichen Lebens verkörpert, es sei denn Schocks sind hinreichend intensiv, um eine Entkörperung zu bewirken (auch Nahtoderfahrungen oder ausserkörperliche Erfahrungen genannt). Wir können mittels Regressionstherapie unmittelbaren Zugang zu Fantasien von und Erinnerungen an Verkörperung bekommen. Durch den Kontakt mit dem Material, das während der Regressionen aufgedeckt wird, können lebenslange Rekapitulationen erklärt und verstanden werden.

Zum Beispiel hatte eine erklärte Atheistin zum ersten Mal eine unmittelbare Erfahrung von Seele und Geist («spirit») (mittels einer Verkörperungsregression). Enthusiastisch erklärte sie die Entstehung ihres Atheismus:

«Ich merkte, dass jedes lebende Säugetier, Fische, Insekten und jede andere vorstellbare Kreatur, die der Mensch im Universum kennt, diese Reise durchlebt hat und von der Spermienreise besessen, in sie verliebt, von ihr verzaubert und in Schrecken versetzt war. Alles beginnt mit dieser Spermienreise, alles kommt von ihr her. Ob Sie eine Frau oder ein Mann sind, die Spermienreise vibriert in Ihrem Nervensystem. Wie man geht, wie man Auto fährt, wie man denkt, es wird alles von der eigenen Spermienreise geprägt. Jedes Mal wenn mein Spermienschock reaktiviert wird, erinnert er mich daran, wie hart es ist, in einer Zelle oder einem Körper zu stecken. Hier hatte meine Seele ihr Problem. Ich hatte zu viel Geist (spirit). Meine Seele wollte nicht in dem Durcheinander und dem Leid der Erde gefangen

sein. Wenn man klein und hilflos ist und hier festsitzt, dann weiss man, wie Verkörperung ist. Und man strengt sich so sehr an, aber man ist eingeschränkt, weil man auf der Erde ist und kein besserer Mensch sein kann, weil die eigenen Ressourcen, gleich was man sich vorstellt, begrenzt sind, aber die Stimme funktioniert. Also bettelt man: ‹Gott, hol mich heim, ich bin gebrochen und tauge nicht für diesen Planeten, und alles ist hier unten zu schwer für mich, deshalb ruf mich bitte, Bitte, BITTE heim und lass mich wieder leben. Lass mich verjüngt werden. Schenke mir göttliche Ruhe und lass mich in deiner Weite überwintern. Lass mich Dich aufsaugen und im Himmel eins mit Dir werden und frei von Zeit und frei von Schwerkraft und frei von Schmerz … Bitte, bitte Gott, nimm mich wieder an, es wird immer schlimmer, und Gott, wenn Du mich jetzt nicht wieder aufnimmst, werde ich niemals wieder an Dich glauben. Wenn es so etwas wie Gott gäbe, würde er dies niemals zulassen. Nimm mich JETZT wieder auf, ich kann es nicht mehr aushalten. Ich werde niemals an Dich glauben, und Du wirst nicht existieren, und auch wenn ich leide, leide ich allein ohne Dich … Ich werde allein sein und ich werde ohne Dich sein … ICH HASSE DICH. DU EXISTIERST NICHT.›»

So eine schöne, schmerzhafte Reise ist typisch für Überlebende des Verkörperungsschocks, den sie als Atheisten rekapitulieren. Sogar tief spirituelle Menschen können damit etwas anfangen, weil diese Erfahrung unsere eigenen Berührungen mit atheistischem Schock und unsere eigenen gelegentlichen oder häufigen Zweifel und Frustrationen in bestimmten mühevollen oder schockierenden Momenten anspricht.

Letztlich kleidet sich die Seele in eine Keimzelle: Sie ist wie ein Schutzengel, der sich eines prosaischen Spermiums annimmt. Es ist Schicksal, wenn *dieses* Spermium und *diese* Seele wissen, dass sie zusammen eins sind, denn in diesem Moment tritt eine sinnliche Ebene von Bewusstsein in die Zelle ein, bindet sich an sie und identifiziert sich mit ihr. *Mein* Spermium (nicht länger das meines Vaters).

Wenn Verkörperung für die Seele in ihrem Spermium stabiler wird, bedeutet das gewöhnlich, dass die Zelle selbst sich von einem Schockzustand erholt hat und motiviert ist weiterzugehen. Seele und Spermium sind eins. Empfängnis ist nahe. Und vielleicht ist die Seele immer noch diffus genug, um zugleich auch in der Eizelle präsent zu sein, aber die Reise der Verdichtung der Seele bedeutet auch, dass sie sich aus der Sicht der Eizelle wie des Spermiums auf dasselbe Ziel zubewegt. Verletzlichkeit und Offenheit für irdische Unvermeidlichkeiten bestimmen die Seele, während sie Spermium und Ei tiefer bewohnt.

Empfängnis rückt näher, und Seele und Spermium zusammen als eins, als irdisches Lebewesen, nähern sich der Eizelle. Das Spermium kann manchmal von der Entdeckung überwältigt werden, dass es in der Gegenwart von etwas Schrecklichem gewesen ist. Ein gewaltiges strahlendes Ding hat Botschaften ausgesandt und seinen zarten Körper durchdrungen. Wenn sich das Spermium von der Benommenheit durch den Verkörperungsschock erholt, ist es sich jetzt der Wirkung des *Einflussfeldes* der Eizelle bewusst: magnetisch, elektrisch, chemisch, absurd, ruhmvoll. Zu den näheren Spermien gehört das eine, mit dem sich die Seele identifiziert hat; das eine, das dazu beitragen wird, SIE zu erschaffen; und Sie verstehen vielleicht ein bisschen langsam. Sie erwachen erst jetzt in diesem Moment zu Ihrem Bewusstsein von der Präsenz dieses riesigen Gegenstandes, der Ihr Schicksal ist und Sie ruft, ein Himmelskörper mit enormer Masse und Magnetismus: die EIZELLE.

Zu plötzlichem Bewusstsein von Schicksal kann es kommen, wenn man immer noch weit von der Eizelle entfernt ist. So gross ist die Macht des Weiblichen. Wie bei den armen männlichen Pandas, deren territoriale Bedürfnisse viele Meilen Abstand von anderen Bären verlangen, bis ein Weibchen empfängnisbereit ist … Dann rennen alle Männchen in Reichweite meilenweit und versuchen, sie zu finden. Wenn Sie das einsame Spermium sind, dann haben Sie gerade einen Hauch der lockenden Zona radiata wahrgenommen, die das Ei umgibt. Sie ähneln dem Hai, der in tiefer See Blut aus einer Meile Entfernung riechen kann und von einem Befehl tief aus seiner urzeitlichen limbischen Programmierung als Hai ergriffen wird, der Spur des Duftes zu folgen. Wenn Sie das Spermium sind, wird sie Sie vielleicht den richtigen Eileiter hinaufführen, hin zu dem Topf voll Gold am Ende des Regenbogens, dem Sie folgen. Sie sind auf dem Trip Ihres Lebens und Ihre Seele ist es auch. Die Hälfte Ihrer Spermienkameraden folgen einer toten Spur, die sie den falschen Eileiter hinaufführt, um im Raum der Peritonealhöhle einem sicheren Tod entgegenzutreiben – wie ein Astronaut, der von dem Kabel, das ihn mit seiner Kapsel verbindet, abgeschnitten ist.

Wenn Sie näher kommen, sehen Sie, ja, dies ist der Platz, ich bin nahe, dies ist Mekka. Dies ist der Heilige Gral … Ich muss ihn berühren … Ich muss daran nippen, und da ist sie! Hunderttausendmal grösser als ich, mit dieser gloriosen Oberfläche und all diesen Stellen zum Festmachen und zum Eindringen und zum Erforschen … Und ich werde immer weiter mit meinem Kopf daran stossen, ob es mir passt oder nicht, denn das ist alles, was ich tun kann … Dies ist mein biologischer Befehl, meine einzige Funktion. Ich als Seele bin jetzt in physischer Materie gefangen … Verkörperung,

Inkarnation … Fleisch, Muskeln und Blut … Ich bin als Seele, die in die Welt kommt, Teil dieser Falle, und ich bin diesen Kräften ausgesetzt.

Von den wenigen übrigbleibenden Spermien, wenn Sie das Glück haben, der Gesegnete zu sein, der Auserwählte, werden Sie dann von ihr erwählt und in sie hineingezogen (denn sie ist es, die auswählt), wie in ein schwarzes Loch, von wo es keine Rückkehr gibt.

Phase V: Empfängnis

Bevor es wirklich zu der schockierenden Erfahrung der Empfängnis und des damit verbundenen Chaos kommt, hinterlässt ein letzter Teil der Trekking-Phase seine Spur: Orientierung, Gerichtetheit und Intuition. Es gibt ein starkes Bewusstsein von der Richtung, in der die Eizelle liegt, und die Spermien werden von mächtigen Kräften in diese Richtung gezogen. Verschiedene melodische Verführungen sind in verschiedenen Fällen aktiv, so wie ein grosser Mythos oder ein grosses Gedicht verschiedene Seelen verschieden anspricht. Manche empfinden vor allem ein starkes Ziehen am Scheitel des Kopfes, als wäre der Kopf an einem Lichtstrahl befestigt und würde vom «Mutterschiff» gezogen. Andere berichten, sie hätten ein Gefühl, als stünden sie unter einem vollen Mond, und der hätte eine Wirkung auf das Hirnwasser wie auf Ebbe und Flut. Manche Menschen fühlen sich desorientiert, als würden sie, statt nach oben gezogen zu werden, nach unten in einen Strudel fallen. Wieder andere beschreiben die Erfahrung als rein chemisch, als würden sie von einem mächtigen Pheromon angesaugt, wie Alice in das Kaninchenloch. In allen Fällen ist die Orientierung *in Richtung* der Eizelle nicht zu leugnen und unwiderstehlich. Es ist das Einzige, was zählt, die einzige Richtung, die einzige Bestimmung. Dieser Magnetismus in Richtung der Eizelle ist mächtiger als der Sexualtrieb, der Trieb zu essen oder die Motivation zu leben. Für das Spermium ist sie alles! Das ist der Beginn der Endphase der Spermienreise.

Eine massive Kugel mit einer schwammartigen Oberfläche überschattet die Präsenz des Spermiums. Sie ist gewaltig: hunderttausendmal grösser. Man stelle sich ein Stadion vor, in das 100 000 Leute passen. Es ist innen leer mit Ausnahme einer kleinen Bühne, wo ein ewig vollkommenes Zwischenspiel darauf wartet, vollzogen zu werden. Nur ein Teilnehmer wird in das heilige Theater eingelassen, und alle anderen sterben.

Wenn sich die wenigen übriggebliebenen Spermien dem Ei nähern, normalerweise etwa zwischen fünf und fünfzig, beginnt sich das Ei zu drehen. Man hat dieses Phänomen, ohne es ganz zu verstehen, als Wirkung der Schwanzschläge der sich angenehm bewegenden Spermien interpretiert, die genug Schwung erzeugen, um die Eizelle in Drehbewegung zu versetzen. Gegen diese Theorie spricht die Beobachtung, dass sich manche Eizellen schon drehen, bevor die Spermien wirklich Kontakt mit ihnen haben oder wenn ein oder zwei Spermien angekommen sind. Was immer die Ursache ist, das Drehen der Eizelle ist eine dieser klassischen Bewegungen, die während einer Regression beobachtet werden.

Auf dem Kopf tragen die Spermien eine helmartige Bedeckung, Akrosom genannt, die ein Enzym enthält, das in der Lage ist, die Zona radiata der Eizelle zu verdünnen. Indem sie ihren Kopf gegen den äusseren Körper der Eizelle reiben, drehen und winden sie sich in wellenförmigen Bewegungen in ihre vielen Öffnungen. Während der ganzen Zeit dreht sie sich. Wenn sich das Akrosom durch so eine Aktivität verdünnt, wird der Kopf des Samens weicher, weil auch er sich auflöst.

Empfängnistraumata sind verbreitet. Viele Menschen haben von spontanen Wahrnehmungen an der Spitze ihres Kopfes unter allen möglichen verschiedenen, aber bedeutsamen Umständen berichtet. Ihr höchstes Chakra summt sozusagen. Fast immer wird dieses Phänomen während der Regressionsarbeit erlebt, und die Spitze des Kopfes ist tatsächlich die Taststelle für Empfängnis. «Die Hopis», schreibt Frank Waters, «sind eher auf die Anweisungen einer anderen Hemisphäre als auf die technische Zivilisation eingestellt, die sie umgibt.» Sie glauben, dass nach einer Reihe von erleuchtenden Erfahrungen «der Mensch sich nach oben erhebt und jedes der höheren Zentren in vorherrschende Funktion bringt. Das Tor an der Schädelkrone öffnet sich und der Mensch verschmilzt in die Ganzheit aller Schöpfung, woher er entsprang. Es ist eine Strasse des Lebens, die er mit seinem eigenen freien Willen gegangen ist, dabei jede Fähigkeit zum Guten oder zum Schlechten erschöpft hat, so dass er sich endlich selbst als einen endlichen Teil der Unendlichkeit erkennen kann.» Vielleicht hat der Mythos der Hopis von der Strasse des Lebens seine Wurzeln in der Empfängnis aus dem Blickwinkel der Spermien.

Bilder mit dem Elektronenmikroskop zeigen die Spermien, wie sie ihre Köpfe in die poröse und schwammartige Oberfläche der Eizelle einbringen. Sie drehen und winden sich, wenn sie versuchen, in das Ei einzudringen. In diesem Moment ist der biologische Imperativ so dominierend und so intensiv, dass die Seele, die den Organismus bewohnt, einen Schock erleben kann. Patienten haben von ihrer Regression berichtet, dass ihre Seele die Spermien verlässt, weil die erdhafte, verkörperte, biologische Erfahrung zu viel für ein Wesen ist, das eben erst in einen begrenzten Raum gepresst war. Die Identifikation mit dem Körper des Spermiums wird auf die Probe gestellt, weil die Zelle selbst zu sterben beginnt.

Wenn Sie das Spermium sind (oder wenn es bestimmte Teile von Ihnen gibt, die sich psychologisch intensiv mit dem Ausgang der Spermienreise identifizieren), kann sich der Empfängnisschock so anfühlen, als würde er Sie umbringen. Kontakt mit der Eizelle und Angenommenwerden durch sie bedeutet, dass Sie als Spermium tot sind. Ihr Schwanz geht verloren oder wird abgeschnitten, Sie werden an einen Platz gesaugt, wo Ihr Kopf bis zu einer Explosion in Zeitlupe anschwillt, Ihr helmloser Schädel löst sich auf und ein paar sehr spezielle Dinge, die bisher Teil von Ihnen waren, fliessen aus. Dann ist nichts von IHNEN wirklich übrig. Und nicht nur das, all die anderen Spermien, die es nicht hineingeschafft haben, sind tot oder werden bald sterben, nur auf eine andere Weise.

Menschen, die mit dem Körper ihres Spermiums identifiziert sind, leiden tief unter dem Empfängnisschock. Wenn ich es bin, wenn es mein Körper ist, der zerrissen wird, kann die Erfahrung Folter und Tod verwandt sein. Ich habe erwachsene Männer weinen sehen, wenn sie von neuem die Erfahrung machten, ihren Schwanz zu verlieren, so als hätten sie unter dem Skalpell eines Chirurgen ein Glied verloren. Und wieder: Der destruktive Aspekt des Weiblichen und die schiere Grösse der Eizelle im Vergleich mit dem Spermium können in der männlichen Psyche Komplexe verursachen, die zur Dämonisierung des Weiblichen führen. Männer können sich von der Eizelle vernichtet fühlen und, in perverser Rekapitulation, das Gefühl bekommen, dass sie einen Anspruch darauf haben, eine Frau zu vergewaltigen oder zu vernichten, gewöhnlich diejenige, die sie vermutlich lieben. Wenn sich ein Mann von einer Frau überwältigt fühlt und hilflos oder voller Wut auf Gewalt zurückgreift, liegt es sehr nahe, dass es während seiner Spermienreise zu einem Empfängnisschock oder einem Holocaustschock (oder beidem) gekommen ist.

Zum *Höhepunkt einer Schockerfahrung* kommt es oft während Regressionen, die Zugang zur Empfängnis herstellen. Wenn das geschieht, können das Bewusstsein und die auf Erfahrung beruhenden Bewegungen eines Individuums augenblicklich von einer «Erinnerung» einer Keimzelle zu einer anderen umschalten, je nachdem, welche «Erinnerung» weniger schockierend und daher annehmbarer ist. In vielen meiner eigenen Regressionen, so wie in denen anderer, die ich in Workshops und in meiner Praxis beobachtet habe, habe ich die Bilderwelt der Spermien sich plötzlich zu Eizellenthemen wandeln sehen. Zum Beispiel kann ein Spermium, das voller Eifer ankommt und sich mit der ruhmverheissenden Mission eines Ritters identifiziert, sich plötzlich in einer Öffnung der Oberfläche der Eizelle steckend finden, kraftlos, eingesaugt und zerrissen. Sofort kann die Regression zu der Erfahrung aus der Sicht der Eizelle übergehen. Vielleicht empfindet die Eizelle eine mächtige, befriedigende Vereinigung oder eine schreckliche, gewaltsame Penetration. Im Laufe der Jahre haben Beobachtungen bei Regressionen zu der Erkenntnis verschiedener definierter Bewegungsmuster geführt, die den Erfahrungen der Keimzellen und der Empfängnis entsprechen. Solche Bewegungen kommen bei den meisten Regressionen vor, unabhängig vom Geschlecht der Person, die die Erinnerung erlebt.

Ich habe die Erlaubnis, den folgenden Dialog mitzuteilen, der zwischen einem Mann und einer Frau stattfand und kurz nach einer Empfängnisregression während eines Workshops aufgenommen wurde. Sie: «Du wärst glücklich, die Eizelle bei der Empfängnis zu sein. Sie lebt weiter. Sie wird das Gefäss des Lebens. Sie ist Gefäss. Für sie ist die bedeutendste Verbindung mit Sinn, weiterzugehen … nicht einmal als ihr verändertes Selbst, sondern als Überbleibsel … und sie unterstützt dabei etwas so viel Grösseres als sie, nämlich dass das, was von ihr übrigbleibt, ein Echo in einem tiefen Becken ist.» Er: «Für ein Spermium ist der höchste Sinn, Opfer (zu sein) … ein Kamikaze aus Liebe … ein strahlender Ritter mit einem seelenvollen Herz, der hineingeht, um einem unvermeidlichen Tod zu begegnen, ihn zu akzeptieren und um in der letzten Sekunde die heiligen Samen zu übergeben. So wie Dorothy, die niemals die Macht dessen kannte, was sie die ganze Zeit bei sich trug: ‹Ich wünschte, ich wäre zu Hause.› Und alles, was von dem Boten übrig ist, ist ein verwesender Körper, der der Göttin als Kompost geschenkt wird.»

Einige Menschen, die sich mit Spermien identifizieren, haben die bardotähnliche Schwelle ihres zellulären Todes durchschaut und sind daher präsent genug, um Zeuge des Wunders des Weiblichen zu sein, des Containments der Epistase. Aber für die meisten Seelen endet die Spermienreise, wenn die Vereinigung erreicht ist. Der ganze Zweck des Spermiums ist erfüllt, und Forscher, die da gewesen sind, machen Aussagen wie die folgenden: «Die Ware ist geliefert, und es gibt kein Trinkgeld.» «Die glitzernde Glorie einer Rakete vom 4. Juli hat mich in Bann geschlagen und mit mir ist es für immer vorbei.» «Ich sterbe an Schock, denn ich werde nicht mehr gebraucht.» «Ich bin nicht mein Körper, da geht er hin.» «Wer bin ich? Wo bin ich?» Schwanzverlust bei der Empfängnis ist beschrieben worden als «der Verlust gerade des Teils von mir, der mich vorangebracht hat». «Ich hatte nichts mehr zu verbrennen.» «Eine Guillotine hat mich erwischt.»

Jene Seelen, die irdisches Leben als Anhaften an den Körper des Spermiums erlebt haben, hatten einen Schock, der bescheiden macht und befreit. Denn plötzlich ist es nicht die Kraft ihres eigenen Schwimmens, die die Bewegung zur duftenden verzaubernden Vereinigung mit der Eizelle kontrolliert. Es ist nicht der tapfere Ritter, der in seiner prächtigen Rüstung über die Zugbrücke galoppiert, um die Prinzessin zu bezaubern und zu verführen. Stattdessen wird der kleine Kerl von seinem Pferd gerissen, seine Rüstung von seinem Körper gefetzt und er wird nach innen gesaugt, wo sich sein ganzes Wesen auflöst.

Man hat beobachtet, dass die Eizelle rotiert, als orientiere sie sich auf ein bestimmtes Spermium hin. Dieses Phänomen gibt es bei den meisten irdischen Arten, so auch beim weiblichen Beifusshuhn, das, wenn es bereit ist, sich zu paaren, alle Hähne in der Nähe herbeiruft, damit diese in ihrem strahlenden Federkleid mit ihm tanzen und mit allem aufgeplusterten Charme, den sie aufbringen können, singen und pfeifen. Dann sucht es sich einen aus. Anscheinend kann die Eizelle bestimmte Portale ihrer schwammähnlichen Oberfläche ausdehnen und andere kontrahieren und so ein bestimmtes Spermium einlassen und den Rest ausschliessen. In allen Fällen endet die Spermienreise im Augenblick der Empfängnis mit etwas wie Tod.

Wenn die Spermienreise schliesslich am Ende angelangt ist, geht es mit den komplexen Prozessen von Epistase und Entwicklung der Blastozyste weiter. Solche Prozesse haben ihre eigenen psychologischen Auswirkungen, wie zum Beispiel die vielen pränatalen Stadien. Die Spermienreise und die Eizellenreise sind jedoch die frühesten und ursprünglichsten, die viel mythischen Inhalt tragen und zur Empfängnis, zu unserem eigenen persönlichen «Big Bang» führen. Die Reise der Eizellen kommt im Hinblick auf die allgemeine Bedeutsamkeit des substantiellen psychologischen Inhalts der Spermienreise gleich.

Literatur

Emerson W. Shock, a Universal Malady – Prenatal and Perinatal Origins. Hörbuch. Emerson Training Seminars, Petaluma; 1996. Zu beziehen beim Autor: www.emersonbirthrx.com.

– The Treatment of Prenatal and Perinatal Shock. Emerson Training Seminars, Petaluma; 1999. Zu beziehen beim Autor: www.emersonbirthrx.com.

– Das verletzliche Ungeborene. In: Harms T, Herausgeber. Auf die Welt gekommen. Die neuen Babytherapien. Berlin: Ulrich Leutner; 2000.

Hillman J. Charakter und Bestimmung. München: Goldmann; 2002.

Lipton B. Intelligente Zellen. Burgrain: Koha Verlag; 2007.

Die Wirkungen prä- und perinatalen Traumas*

Albert Pesso

In diesem Artikel behandle ich die Wirkungen prä- und perinatalen Traumas auf das erwachsene Leben und wie sie nach der Theorie und mit den Techniken des Pesso-Boyden-System-Psychomotors erkannt und behandelt werden können. Ich werde einen kurzen Abriss der Geschichte und eine Beschreibung der Therapie auf der Grundlage dieses Ansatzes geben. Danach werde ich erklären, wie wir die Wirkungen von prä- und perinatalem Trauma sehen, und schliesslich werde ich beschreiben, wie wir Erwachsene behandeln, auf die dies zutrifft. Ich werde einen Fall vorstellen.

Aber zuerst möchte ich das Thema eines Platzes in der Welt und des Übergangs von der Empfängnis zu bewusstem Leben betrachten. Dabei benutze ich Metaphern und Bilder, zu denen auch solche gehören, die auf religiöser und mythologischer Literatur beruhen. Ich finde diese Metaphern und Bilder insofern hilfreich, als sie anregen können, die Probleme frühen Verlustes zu verstehen und zu behandeln.

I

Wir leben nicht nur in unserem Körper, wir leben auch in unserem Geist («mind»). Daher müssen wir in zwei Universen einen Platz finden, in der physischen Welt und in der Welt des Geistes. Um einen Platz in der physischen Welt zu haben, muss uns erst erlaubt sein, innerhalb von etwas zu bleiben, das grösser ist als wir selbst, das uns bereitwillig den Raum und die Bedingungen schenkt, die man für das Leben braucht. Etwas anderes als wir selbst gibt uns das Recht zu existieren; wir bekommen einen Platz in der Welt nicht einfach durch unseren eigenen Willen und eigene Anstrengungen. Um einen Platz in der Welt des Geistes zu haben, müssen wir zuerst als ein Bild im Geist eines anderen Menschen existieren. Das heisst, uns muss zuerst ein Platz im Geist eines anderen gegeben werden, und dann können wir einen Platz für unser eigenes Bild in unserem eigenen Geist finden. Die Qualität dieses Bildes in unserer eigenen Psyche beruht auf zwei Faktoren:

* Eine englische Fassung des Artikels erschien unter dem Titel «The effects of pre- and perinatal trauma» in: Energie und Charakter, Zeitschrift für Biosynthese 1991. Übersetzt von Peter Brandenburg.

1.) Sie beruht auf der Qualität des Bildes von uns, das in der Psyche derjenigen existiert, die uns unseren physischen Platz in der Welt geben, und
2.) sie beruht darauf, wie wir von diesen Menschen physisch behandelt werden.

Um also in der Lage zu sein, ein befriedigendes und zufriedenes Leben zu führen, muss uns erst ein Platz in dem Leben und im Geist dieses überaus wichtigen anderen gegeben werden. Aus der liebevollen Behandlung in den Händen dieses anderen und aus dem liebevollen Bild im Denken dieses anderen können wir einen Platz für das liebevolle Bild unseres eigenen Selbst in unserem eigenen Geist erschaffen. Nur dann können wir in der physischen wie auch in der geistigen Welt befriedigend leben. Bevor wir geboren werden, bevor wir auf der physischen Ebene existieren, wenn wir präexistent und noch nicht lebendig sind, können wir so beschrieben werden, dass wir einen Platz in den Armen Gottes, des Schöpfers, haben. An diesem himmlischen Ort sind wir in Segen und ein Einssein getaucht, das uns mit vollkommener Lust und Sicherheit versorgt. Dort können wir nicht sterben, denn wir sind noch nicht lebendig; wir können nicht verletzt werden, denn wir sind von Sicherheit und Macht umgeben; wir können nicht verlorengehen, denn wir sind noch keine getrennten Wesen. Dort machen wir die Urerfahrung eines eigenen Platzes für uns.

Um bereitwillig von diesem Zustand himmlischer Verschmelzung abgeholt zu werden, um in eine Welt von Fleisch und Wirklichkeit geboren zu werden, müssen wir mit Zärtlichkeit und gutschmeckenden Dingen geführt werden, wie jenen, die in der Präsenz des Schöpfers zu finden sind: grenzenlose Liebe, Wärme, Sicherheit und Glücksgefühle. Warum sonst sollte eine Kind-Seele bereit sein, auf die Erde zu kommen und lebendig zu sein, wenn das Leben nicht so attraktiv ist wie im Himmel?

Der Uterus macht den Fötus mit der irdischen Entsprechung zu diesem göttlichen Ort bekannt und ist daher als das Himmel und Erde verbindende Gefäss vollkommen. Eingebettet in die Wärme und Nähe einer sinnlichen, sich nach dem Kind sehnenden Mutter merkt die Seele des Fötus kaum den Übergang von der Einheit mit dem Schöpfer im Himmel zu der Symbiose mit der Mutter. Wenn die Erfahrung im Uterus negativ oder schädlich ist und wenn dann Arme, Herzen und Geist der Eltern ablehnend sind, sehnen sich Kleinkinder danach, wieder nach Hause zurückzukehren – dahin, wo es richtig und wohlschmeckend war. In ihrem emotionalen Kern wissen sie, wenn sie nicht am richtigen Platz sind. Sie wissen, was sie verdienen – sie erwarten die Bequemlichkeit, an die sie sich aus dem Himmel erinnern, und suchen Wege, sie zu finden. Oder um es auf eine andere, weniger spirituelle Weise zu sagen, sie erwarten, dass das Versprechen irdischer Befriedigung ihrer Grundbedürfnisse, die in ihren Genen angelegt und in sie eingepflanzt ist, erfüllt wird, und sie suchen Wege, sie zu finden. Wenn ein Kind geboren ist, müssen die Arme, die Herzen und der liebevolle Blick der Eltern die Wirkung der süssen, liebevollen Umarmung des Uterus aufrechterhalten. Eltern müssen ihre Kinder wissen lassen, dass der Geist des Schöpfers auch in ihren Herzen, in ihren Armen und in ihrem Blick lebt – denn was sonst haben junge Seelen kennengelernt? Wenn es nicht auf der lebendigen Ebene gefunden und erlebt wird, werden sie es vermissen und sich danach sehnen, zu dem Himmel zurückzukehren, den sie vor dem Leben kannten.

Solche abgelehnten Kleinkinder wachsen zu Kindern und dann Erwachsenen heran, die zum Himmel, zu weit entfernten Orten, in die Leere oder sogar hin zum Tod schauen als den Orten, wo wieder Friede zu finden ist. Als Therapeuten müssen wir die Symbole und Bilder für all das finden, dem sie sich zugewendet haben und ihnen helfen, einen überzeugenden emotional sinnvollen Dialog und eine Verbindung mit diesen Symbolen zu gestalten. Denn in diese Symbole projizieren sie die Hoffnung darauf, endlich nach Hause zu kommen, auf Frieden und Verbundenheit, und darauf, einen Platz zu finden, an dem sie leben können. Wenn diese Symbole in der Therapie zum Leben erweckt werden, kann der Klient endlich intimen Kontakt mit ihnen haben und durch sie Kontakt mit anderen Menschen. Er kann endlich erleben, dass er ein Recht auf einen Platz in der lebendigen Welt hat.

II

Jetzt werde ich etwas über die Arbeit des Pesso-Boyden-System-Psychomotors erzählen. Diese Methode der Psychotherapie, kurz PBSP, wurde im Jahr 1961 von meiner Frau, Diane Boyden-Pesso, und mir begründet. Seitdem haben wir sie zu ihrer gegenwärtigen komplexen Form entwickelt, die von vielen Therapeuten in privater Praxis und in vielen Kliniken in den USA und in Europa angewandt wird.

PBSP beruht auf dem Verständnis, dass alle Ereignisse, die das Leben beeinflussen, einschliesslich der Empfängnis und der Schwangerschaft während Kriegen oder anderer traumatischer sozialer und Umweltkatastrophen, nicht nur Spuren in der Psyche hinterlassen, sondern sich auch der Substanz der Nerven und des Gewebes einprägen. Die Erinnerung und die Wirkung solcher Ereignisse beeinflusst die Weise, wie Menschen als Erwachsene denken und sich bewegen und auch wie sie sich selbst in der Welt erleben. Eine negative Geschichte entstellt das Bild des Individuums von der Welt ebenso wie sie sein eigenes Identitäts- und Wertgefühl schwerwiegend verringert.

Indem wir PBSP-Prozesse benutzen, haben wir gelernt, wie man Zugang zu der Information bekommen kann, die in den physiologischen Prägungen enthalten ist, die Traumata hinterlassen, und so Klienten in die Lage versetzt, wieder emotional eine Verbindung mit den psychischen Zuständen ihrer frühen, verletzenden Geschichte herzustellen. Es gibt Techniken, die Klienten helfen, diese nichtintegrierten, emotionalen Reaktionen, die im Körper als Symptome von Schmerz, Spannung, Stress usw. bewahrt sind, in die bewusste Erfahrung zu holen. Diese bis dahin unintegrierten, unbewussten Reaktionen werden während der symbolischen Rekonstruktion jener Ereignisse in Therapiesitzungen in der Gruppe bearbeitet. Dann können wir durch die Gestaltung von symbolischen, heilenden, ein Gegengift vermittelnden Gegenereignissen («counterevents») die negative Wirkung jener verletzenden Situationen ausschalten und neutralisieren. Diese heilende Erfahrung vermittelt Klienten ein befriedigenderes und freundlicheres Bild der Welt und ein tieferes Selbstwertgefühl sowie einen Körper, der relativ frei von Schmerz und Spannung ist.

Die Arbeit geschieht in Gruppen von 6 bis 12 Teilnehmern. Während jeder Sitzung bekommen ein oder mehrere Gruppenmitglieder die Gelegenheit, individuell ein Stück therapeutischer Arbeit zu tun, das «Struktur» genannt wird und das zwischen 40 und 60 Minuten dauern kann. Während der Struktur sind andere Gruppenmitglieder aufgefordert, schädliche Aspekte der bedeutsamen, realen Figuren oder heilende, ideale, symbolische Figuren im Rollenspiel darzustellen. Die Struktur findet in der sicheren, annehmenden, psychologischen Atmosphäre statt, die vom Therapeuten angebahnt, von den Gruppenmitgliedern unterstützt und die «Möglichkeitssphäre» genannt wird.

Obwohl die Arbeit mit PBSP nicht nur auf prä- oder perinatale Themen konzentriert ist, ist die Qualität der Möglichkeitssphäre mit Absicht und deutlich uterin, insofern sie eine akzeptierende, nährende, lebensfördernde Arena zur Verfügung stellt, in der gearbeitet werden kann. Die Möglichkeitssphäre ist, anders als die reale Sphäre des Uterus, auch ein psychologischer Raum, der dazu dient, die ungeborenen Teile des Selbst in die Realität und in das Bewusstsein zu gebären. Darin ist sie in gewisser Weise mit der «haltenden Umwelt» der Winnicott-Schule verwandt. Die Möglichkeitssphäre bietet einen sicheren, realen wie metaphorischen Raum, in dem Klienten

1.) bewusst werden kann, wie sie ihr Leben im gegenwärtigen Moment wirklich erleben;
2.) die schmerzerfüllten, untergetauchten Teile ihrer Persönlichkeit erforschen und integrieren können;
3.) die symbolische Befriedigung bisher ungestillter Grundbedürfnisse erleben können.

Wie der Uterus sagt die Möglichkeitssphäre «Ja» zum Leben. Obwohl sie leer und nichtfordernd ist, enthält sie nichtsdestoweniger das Versprechen, dass für jene notwendigen Elemente wie Mitgefühl, Zeit, Raum, Energie, befriedigender liebevoller Kontakt, Bewusstsein und Verständnis gesorgt ist, die erst die Grundbedürfnisse der Entwicklung befriedigen werden.

Diese heilenden Elemente werden von dem Therapeuten in seiner Funktion als Führer und von den rollenspielenden Gruppenmitgliedern bereitgestellt. So wird für alles gesorgt, was für diese bestimmte psychologische Geburt gebraucht wird – so wie der reale Uterus und das Fortpflanzungssystem der Mutter für die Bedingungen und nährenden Elemente sorgen, die für die reale Entwicklung des Fötus notwendig sind.

Die rollenspielenden Gruppenmitglieder sorgen – verbal und nonverbal – symbolisch für die notwendigen und ersehnten Interaktionen, die mittels der Technik der negativen und positiven Akkommodation alle Ausdrucksformen von Affekt sowie die ungestillten Bedürfnisse der Vergangenheit befriedigen. Die rollenspielenden Akkomodatoren improvisieren oder erfinden ihre Rollen nicht, sondern sie passen ihr Verhalten unter der Anleitung des Klienten und des Therapeuten jeweils genau an, so dass sie präzise so, wie die Situation es verlangt, reagieren, basierend auf dem Prinzip von «Form/Gegenform».

Wenn zum Beispiel die Form der ausgedrückten Emotion Wut über die Frustration von Bedürfnissen ist, dann ist die Gegenform, die von den negativen Akkomodatoren gespielt wird, eine Reaktion, als wären sie von der Wut getroffen oder schmerzhaft berührt. Wenn die Form des Bedürfnisses, das ausgedrückt wird, eine Sehnsucht nach Nahrung, Kontakt oder Unterstützung ist, dann ist die Gegenform der positiven Akkomodatoren der liebevolle, körperliche Kontakt, Worte und Verhaltensweisen, die diese Bedürfnisse befriedigen.

«Negative Akkomodatoren» werden eingesetzt, um Fragmente der schädlichen oder frustrierenden ursprünglichen Bezugspersonen, und «positive Akkomodatoren», um die erwünschten und symbolisch angebotenen «idealen Figuren» darzustellen, die angemessener und befriedigender auf die Bedürfnisse ihres Kindes reagiert hätten, wenn sie in der Vergangenheit da gewesen wären. Diese Idealfiguren werden nicht aus Teilen der ursprünglichen historischen Figuren gebildet, sondern sind therapeutisch heilende, archetypische Erfindungen, die auf der menschlichen Fähigkeit zu Liebe, Respekt und Fürsorge beruhen und geschaffen sind, um ungestillte Bedürfnisse aus der Kindheit zu befriedigen.

Strukturen beginnen nicht immer mit der direkten Exploration eines historischen Ereignisses, sondern sie leiten den Prozess oft damit ein, dass man sich zuerst dem «Zentrum der Wahrheit» des Klienten zuwendet. Mit Zentrum der Wahrheit meine ich diesen inneren Sammelpunkt von Aufmerksamkeit und Bewusstheit, wo der Klient Zugang zu affektiven Körperzuständen (über emotionale/physische Zeichen) und zu mentalen Zuständen (über Gedanken, Werte, Ideen, Vorgaben und Widerstände) hat, die mit diesen Gefühlszuständen verbunden sind. Durch bewusstes Achten auf das, was Klienten in ihrem Körper spüren und was in ihrem Kopf vor sich geht, wird ihnen voller bewusst, was sie wirklich fühlen und was im Moment wirklich in ihnen vor sich geht. So tendiert der Schritt, mit dem der Klient zu dem Zentrum der Wahrheit gelangt, dazu, den Teil der Persönlichkeit zu erwecken, der die Informationen überschauen kann, die vom Körper und vom Geist kommen und der in der Lage ist, Entscheidungen zu treffen, die Realität einzuschätzen und von dieser Position aus, Entscheidungen umzusetzen. Der Klient hat dann mehr Kontrolle über die therapeutische Arbeit.

Der nächste Schritt in einer Struktur ist die Gestaltung der «wahren Szene». Wahre Szene ist der Name für das symbolische, mit verteilten Rollen gespielte Ereignis, das in einer PBSP-Sitzung gestaltet wird und das visuell die im Zentrum der Wahrheit entdeckte Information dadurch illustriert, dass sie externalisiert und interpersonell dargestellt wird. Die wahre Szene wird dadurch geschaffen, dass man die Emotion und den Sinn im Körperausdruck des Klienten von einem «Zeugen» sehen und kommentieren lässt. Währenddessen werden die Gedanken, Werte und Vorgaben, die dem Klienten einfallen, von «Fragment-Figuren» laut ausgesprochen. Wenn der Klient zum Beispiel Gefühle im Körper entdeckt, die zum Weinen führen, kann einer Zeugen-Figur die Rolle übertragen werden zu sagen: «Ich sehe, wie traurig du bist.» Und wenn der Klient dann den Gedanken äussert, dass Weinen etwas für Schwächlinge und Mädchen sei und Jungen so was nicht machten, kann eine Fragment-Figur die Rolle übernehmen zu sagen: «Weinen ist für Schwächlinge und Mädchen und nichts für Jungen.»

Die wahre Szene transponiert innere Wahrheiten in eine interpersonelle, interaktive Form und erinnert so daran, dass alle inneren Zustände durch Interaktionen erzeugt und beeinflusst werden. Wenn ihr Bewusstsein sichtbar gemacht wird, werden Klienten eher den Ursprung ihrer Gefühle und Gedanken begreifen und daher besser in der Lage sein, emotionale und mentale Zustände zu kontrollieren und zu meistern.

«Zeugen-Figur» ist der Name für die als Rolle gespielte, symbolische Figur (ein Vorläufer einer idealen, bedürfnisbefriedigenden und bestätigenden Figur wie eine ideale Mutter oder ein idealer Vater), die die Emotionen und Gefühlszustände des Klienten so sieht, wie sie durch seine Bewegungen, Gesichtsausdruck, Körperhaltung, Gesten und Worte enthüllt werden, und validiert, annimmt und benennt. Wenn die Zeugen-Figur das tut, hilft sie Klienten, verdrängte Teile ihrer eigenen emotionalen Wahrheit bewusst zu erleben und anzunehmen.

Mit «Fragment-Figuren» werden im Rollenspiel symbolische Figuren (Vorläufer der negativen Aspekte von Figuren des realen Lebens) bezeichnet, die den Verhaltenskodex, Werte, Orientierungen und Widerstände des Klienten darstellen und formulieren.

Die wahre Szene bringt den Klienten an diesen schmerzhaften kritischen Punkt, an dem die Erfahrung und das Bewusstsein von Emotionen und Impulsen auf entgegengesetzte Gedanken und innere Haltungen stossen. Da werden dem Klienten die widerstreitenden Optionen voller bewusst, die ihm zum Navigieren im Leben zur Verfügung stehen.

Wenn Klienten dieses illustrierte Modell ihres Bewusstseins sehen, assoziieren sie leicht Erinnerungen an ähnlich geladene Ereignisse in der Vergangenheit, die den Inhalt und die Grundlage für die gegenwärtigen Probleme mit der Realität geliefert haben. Dann kann die Struktur sich jenen Ereignissen zuwenden. Nach Jahren Praxis mit der Arbeit an historischen Strukturen sind wir dahin gelangt, die Grundbedürfnisse von Menschen zu verstehen und können die schwächenden Wirkungen erkennen und vorhersagen, die entstehen, wenn wichtige Entwicklungsbedürfnisse nicht zur rechten Zeit befriedigt werden. Die fundamentalsten dieser frühesten Bedürfnisse sind: Ort, Nahrung, Schutz, Unterstützung und Grenzen. Wie ich eingangs feststellte, stören frühe Traumata, besonders die um den Geburtsprozess, schwerwiegend das Gefühl von Menschen, ein natürliches Recht auf das allererste Grundbedürfnis zu haben, das nach einem Platz in der Welt. Dieses Gefühl, dass einem ein Platz fehlt, kann man sowohl an der Weise erkennen, wie sich solche Klienten bewegen, wie an den Worten und Metaphern, die sie häufig benutzen.

III

Ich werde nun einige der prä- und perinatalen äusseren Bedingungen aufzählen, von denen ich und andere Therapeuten glauben, dass sie das natürliche Gefühl des Kindes, einen berechtigten Platz in dieser Welt zu haben, stören können. Diese Bedingungen rufen auch andere toxische Konsequenzen hervor, die einen Einfluss darauf haben, wie sich der Säugling fühlt und wie er sein Bild von der Welt formt. Aber der Hauptfokus dieses Artikels wird auf dem Thema eines Platzes in der Welt liegen.

A. Empfängnis und Schwangerschaft während grosser sozialer Katastrophen wie Kriegen, politischen Verfolgungen, Erdbeben und so weiter

Wenn ein Kind Geräusche hört, die von Krieg und Unglück sprechen, beeinflusst das nicht nur das Gefühl des Kindes für seinen Platz, sondern schränkt auch entscheidend seine Fähigkeit ein, sich in der Zukunft gegen ähnliche überstimulierende, angstmachende Ereignisse abzugrenzen und sie abzuwehren. Die Mutter kann ihm keinen Schutz gegen eindringende Geräusche und eindringende Gefahren bieten, und das eigene Ego des Kindes wird Schwierigkeiten haben, das später für sich selbst zu tun. Der Verlust wird in dem Grundbedürfnis nach Schutz gefühlt.

B. Unvollständiges Einnisten der befruchteten Eizelle

Das kann aufgrund emotionaler Probleme der Mutter, Übersedierung während der Schwangerschaft oder die Wirkung der Tatsache auf die Mutter passieren, dass das Kind durch Vergewaltigung oder Inzest empfangen wurde. Hier wird eine Art Defizit erlitten, das ich am besten metaphorisch beschreiben kann. Wenn das Kind empfangen wird und seine frühen Zellen die Reise machen, die darin endet, dass sie in die Wand des Uterus eingenistet sind, wird die Plazenta (buchstäblich: Platz-Zentrum) etabliert. Wenn der winzige Organismus sich an der Wand des Uterus niederlässt, ist es so, als würde das Kind in dem Sein selbst und im Gewebe der Mutter verwurzelt. Wenn die Stabilität der Einnistung ernstlich gefährdet ist – aufgrund organischer oder psychologischer Umstände –, kann das zu einer Fehlgeburt, das heisst einer natürlichen Abtreibung, führen. Wenn diese Instabilität jedoch nicht so kritisch ist und der Fötus ausgetragen wird, kann das dennoch die normale physische und psychische Erfahrung des Kindes von ruhigem Vertrauen und Sicherheit beeinträchtigen. Menschen, die so eine uterine Geschichte haben, sehnen sich nach intimem Kontakt und wünschen sich unendlich, in einen annehmenden Raum aufgenommen zu werden, der den Uterus einer liebevollen Mutter rekonstruiert oder ersetzt. Paradoxerweise kann es dazu kommen, dass solche Erwachsenen vor Kontakt zurückweichen, aus Angst, er könnte giftig sein oder sie würden von ihrem verzweifelten, kindlichen Wunsch überwältigt, mit dem Menschen, den sie berühren möchten, zu verschmelzen. Diese Art Geschichte führt zu der Angst, die solche Erwachsenen unerklärlicherweise empfinden, sie könnten plötzlich von ihrer physischen und psychologischen Verankerung und ihren Wurzeln losgerissen werden. Sie prägt ängstliche Individuen, die befürchten, sie könnten in jedem Moment losgemacht und in die Leere oder in der Leere des Todes ausgesetzt werden.

C. Erschreckende und bedrohliche akustische oder physische Erfahrungen im Uterus, die unmittelbar die feindliche Atmosphäre im Zuhause der künftigen Eltern vermitteln

Der Fötus reagiert natürlich auf den Lärm von Streit, die Schreie der Mutter, in Verbindung mit dem Ton ihres klopfenden Herzens und verzweifelter Atmung, die unmittelbar ihre Angst und/oder Wut mitteilen. Der Fötus kann durch die Schläge oder Stösse von wütenden oder hasserfüllten Vätern oder werdenden Müttern usw. buchstäblich verletzt werden. Man kann leicht über das Ausmass von Schaden spekulieren, den das der Psyche des Kindes und seinem Bild von sich selbst und der Welt, in die es kommen wird, zufügt. Mehr noch, ein Kind kann dazu tendieren, sich von seinem Körper zurückzuziehen und zu einem vor-lebendigen und nicht-erfahrenden Zustand zu schrumpfen.

D. Hormonelle oder physiologische Übermittlung des Unwillens oder des Unglücklichseins der Mutter darüber, das zu Kind zu bekommen

Das Kind empfindet das «Nein» zu seiner Existenz auf einer chemischen Ebene. Diese toxische Erfahrung im Bauch der Mutter prägt Kinder, die sich ungeerdet, ausser Kontakt mit der realen Welt, getrennt und isoliert von anderen wie von sich selbst fühlen. Sie neigen dazu, sich mit Sinn, dem Sinn der Welt wie von sich selbst, unverbunden zu fühlen, und oft neigen sie dazu, zu depersonalisieren und zu dissoziieren. Es ist so, als hätten sie für ihre eigene Erfahrung nicht einmal einen Platz in ihrer eigenen Psyche. Oder ihre frühe Erfahrung ist so überwältigend, dass sie von ihr dissoziieren, da in ihren Egos nicht ausreichend Platz ist, um die volle Wirkung dieser Erfahrung auf ihr unreifes Nervensystem halten zu können. Dies ist ähnlich wie bei den unter B. beschriebenen Umständen.

E. Fötale Entwicklung in einem Uterus in der unzureichenden Körperhöhle einer kleinen Mutter

Das Kind erlebt im späteren Teil der Schwangerschaft buchstäblich zu wenig Platz zum Existieren. Es begegnet der Welt als einem erstickenden Ort, der den Raum verweigert, in dem das Selbst werden kann. Es gibt buchstäblich nicht genug Platz für das Leben.

F. Frühgeburt

Der unreife Fötus kommt in eine Welt, für die er noch nicht vollkommen vorbereitet ist. Etwas fehlt, und das Kind und der zukünftige Erwachsene sehnen sich oft danach, in irgendein «ersehntes Zuhause» zu kommen, in dem er den Rest seiner selbst finden kann. Er hatte die Sicherheit eines Platzes nicht ausreichend erfahren, um eine hinreichend feste Erinnerung daran bilden zu können.

G. Geburt durch eine Mutter, die kurz zuvor den Verlust eines Kindes erlitten hat und während ihrer Schwangerschaft immer noch das tote Kind betrauert

Solche Kinder haben manchmal das Gefühl, dass sie das Recht auf ihre Existenz jemandem gestohlen haben, der vor ihnen da war und nicht länger zu sehen ist. Die Trauer der Mutter ist praktisch durch die amniotische Flüssigkeit in sie eingesickert. Sie tragen eine Traurigkeit und eine Scham über ihre Existenz in sich, die sie nicht abschütteln können. Kürzlich wollte ein Klient in einer Therapiesitzung von seiner Existenz wegschrumpfen und entweder in einem liebevollen Uterus sein oder in der Erde – buchstäblich in dem Grab des oft besuchten toten Bruders, den der Klient immer noch viel tiefer geliebt fühlte, als er selbst es je war.

H. Verlassen nach der Geburt

Wenn die Mutter unmittelbar nach der Geburt stirbt oder ernstlich krank und hospitalisiert ist, kann es sein, dass nicht für ausreichend Pflege für den Säugling gesorgt ist. In dem Fall ist die Kontinuität des Ortes gestört, und das Kind sehnt sich danach, zu einem früheren, erinnerten Platz zurückzukehren.

I. Längerer Krankenhausaufenthalt wegen einer lebensbedrohenden Krankheit kurz nach der Geburt

Der Schmerz und das Trauma einer Nahtoderfahrung lehren Kleinkinder, sich von ihrem Körper zu trennen, und halten sie davon ab, irgendetwas ausserhalb ihrer selbst zu vertrauen. Wenn das Leben sie fast verlassen hat, wenn sie damit kämpfen, am Leben zu bleiben, finden sie kein vertrautes Gesicht, zu dem sie sich wenden können, nur fremde Krankenschwestern und oft überhaupt niemanden. Sie wenden sich etwas in sich selbst zu oder etwas, das sie transzendiert und das sie erhalten kann. Ihr Übergang von den Armen Gottes in die Arme ihrer Eltern wurde gestört, und sie sind irgendwo dazwischen gelandet. Sie sehnen sich danach, Intimität, Vertrauen und liebevolle Gefühle mit Menschen zu empfinden, aber scheinen nie ganz in der Lage zu sein, diesen Schritt zu tun. Dadurch, dass sie so nahe an den Tod und damit zu Gott kommen, werden sie so viel weniger mit der Erde und dem Leben verbunden und verwurzelt. Sie tendieren dazu, das Interesse an der realen Welt zu verlieren, und wenn sie älter werden, können sie so wirken, als wären sie weit weg. Sie drücken oft Sehnsucht nach anderen Orten aus – und suchen etwas, das mehr Recht auf Wirklichkeit beansprucht als die Orte, die sie auf der Erde finden. Sie träumen von anderen Ebenen der Existenz, sind fasziniert von esoterischen, anderweltlichen Themen. Der Alltagserfahrung entfremdet und nicht an gewöhnliche lebende Menschen gebunden, sondern an Dinge und Orte, die weit weg sind, fühlen sie sich weder in ihrem Körper noch in den Häusern und Städten ihrer Kindheit jemals zu Hause. Diejenigen, die in ihrem Kampf um Überleben keine ausreichenden äusseren Symbole von Gott entdecken oder erfinden, können der Versuchung, und vielleicht der Notwendigkeit, einer direkten Rückkehr zu Gott erliegen und einfach aufgeben und sterben.

J. Ein Kind wird unmittelbar nach der Geburt zu einer Adoption freigegeben

Hier gibt es keinen Bruch in der Fürsorge und Pflege, sondern es gibt eine subtile Veränderung in der Umgebung, die das Kind spüren kann. Man bedenke, dass das Kind neun Monate in einem Körper verbracht und dieselbe Stimme, denselben Herzschlag und denselben Atem einer bestimmten Mutter gehört hat. Bei einer gewöhnlichen Geburt wird das Kind in den Armen genau derselben Mutter gehalten. Wenn ein Kind unmittelbar nach der Geburt genommen und einer anderen Frau zur Adoption gegeben wird, bemerkt es sicher, dass die Stimme, der Herzschlag und die Atmung anders sind. Es muss für das Kind ein Schock sein, so wie es für einen kleinen Baum ein Schock ist, wenn er umgepflanzt wird. Der umgepflanzte Baum und das Kind überleben, aber es gibt sicher Auswirkungen, die sich in der Zukunft zeigen.

IV

Wenn solche Ereignisse in Strukturen vorgestellt werden, helfen wir Klienten erst, bewusst mit den Erfahrungen in Kontakt zu kommen, die erinnert werden und in ihren körperlichen Symptomen enthalten sind. In den Strukturen können sie endlich das Grauen, den Schmerz und den Schrecken ihrer schädlichen fötalen und postuterinen Erfahrungen fühlen. Mit der Hilfe von Figuren, die sie halten und davon abhalten, während dieser emotionalen und körperlich mitnehmenden Erfahrungen buchstäblich und psychologisch zu zerfallen, kann der Klient endlich integrieren, was unintegrierbar war. Im Setting der Struktur kann mit der physischen und emotionalen Sicherheit, für die mit der Möglichkeitssphäre gesorgt wird, viel Heilung geschehen.

Dann vermitteln wir als Antidot eine symbolische Erfahrung, die so angelegt ist, dass sie die schädlichen Folgen neutralisieren und ausschalten kann. Wenn das Kind einer ungewollten Schwangerschaft während eines Krieges entstammt, werden die idealen Eltern so arrangiert, dass sie das Kind in Friedenszeiten bekommen, wo sie perfekt darauf vorbereitet sind, diese neue Seele zu empfangen und für sie zu sorgen. Wenn die Einnistung des Fötus unvollständig war, kann der Klient die symbolische Erfahrung von Wiedereinnisten in eine ideale Mutter organisieren, die sich nach einem Kind sehnt usw.

Der typische Heilungsvorgang bewirkt ein physisches und psychologisches Gegenereignis, bei dem die Umkehr und Aufhebung der toxischen Geschichte symbolisch erlebt werden kann. Zum Beispiel kann es sein, dass Klienten das Gefühl haben oder erfahren, dass es viele Fehlgeburten gab, bevor sie kamen, und dass sie es kaum in die Welt geschafft haben. Sie können dann die fötale Erfahrung mit einer jungen idealen Mutter konstruieren, die nie eine Fehlgeburt hatte und die einen perfekten Platz für sie hat, an dem sie sich in ihrem Körper verwurzeln können. So ein Klient kann in einer fötalen Position in den Armen und auf dem Schoss von Gruppenmitgliedern gehalten werden, die die Rolle von Erweiterungen des mütterlichen Uterus spielen, und fühlen, dass jetzt alle Weichheit und Zärtlichkeit für ihn da ist, so wie er sich vorstellt, dass es für ihn hätte da sein sollen. Aufmerksamkeit wird darauf gerichtet, dass das Antidot mit allen angemessenen Figuren, Worten, Körperpartien und Kissen verabreicht wird, die das

Gefühl hervorrufen, das nötig ist, um eine neue, überzeugende, symbolische Erfahrung aufzubauen, die als eine heilende Erinnerung mit dem gleichen Wert und der gleichen Kraft wie das reale, tatsächliche Ereignis gespeichert wird.

So wird das Antidot allen obenerwähnten Umständen entsprechend konstruiert.

V

Ich werde jetzt eine Struktur aus einem professionellen Workshop mit Psychotherapeuten beschreiben. Es war noch unentschieden, wer die nächste Struktur haben sollte, als eine Frau in der Gruppe ihre Hand hob und sagte, sie wolle arbeiten. Ich schaute mich in der Gruppe um und sah, dass niemand sonst die Hand hob, und sagte zu ihr, dass sie dann also dran sei. Sie wurde rot, schaute ein bisschen ängstlich und lächelte mit einem Ausdruck von Überraschung und einem gewissen Erschrecken: «Ich habe nicht erwartet, dass ich drankommen würde oder dass ich die nächste sein würde. Ich war sicher, jemand anders würde drankommen.»

Ich machte mich direkt daran, die wahre Szene zu kreieren, und sagte zu ihr: «Wenn es hier jetzt einen Zeugen gäbe, würde er sagen: ‹Ich sehe, wie schockiert, überrascht und durcheinander du darüber bist, dass du die bist, die drankommt.›»

«Ja», sagte sie. «Die Dinge sollten nicht so leicht sein.»

«Das wäre die Stimme deiner Wahrheit, die das sagt», sagte ich. «Sie würde sagen: ‹Dinge sind nicht so leicht.›»

«Ja», sagte sie zustimmend. «Man muss arbeiten für das, was man in dieser Welt bekommt.»

Auf meinen Vorschlag hin wählte sie jemanden für die Rolle des Zeugen und der Stimme ihrer Wahrheit aus, und die Szene wurde gestaltet. Der Zeuge sah, wie überrascht sie war, und sie errötete wieder, als sie sich an das Gefühl erinnerte.

Sie sagte: «Ich habe wirklich nicht erwartet, dass ich drankommen würde.»

«Darin lag eine Stimme mit einer negativen Erwartung», erinnerte ich sie, «die sagen würde: ‹Du wirst nicht bekommen, was du möchtest.›»

«Das ist wahr», sagte sie. «Meine Schwester war immer zuerst da. Meine Mutter zog sie vor, und sie war immer der Liebling.»

Sie sagte, sie wäre ein Adoptivkind, und ihre Augen füllten sich mit Tränen, als sie sagte, sie sei am Tag, als sie geboren wurde, von der leiblichen Mutter weggenommen und ihrer Adoptivmutter gegeben worden.

Ich fragte sie, ob sie ihrer Adoptivmutter eine Rolle in der Struktur geben wollte, und sie bat eines der Gruppenmitglieder, das zu übernehmen, und gab ihr einen Platz weiter weg im Raum.

«Meine Mutter wollte mich nie wirklich und mochte mich auch nicht», sagte sie.

Die Adoptivmutter wurde angewiesen, das zu sagen.

Als sie das hörte, sah sie verloren aus und sank auf dem mit Cord überzogenen Schaumgummisofa, auf dem sie sass, zusammen. Ich bemerkte, der Zeuge könnte sehen, wie verloren und traurig sie sich fühlte, wenn sie sich daran erinnerte, dass ihre Mutter sie nie wirklich gewollt oder gemocht hätte. Sie stimmte zu.

«Wie fühlt es sich in deinem Körper an, wenn du das hörst?», fragte ich sie.

«Es tut in meiner Brust weh», sagte sie.

Ich schlug ihr vor, die Muskeln um das Gefühl zusammenzuziehen und zu sehen, welche Bewegung, Töne oder Emotionen von da aus kämen. Sie machte einen Ton, der mir den Eindruck eines verwundeten Tieres oder eines sehr kleinen verletzten Kindes gab, das schwach und ohne Hoffnung um Hilfe ruft.

«Wie hört sich das für dich an, wenn du das hörst?», fragte ich.

«Ich habe es gehört, aber es kam mir nicht so vor, als käme es von mir», sagte sie. «Ich hatte nicht das Gefühl, dass es aus meinem Körper kam.»

Ich sagte ihr, dass das Gefühl von ihr abgespalten war oder dass sie von ihren Gefühlen abgespalten war und dass dies der Moment sein könnte, jemanden für die Stimme der Dissoziation zu wählen, die sagen würde: «Fühle nicht, was mit dir passiert.»

«Ja», sagte sie, «ich dissoziiere oft. Es ist eine alte Gewohnheit und ein altes Problem von mir.»

Ich sagte, es sei für Menschen normal zu dissoziieren, wenn sie Gefühlen begegnen, die zu mächtig oder unangenehm sind.

Dann sah sie die negative Mutter an und sagte, sie sei wütend auf sie, weil sie sie abgelehnt und ihre Schwester vorgezogen hätte. Sie sprach kraftvoll und machte Gesten, die ihre aggressiven Gefühle unterstrichen. Ich fragte sie, ob sie wollte, dass ihre negative Mutter so agieren sollte, als hätte ihre Wut sie getroffen. Sie sagte «Ja», und die Akkomodatorin tat es. Es gefiel ihr, die Wirkung ihrer Wut zu sehen, und sie wies die Akkomodatorin an zu fallen, als sie ihre Schläge in ihre Richtung führte. Die Akkomodatorin fiel zu Boden.

Als sie das sah, fing die Klientin plötzlich an zu weinen. «Ich fühle mich so allein», sagte sie. «Jetzt habe ich niemanden.»

Die Zeugin sagte, sie könnte sehen, wie traurig sie jetzt sei, da sie niemanden hätte. Sie legte ihre Arme um ihren Körper und hielt mit festem Griff ihre eigene Schulter und ihr Bein. Ihre Finger gruben sich tief in ihr Fleisch. Ich fragte sie, ob sie jemand anderen haben wollte als sich selbst, der sie so festhalten konnte, weil es so aussah, als machte sie es, weil niemand da war, an dem sie sich festhalten konnte.

Sie wählte ein Gruppenmitglied als eine Figur aus, an der sie sich festhalten konnte. In meiner Vorstellung assoziierte ich die Geste dieser krallenden, eindringenden Finger mit meinem Verständnis des kindlichen Wunsches, im Fleisch eines anderen eingebettet zu sein, und sie tat das in Abwesenheit eines anderen, mit dem sie es tun konnte, mit sich selbst. Aber in dem Moment sagte ich ihr das nicht.

Sie hielt diese Figur fest und fing an, zu lächeln und glücklich auszusehen. Der Zeuge bemerkte das entsprechend. Dann begann sie, sich mit ihrem Becken zu bewegen, und ich forderte sie auf, eine Möglichkeit zu finden, diesen Teil ihres Körpers in einer Weise zu bewegen, die zu einer befriedigenden Interaktion mit der Rollenfigur führen würde. Sie arrangierte ihren Körper und den Körper der Akkomodatorin auf eine interessante Weise. Einen Moment lang sah es sogar so aus, als wollte sie die Beine der Akkomodatorin öffnen, wie wenn sie in sie hineinkriechen wollte. Dann fing sie an, zusammen mit der Rollenspielerin zu schaukeln und ein Ausdruck von Lust und Geniessen überzog ihr Gesicht.

«Es ist so, als wären wir zusammen auf einem Boot und segelten. Es ist wunderbar.» Sie schaukelte eine Weile weiter, mit einem Ausdruck auf ihrem Gesicht, der fast ekstatisch war. Ich sah eine Mischung von kindlichen und sinnlichen Gefühlen, die sich in ihrem Körper zeigten. Aber vor allem stellte ich mir vor, dass die Wassermetapher mit dem Wunsch zu tun hatte, von einer weiblichen Figur gewiegt und mit ihr auf eine sichere Weise intim zu sein.

Auf einmal hörte sie auf und sagte: «Es kann nicht dauern. Nichts Gutes dauert.» Sie trennte sich von dieser Figur und lag zusammengekauert auf der Couch. Die Stimme der negativen Erwartung wurde aufgefordert zu sagen: «Nichts Gutes dauert.»

Sie stimmte diesem Satz zu, und ihr Körper sank immer mehr zusammen. Sie sagte: «Ich habe das Gefühl, dass ich schrumpfen möchte, bis ich verschwinde.» Ich sagte, sie sollte sich diesem Gefühl hingeben und es in einer Bewegung ausdrücken. Sie rollte sich zu einer kleinen Kugel zusammen.

Noch einmal sagte sie: «Ich spüre eine Spannung in meinem Hals.»

«Spann die Muskeln um diese Spannung herum an und schau, was passiert», sagte ich. «Mach die Töne, die von da kommen könnten.»

Noch einmal machte sie diese hilflosen Töne, diesmal wurden sie immer lauter, bis sie anfing, mit bitterer Verzweiflung zu weinen.

«Möchtest du eine Kontaktfigur, die dich hält, während du weinst?», fragte ich leise. Dies ist eine Intervention, die ich oft mache, wenn tiefer Kummer da ist, der bodenlos zu sein scheint, und kein ausreichender physischer Halt, um damit umzugehen.

Sie sagte: «Nein, ich muss allein sein. Ich muss für mich sorgen.»

Diese Haltung wurde von der Stimme ihrer Wahrheit unterstrichen.

Sie streckte sich auf der Couch aus. Sie war schwach und sah hilflos nach oben, wie zu einem abwesenden Gott. Wieder begannen ihre Beckenbewegungen, und sie streckte ihre Arme hilflos nach oben.

Ich sagte: «Was brauchst du, das jetzt zu einer befriedigenden Interaktion führen würde?» Sie sagte: «Es gibt nichts und niemanden, wohin ich mich wenden kann.»

Wenn Menschen diese Art Aussage machen, nehme ich an, dass sie Befriedigung irgendwohin projiziert haben, und ich fragte sie, ob sie solche Gedanken hätte. Nach einer Weile sagte sie, sie wüsste, dass sie in dem Leben nach dem Tod glücklich sein würde, aber nicht in diesem.

Ich sagte: «Such dir einen Platz im Raum, wo dieser Zustand nach dem Tod sein könnte, und setz dann jemanden dahin, der die Stimme oder Sprecher dieses Platzes sein kann.» Sie suchte eine andere Frau in der Gruppe für diese Rolle aus.

Sie sagte, sie wüsste, da würde sie Frieden finden. Die Akkomodatorin wurde angewiesen zu sagen: «Hier kannst du Frieden finden.»

Als sie das hörte, fing sie an zu weinen und sagte: «Da würde ich nichts tun müssen, um etwas zu bekommen, ich würde nur ich selbst sein müssen.» Die Rollenspielerin sagte ihr: «Hier würdest du nichts tun müssen, um etwas zu bekommen, du würdest nur du selbst sein müssen.»

Ich fragte sie, ob sie mit dieser Figur in Kontakt sein wollte. Sie sagte «Ja», aber sah verwirrt aus. Sie sagte: «Heisst das, dass ich suizidal bin oder dass ich tot sein möchte?»

Ich beruhigte sie damit, dass ich ihr sagte, sie könne mit dieser Figur in Kontakt sein; ich wüsste, dass sie Frieden und Erleichterung dahin projiziert habe und dass es ein symbolischer Prozess wäre und nicht der Ausdruck eines Wunsches nach buchstäblichem Tod.

Sie forderte die Rollenspielerin auf, sich auf die Couch zu setzen, und bewegte dann sie und sich selbst so, bis sie eine Möglichkeit fand, auf ihren Schoss zu krabbeln und die Arme der Akkomodatorin um sich herum zu ziehen.

Dass sie so in dieser Stellung gehalten wurde, brachte eine grosse Welle von Traurigkeit, Sehnsucht und Erleichterung hoch, und sie fing an, tief und auf eine Weise zu schluchzen, die für die Gruppe sehr berührend war, so dass ein paar anfingen zu weinen.

Während sie schluchzte, begann sie, sich verzweifelt an die Figur zu klammern, und in einem passenden Moment äusserte ich die Vermutung, dass vielleicht der Wunsch, der sich vorher gezeigt hatte, wieder zum Ausdruck käme, und dass sie versuchen sollte, diese Figur so fest zu drücken, wie sie wollte. Sie sagte, sie hätte Angst, das zu tun, denn sie dächte, das würde der Spielerin weh tun. Nicht, dass sie wünschte, weh zu tun, aber sie hätte das Gefühl, der Wunsch zu klammern wäre so gross, dass sie sicher wäre, es sei für die Figur mehr, als sie aushalten könne.

Die Stimme ihrer Wahrheit konnte dann sagen: «Dein Bedürfnis, jemanden so fest zu umklammern, ist so gross, dass niemand das aushalten kann.» Sie weinte verzweifelt darüber und vergrub ihren Kopf an der Schulter der Akkomodatorin.

Ich fragte sie, ob die Figur sagen sollte, dass sie aushalten könne, wie sehr sie klammerte. Als sie das hörte, wagte sie, sie fester zu umklammern, und diesmal war in ihrem Weinen auch die Erleichterung zu hören, die die Möglichkeit verriet, neue Freiheit zu haben.

Hier hielt ich es für nützlich, ihr zu erklären, dass sie nicht mehr nur eine Figur aus dem nächsten Leben war, sondern dass ihre Funktion mehr in der Art einer idealen Mutter war. Ich schlug vor, die Rolle mehr zu der einer idealen Mutter zu verändern, denn das war das, was eigentlich ihr Wunsch war, aber was sie nicht erwartet hatte, vor dem nächsten Leben erfahren zu können.

Sie stimmte zu und fing dann an, das Aufsteigen von Freude und Erleichterung zu empfinden, die mit der ersten Kontaktfigur an die Oberfläche gekommen waren, aber diesmal hielt sie sich nicht mehr an ihr fest, als wollte sie mit ihr über die Wellen reiten, sondern deutlich wie ein kleines Kind, das sich an der Mutter festhält.

Nach einer Weile sagte sie: «Dies wird auch nicht dauern.»

Hier war ein neuer Ausdruck dieses Musters, das früh in ihrer Geschichte etabliert worden war, dass alles Gute schnell vorbei ist. Die Stimme negativer Voraussage sagte: «Dies wird auch nicht dauern», und sie stimmte dem zu.

Jetzt hielt ich es für passend, ihr ein Antidot zu geben. Ich war sicher, dass ihr Leben eine lange ununterbrochene Reihe von aufeinanderfolgenden Verlusten gewesen war. Die Wurzel davon war der erste Verlust, als sie zu früh von ihrer biologischen Mutter genommen worden war.

Daher schlug ich vor, sie sollte diese Figur als eine ideale biologische Mutter konstruieren, die sie nicht zur Adoption weggegeben hätte, wie ihre leibliche Mutter das getan hatte, sondern die sie selbst aufgezogen hätte.

Die Erinnerung an die Freude ein paar Augenblicke zuvor in Verbindung mit der Möglichkeit, sie könnte mit dieser idealen Mutter, die sie niemals aufgegeben hätte, zusammenbleiben, liessen ihr Gesicht erstrahlen. Deutlich brachte ihr dieser neue Gedanke Hoffnung, und sie fing an, zu dem Frieden und der Befriedigung zurückzukehren, die sie empfunden hatte, als sie dieser Figur zum ersten Mal als jemandem begegnet war, die das Jenseits repräsentierte.

Um die Verbindung zwischen den zwei Bildern zu festigen, fragte ich sie, ob sie gerne ihre ideale Mutter sagen hören wollte: «Ich würde alles tun, damit du dich so wunderbar fühlst, wie du es dir vom Jenseits erwartet hast.» Sie stimmte zu und verband so die beiden Erfahrungen.

Jetzt überliess sie sich der Umarmung durch die Mutter, ihre Atmung wurde tiefer und langsamer, und ihr Körper entspannte sich sichtbar.

Sie sagte: «Ich könnte für immer hier bleiben.»

Ich fragte sie, ob sie von ihrer idealen Mutter hören wollte, dass sie für immer bleiben könnte, in dem Sinn, dass sie auf der Gefühlsebene diesen gesegneten Zustand mit der Mutter niemals würde verlassen müssen.

Die ideale Mutter sagte: «Du kannst für immer hierbleiben.»

Ich forderte sie auf, sich ein Bild von sich selbst in diesem Alter zu machen, mit all den Glücksgefühlen, die sie damals hatte, und dann ein anderes Bild von der idealen Mutter, die für diese Gefühle um sie herum sorgen würde. So konnte sie dieses zusammengesetzte Bild internalisieren, damit es nach dem Ende der Struktur nicht so wäre, als verliesse die ideale Mutter sie. Ihr erwachsener Verstand konnte sehen, dass vielmehr die Struktur an ihr Ende gekommen war.

Sie blieb eine Zeitlang in den Armen der idealen Mutter, etablierte bewusst das Gefühl von Angenommensein und Glück und nahm es in sich auf. Sie wollte noch eins, sagte sie. Sie wollte die ideale Mutter sagen hören, dass sie nichts Besonderes tun müsste, um beachtet zu werden oder um ihre Bedürfnisse befriedigt zu bekommen, sondern dass sie für sie da sein würde, so wie sie sei. Die ideale Mutter sagte das, und sie lächelte mit geschlossenen Augen und nickte, als ob sie Ja sagte, während sie dieses Gefühl in das Bild aufnahm, das sie erschuf.

Nach ein paar Momenten öffnete sie ihre Augen und sah aus, wie Menschen aussehen, die am Ende der Struktur angekommen sind. Ich fragte sie, ob sie das Bild fest an seinem Platz hätte. Sie sagte «Ja», und ich fragte sie, ob sie bereit wäre, die Darsteller aus ihren Rollen zu entlassen. Sie sagte, sie sei bereit. Sie entliess erst die Darsteller der negativen Figuren aus ihren Rollen und endete bei der Darstellerin der idealen Mutter.

Die Akkomodatoren kehrten an ihren Platz zurück, und so war die Struktur zu Ende.

Danach sprach die Klientin mit mir und sagte mir, wie sehr sie die Arbeit wertschätzte. Obwohl es nur eine Struktur war, vermittelte sie ihr eine neue Perspektive, und die heilende, neu konditionierende Art des Antidots gab ihr einige der Mittel an die Hand wie auch die Hoffnung, dass sie positive Veränderungen bewirken könne.

Damit bin ich an das Ende meines Artikels gekommen. Ich habe einen Abriss der grundlegenden PBSP-Theorien und -Techniken gegeben und beschrieben, wie wir diese Prozesse auf die Themen prä- und perinataler Traumata anwenden. Schliesslich habe ich eine Beschreibung ihrer Anwendung in einer Struktur gegeben, die vor kurzem durchgeführt wurde.

Ich möchte mit einem Plädoyer für die Rechte des Kindes enden. Kinder verdienen es, auf der Erde die Wärme und den Sinn zu finden, die sie vor der Geburt hatten, als sie bildlich oder wörtlich in ihren Schöpfer eingetaucht und von ihm umgeben gewesen waren. Sie verdienen es, all ihre Entwicklungsbedürfnisse zu empfinden; wichtiger noch, sie verdienen es, sich der Befriedigung dieser Bedürfnisse zu erfreuen, denn warum sonst wurden sie mit ihnen geboren? Sie verdienen es, einen Platz auf der Erde zu haben, wo sie wachsen und zu den Erwachsenen werden können, die zu werden ihnen möglich ist. Es ist eine wichtige Aufgabe, denen zu helfen, denen diese Rechte bislang verwehrt waren. Es ist eine wichtige Aufgabe, künftige Eltern zu lehren, wie sie mit den Seelen respektvoll umgehen können, denen sie das Leben geben. Geschädigte Kinder können mit dieser Art Arbeit behandelt werden, und sie kann ihnen Hoffnung geben. Symbolische Rekonstruktion kann tiefe emotionale und psychische Wunden heilen.

Allen, die sich dieser lebensgebenden Arbeit widmen, wünsche ich viel Erfolg.

«Es spürt alles ...»

Gedanken zu Schock und Traumaerfahrungen – eine Begegnung mit Konzepten von William Emerson und Al Pesso*

Rose Drescher Schwarz

«Ich nehme meine Umgebung von Beginn des Lebens an wahr, mit der ersten meiner Zellen. Was den ersten ein oder zwei meiner Zellen widerfährt, vibriert durch alle nachfolgenden Zellgenerationen.»
Nach R. D. Laing, «Tatsachen des Lebens» [1]

Als der Wiener Gynäkologe I. Ph. Semmelweis die medizinischen Kollegen mit seiner Überzeugung, die Ärzte selbst seien für die Übertragung des Kindbettfiebers mit verantwortlich, endlich erreichte, konnte mit der einfachen hygienischen Massnahme des Händewaschens zwischen zwei geburtshilflichen Untersuchungen die Mütter- und Kindersterblichkeit in den Entbindungshäusern drastisch gesenkt werden – eine wunderbare Entwicklung.

Die Sorge um Sterilität eroberte die Gebärsäle, Schwangerschaft und Geburt wurden allmählich zu «Krankheiten» und zu einer Domäne der Medizin. Babys wurden in allerbestem Glauben angeblich notwendigen medizinischen Prozeduren unterzogen – wegen der Unreife ihres zentralen Nervensystems glaubte man, sie könnten keinen Schmerz empfinden; so wurden auch Operationen ohne Narkose durchgeführt (Chamberlain [2]). Etwa ein Vierteljahrhundert ist es jetzt her, seit auch die Neugeborenen als schmerzempfindliche Wesen ernst genommen werden. Mütter wussten das wohl schon immer, wenn sie ihrer Wahrnehmung zu trauen und sich über gängige Lehrmeinungen hinwegzusetzen wagten.

Noch ist es nicht ganz vorbei, noch tragen neben Mangel, Krankheiten und Gewalt überall auf der Welt, die von Generation zu Generation als eingebrannte Erfahrung weitergegeben werden, auch medizinische Eingriffe in Schwangerschaft und Geburt zu frühen Schock- und Traumaerfahrungen

* Eine stark veränderte Fassung dieses Artikels wurde als Vortrag, «Ich lebe mein Leben in wachsenden Ringen», 2005 an der 18. Heidelberger Jahrestagung der Internationalen Studiengemeinschaft für Pränatale und Perinatale Psychologie und Medizin (ISPPM): «Geboren im Krieg ...» Konsequenzen und psychohistorische Zusammenhänge, gehalten und publiziert in: Janus L. Geboren im Krieg. Kindheitserfahrungen im 2. Weltkrieg und ihre Auswirkungen. Giessen: Psychosozial Verlag; 2006. Das Zitat «Es spürt alles ...» stammt von Leboyer F. Geburt ohne Gewalt. München: Mosaik bei Goldmann; 1974.

bei. Die Narben daraus begleiten – meist unerkannt – in Form von Symptomen das Leben.

Aber es hat sich dennoch vieles verändert – zu Semmelweis' «sauberen Händen» ist vielerorts ein liebevoll Verbindung schaffendes Vorbereiten während der Schwangerschaft getreten, eine warme, willkommen heissende Umgebung für die Entbindung, ein Wiederaufnehmen alter, physiologischer Gebärformen und das Respektieren von mütterlicher Subjektivität und Kompetenz. Auch wenn in diesem Aufsatz von gestörter Entwicklung die Rede sein wird, soll nicht vergessen werden, dass in unserem reichen Westen Kinder in Liebe und Stille zur Welt kommen können. «Unvorstellbar, dieses Neugeborene, es lächelt nicht, es lacht über das ganze Gesicht … es ist von Licht erfüllt, es strahlt in heiterer Gelassenheit» [3].

Trümmer, Bruchstücke. Eine Kollegin, eine vertraute Freundin aus Deutschland, die ich seit vielen Jahren begleite, die mich seit vielen Jahren begleitet. Eine gescheite, tüchtige Frau. Schule, Studium, Beruf, Heirat, Kinder, Assistenzstellen, Scheidung. Bis Mitte 40 erscheint alles in Ordnung – oder nein, sie hat sich so sehr daran gewöhnt, meint, es müsse so sein. Zäh nennt sie sich, und sie ist nicht einmal stolz auf ihre Stärke und Kompetenz. Gewöhnt an das Gefühl von Zuviel, an ein «Ich-weiss-nicht», an ein tiefes Gefühl, falsch zu sein, nicht dazuzugehören, eine dunkle, unklare Schuld zu tragen, eigentlich nicht leben zu dürfen, aus irgendeinem Grund zum Tode verurteilt zu sein, Trauer, Scham zu tragen, auf eine stille, passive Weise den Tod erwartend, keine Zukunft. Jeden Morgen zwischen vier und sieben Uhr, mit dem Tageslicht alles vergessend. Die täglich wiederkehrenden Aufgaben. Stärker werdende Migräne, Allergien, hochempfindliche Haut.

Wie es der Beruf verlangt, eine lange, klassische Analyse, vier Mal die Woche auf die Couch, voll von nichtverstandenen Kriegsträumen, von Träumen von Wassern und Mahlstrom, auch nicht verstanden. Später kommen viele andere Selbsterfahrungsformen dazu.

Sie träumt: «Eine Landschaft hoch im Gebirge, weiter Blick. Sie sieht Hitler, wie er eine Kanone zündet, und sie weiss, er vergiftet die ganze Welt. Viele Menschen laufen – nackt – einem Brunnen zu, der gleichzeitig ein Turm ist, alt, gemauert, und stürzen sich hinein, hinunter. Sie nimmt einen spiraligen Weg in dem alten Gemäuer und erreicht heil den Grund. Sie muss über nackte, tote Menschen kriechen. Dann beginnt eine unendlich lange Wanderung in fahlem Licht durch Trümmerlandschaften, immer weiter, Trümmer, Trümmer; manchmal ist sie ganz allein, manchmal sind da auch Menschen, viele, zu viele Menschen. In einem Raum infiziert sie sich mit der ‹Kontaktkrankheit›, sie spürt einen heftigen Schmerz und eine Verdickung in der

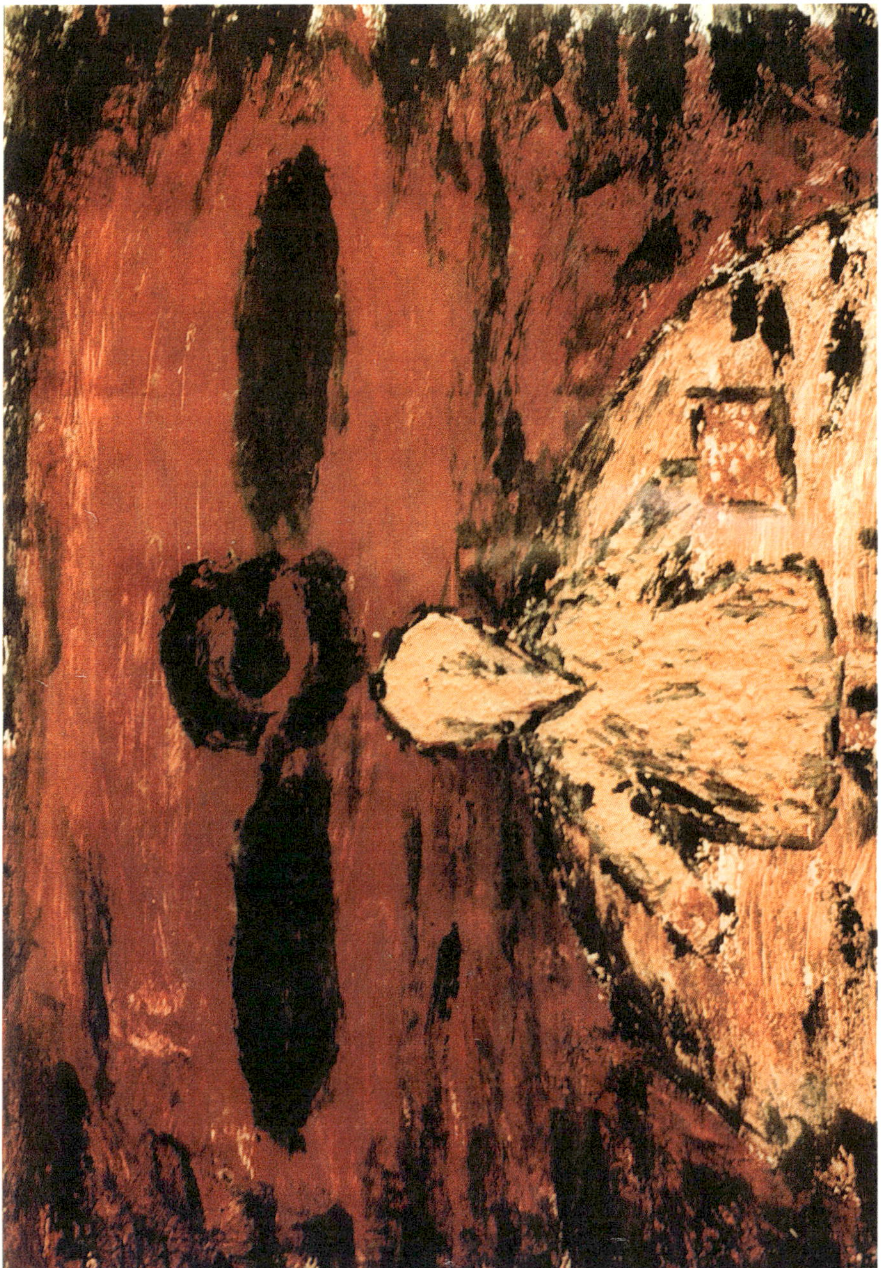

Abbildung 1. Ausgesetzt. © *R. D. S. 1988.*

linken Lende. Die Mutter taucht auf und entfernt aus ihrem Hals ein erstickendes Hindernis. Nach einer Ewigkeit des Wanderns erreicht sie schliesslich eine kleine, wunderschöne gotische Kapelle, die zu einem Kloster gehört. Mit der Äbtissin sitzt sie an einem grossen, dunklen Refektoriumstisch, aus ihren Unterarmen kriechen Würmer. Sie weiss, sie ist erlöst; es erklingt eine überirdische Musik.»

Vielleicht hat das Ende dieses Traumes der Freundin durchhalten helfen.

Wer sind wir? Und wer sind wir wirklich?

Al Pesso [4], William Emerson [5–7] und Karlton Terry [8], drei meiner Lehrer, deren Denken ich im Folgenden immer wieder aufnehmen will, sind zutiefst überzeugt, dass der je einzigartige Mensch in uns, unsere Seele, zur Entfaltung drängt, dass sie notfalls mit Symptomen an die Tür klopft und dass es möglich ist, ihr in ihrem Entwicklungsprozess Beistand zu leisten.

«Wer sind wir? Und wer sind wir wirklich?», fragt Al Pesso: «Wer wir sind, ist ein Ergebnis unserer Geschichte. Alles, was wir jetzt sind, sind wir aufgrund dessen, was uns geschah. Doch vielleicht half das, was uns geschah, nicht dazu, zu sein, was wir wirklich sind. Vielleicht lehrte es uns, so zu sein, wie die Umwelt es von uns wollte» [4]. Die Menschen, die uns nahestanden, die Erfahrungen, die wir mit ihnen machten, die Schlüsse, die wir aus diesen Begegnungen zogen, all dies bildet unser persönliches Gedächtnis. Die Welt JETZT lesen wir mit Hilfe unseres GEDÄCHTNISSES – «our present consciousness is a tapestry woven with the threads of memory», und «… our memory and history become our destiny in a way» (Al Pesso [4], nach Gedanken von Damasio [9] und Edelmann und Tononi [10]). Was wäre nun die Verwirklichung unserer Seele oder des Wahren Selbst, wie es Winnicott [11] nannte? Wir sind geboren mit einem während der Evolution entstandenen genetischen Gedächtnis, einer Art *genetischer Seele*, überlegt Al Pesso, einem unglaublich reichen Archiv von Seinspotential, das sich unermüdlich erfüllen will und beitragen zur Entfaltung und Fortdauer des Lebens, des Göttlichen in uns. «God is All That Is … the whole cosmos … not only the world is becoming, but by that definition God is becoming» [4].

In diesem evolutionären Erbe sind Reifungsbedingungen enthalten, Entwicklungserwartungen, Beziehungsgestalten, die sich erfüllen wollen, um – wie für die Pflanzen Erde, Sonne, Wasser, Luft – ein optimales Reifen zu ermöglichen. Sie müssen zur *richtigen Zeit, im richtigen Alter und mit den richtigen menschlichen Bezugspersonen* zur Verfügung stehen.

Die wichtigsten Entwicklungsaufgaben, die in uns drängen, beginnen bei der Befriedigung grundlegender Bedürfnisse: einen guten, sicheren Platz vorzufinden; Nahrung, damit der Körper und seine Organe sich optimal entwickeln können, und Nahrung für die Sinne, die Seele; Schutz vor Störung und Bedrohung; konkrete Unterstützung, auch Unterstützung bei dem, was gelernt werden muss; und schliesslich Grenzen, die das Innen und Aussen definieren und Form finden helfen – dies alles zunächst sehr konkret, dann symbolisch und sprachlich und danach erst in Autonomie. Als weitere Entwicklungsaufgaben kommen hinzu: die Integration und Vereinigung der grundlegenden menschlichen Polaritäten, die Entwicklung von Bewusstsein und Sprache, die Entwicklung des Piloten – von Al Pesso verstanden als eine Art umfassenderes Bewusstsein, das Verantwortung übernimmt, auswählt und handelt –, und schliesslich die Entfaltung des je einzigartigen Potentials eines Menschen. Zwar seien wir Menschen plastisch und könnten viel Mangel überleben – aber wenn die Entwicklungsbedingungen genügend gut seien, stellten sich Gefühle von Befriedigung, Freude, Sinnhaftigkeit und Verbundenheit ein.

Auch Emerson beobachtete in den vielen Jahren seiner Arbeit mit Babys und Kindern und ihren frühen Schock-/Traumaerlebnissen, wie das Auflösen dieser Residuen ein unerwartetes Reifungspotential freisetzen konnte: Die Kinder lösten nicht nur ihre Symptome auf, sie entfalteten auch früh sehr klare Begabungen, Aufmerksamkeit, Zielsetzungen, menschliche Beziehungskompetenz und eine grosse Natürlichkeit und Offenheit gegenüber spirituellem Erleben [5–7].

Viele von uns erfahren statt Freude Schmerz, statt Befriedigung Frustration, statt Sinnhaftigkeit Verzweiflung und statt Verbundenheit Entfremdung [4]. Deswegen suchen wir Therapie auf.

In verschiedenen Körpertherapieformen, denen die Freundin, unterwegs in ihrer Traumlandschaft, bei ihrer Suche nach sich selbst begegnete, hatte sie eine Vorstellung bekommen von nahezu überwältigenden Empfindungen und Gefühlen, die ihr Körper bereithielt, wenn sie wagte, sich auf ihn einzulassen. Oft Gefühle ohne Namen, ohne Bedeutung, verwirrend; aber auch klar gefühlte Traurigkeit, Schmerz, Angst, Panik, Wut ohne Gegenüber, verzweifelte Isolation und Verlassenheit. Brocken von ungewussten und ungefühlten Erinnerungen finden Ausdruck in Bildern, die sich wie an einem leeren inneren Bildschirm vorbeimalen und ihrer Angst und Panik einen Sinn geben. Erinnerungen an den Krieg brechen mit Lärm und Feuer und einstürzenden Häusern und qualmendem Phosphor und Trümmern und der ständigen Todesbotschaft innerlich wieder aus – sie ist im ersten Kriegsjahr in einer grossen deutschen Industriestadt geboren und war dem Inferno während ihrer ersten fünf Lebensjahre ausgesetzt.

Sie ist bei der Suche nach einer wirksamen Therapie auf Al Pesso gestossen. In Rollenspielen wird dort der Krieg äusserlich wieder inszeniert, so dass es scheint, als dröhnten die Soldatenstiefel, als brausten die Bomber und Tiefflieger an, als krachte, tobte und prasselte das Feuer. Gefühlsstürme dürfen in der Sicherheit des therapeutischen Rahmens und im Halt und Schutz Idealer Figuren sein.

Körperlich kann sie es als sicher empfinden, aber daneben lauert tiefes Misstrauen: Gibt es wirklich etwas Verlässliches auf dieser Welt, etwas, das schützen könnte und hält? Jemand, der weiss? Jemand, der das Grauen benennen und sich einfühlen kann? Dennoch wächst ein tieferes Bewusstsein in ihr, Verbindungen stellen sich zwischen Bildern, Körperempfindungen, Gefühlen und Gedanken her –, auch wenn sie sich nicht für längere Zeit besser fühlt, auch wenn dissoziative Prozesse noch immer Gefühle und Gedanken einnebeln und verwirren, auch wenn sie nach wie vor schlecht schläft, ihr Herz schmerzt und aus dem Rhythmus fällt. Und noch immer dominiert das alte Gefühl von «Ich-weiss-nicht».

Dann Träume von verlassenen, sterbenden, toten Babys, deutsch, jüdisch, Bub, Mädchen (sie weiss, sie wurde als Junge erwartet). Die Traumszenerien wandeln sich im Laufe der Zeit, sie spielen sich mehr in Innenräumen ab, die sich als Höhle, v.a. aber als Hölle anfühlen, als vergiftetes, vergiftendes Milieu, als erstickender Druck.

Die Büchse der Pandora erscheint unerschöpflich.

Microtracking macht die Architektur des Bewusstseins sichtbar

In den frühen 1980er Jahren lag das Schwergewicht des PBSP (Pesso-Boyden-System-Psychomotor), der Pesso-Therapie, noch stark in den Partial- und Idealfiguren, der Mythic Ritual Scene; es spielten sich hochdramatische und berührende Szenen ab, die Bewusstwerdung, Erinnerbarkeit und Integration des in der Regression im Dienste des Ich Erfahrenen manchmal vernachlässigten. Mit den Jahren wurde die Entwicklung des Piloten (The President of the United States of Consciousness) [4] im Microtracking mit Hilfe einer Zeugenfigur immer wichtiger. Microtracking kann die Organisation und die Architektur des Bewusstseins sichtbar werden lassen: In einer PBSP-Sitzung gehen wir vom Hier und Jetzt der aktuellen Situation des Klienten aus und nehmen Schritt für Schritt zwei unterschiedliche Formen des Bewusstseins (d.h. «the feeling of what happens» nach Damasio [9]) auf: einmal die Emotionen, die Moment für Moment und oft unbewusst über den Körper und vor allem das Gesicht huschen, und lassen sie von einer Zeugenfigur benennen und in den dazugehörigen Kontext stellen. Zum

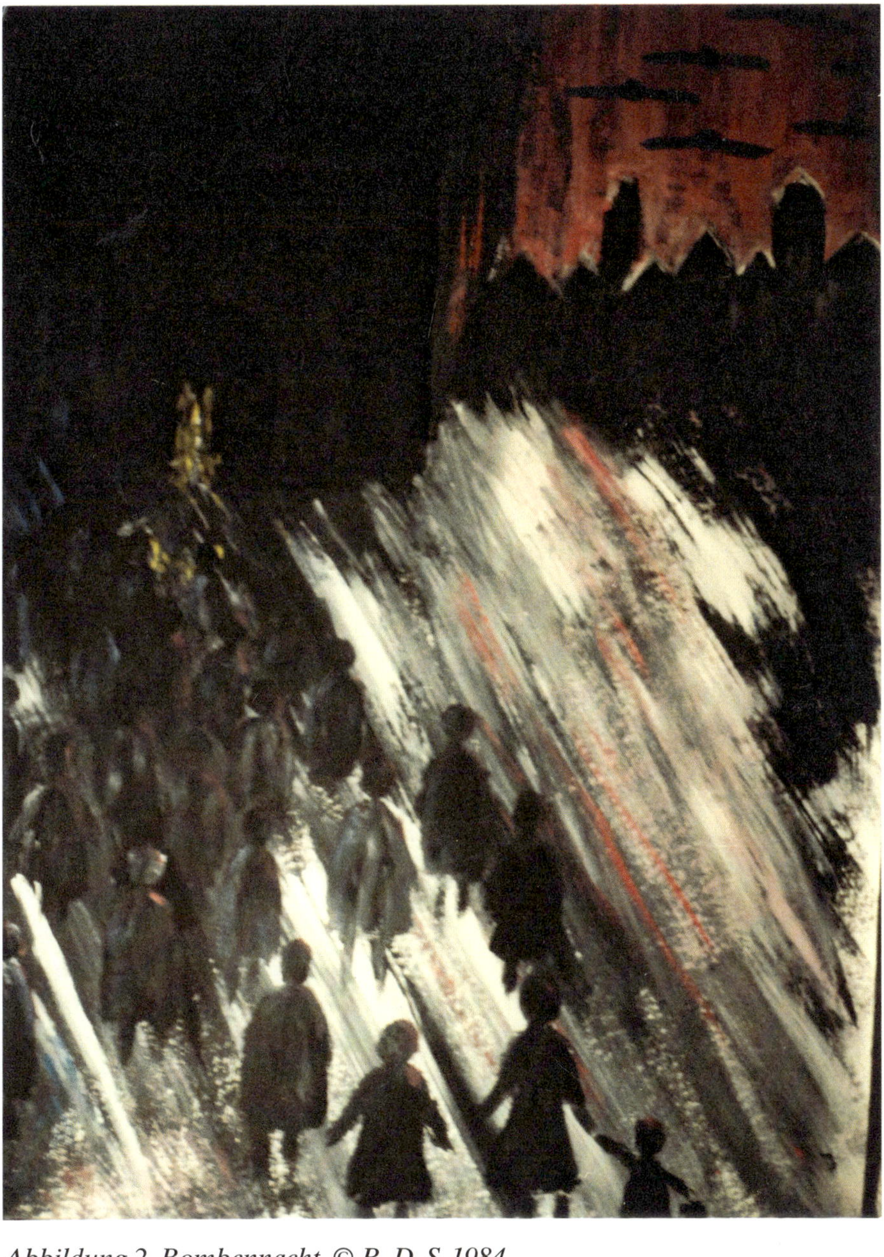

Abbildung 2. Bombennacht. © R. D. S. 1984.

Zweiten wird der unaufhörliche Gedankenstrom, der dauernde verbale Kommentar unseres Gehirns, der – automatisch, suggestiv – benennt, definiert, klärt, zuordnet und mit Wertsystemen und Glaubenssätzen aus unserer Geschichte in Übereinstimmung bringt, in Form von Stimmen im Rollenspiel noch einmal der bewussten Überprüfung durch das Ich, den Piloten, zugänglich gemacht. Das führt im kognitiv-emotionalen Wechselspiel unausweichlich in unsere Geschichte zurück.

Die Bilder sind für die Freundin deutlicher geworden und auch die dazugehörenden entwertenden und destruktiven Glaubenssätze, die z.T. aus Identifikationen mit Personen oder Ereignissen, z.T. aus Schlüssen aus Erlebnissen erwachsen sind und nun im Rollenspiel noch einmal draussen überprüft werden können: «Du bist zerstörerisch (Bombe, Tiefflieger, Feuer).» – «Du bist kaputt (Asche, Trümmer, Ruinen).» – «Du bist schlecht/böse, sonst wäre Dir all das nicht widerfahren.» – «Du bist schuld an all dem, Du hast nichts dagegen getan.» – «Du musst Dich schämen. Du bist nicht wert, auf dieser Welt zu sein oder gar geliebt zu werden.» – «Du solltest eigentlich nicht leben, niemand hat Dich gewollt.» Etc., etc. Diese Zusammenhänge blitzen auf, aber Gefühls- und Körperzustände stehen oft wie isoliert daneben; dann benennen Zeugenfiguren einfühlend die sich andeutenden Emotionen.

Um alles zusammenzufügen, sucht sie noch einmal eine kontinuierliche therapeutische Begleitung.

Hier stösst sie zum ersten Mal in ihrem Leben zentral auf einen anderen Menschen, sie weiss es zunächst noch nicht, und sie erlebt in der Übertragung und Reinszenierung am Anfang kurz dauernde Zustände beglückender Verschmelzung. Aber jeweils parallel entfalten sich die Glaubenssätze, Gefühls- und Körperzustände, die die Macht des «Du-sollst-nicht-Sein» in das Übertragungs-/Gegenübertragungsgeschehen hineinzwingen mit der Intensität und Destruktivität der Schock-/Traumaerlebnisse; mit misslingendem Tuning-in und Matching, mit entfremdender/entfremdeter Sprache, mit immer wieder zerbrechender Kontinuität, mit der Verzweiflung einer «Mutter», die ihr «Kind» nicht stillen oder beruhigen kann, mit dem verzweifelten «Kind» in seiner Frustrationswut. Am Ende schliesslich das Bild der Nabelschnur mit dem als unausweichlich tödlich erlebten Dilemma: sie offenzuhalten hiesse, das Gift einströmen zu lassen – sie zuzuhalten bedeutete den Tod im Mangel. Beide, meine Freundin und ihr Therapeut, kämpften mit Sympathie, Ausdauer und hohem Engagement und mussten am Ende doch aufgeben.

Die Freundin mit Schmerz und Verzweiflung und wenig verbliebener Hoffnung. War sie wirklich unerträglich? Hatte sie keinen Platz in der Welt?

Hatte sie keinen ganz eigenen Beitrag zu leisten? War das alles für die anderen, nicht für sie? Auch der Bezug zum grossen Ganzen nicht? Entwertungs- und Vernichtungsurteil waren stark geblieben und in der Wiederholung noch verstärkt. Nur sozial verpflichtetes Handeln, ihr Beruf, durfte für sie sein; darin war sie kompetent.

In dieser letztlich gescheiterten Therapie hatte es von Anfang an klare Hinweise auf Geburts- und pränatale Themen gegeben – merkwürdig zellhafte Empfindungen, die in ihrer Fremdheit Angst auslösten –, hatte das etwas mit psychotischem Empfinden zu tun? Oder heftige Schulter- und Kopf-(Migräne-) Schmerzen, Bewegungen, die sich einen Weg suchten. Lähmung und Schlaffheit von Armen und Beinen, Gefühle von rhythmischen Bewegungen, die kamen und gingen und wie über die Körperoberfläche hinwegglitten. Heftige, kaum zu haltende ganzkörperliche Erregungszustände, die Halt suchten und doch nicht ertrugen und wegstiessen. Entsetzliche Isolationszustände wie im Schock und, wenn nicht empathisch aufgenommen, implosive selbstdestruktive Frustrationsaggression. Sie hätte eine Sprache für all das gebraucht, eine Sprache, die diese Gefühlszustände angstfrei anerkennen und benennen und in einen verständlichen Zusammenhang stellen half. Noch immer fühlte sie sich steckengeblieben in dieser Wüste des «Ich-weiss-nicht».

Als sie in Heidelberg auf William Emerson stiess, machte sie noch einmal einen Anlauf.

Der Körper bewahrt vorsprachliche Erinnerung auf

William Emerson [5] ging durch die klassische psychoanalytische Schule jungscher Prägung mit ihrem vorwiegend verbal-interpretierenden Vorgehen; mit einigen Ausnahmen (z.B. Ferenczi, Klein, Rank [12]) blieb dort der vorgeburtliche, vorsprachliche Bereich marginal. Nandor Fodor, Francis Mott [13], Frank Lake [14] in England verfolgten Ranks Gedanken weiter; Winnicott [11] nahm in deren Tradition die vorgeburtlichen und Geburtsspuren in den Assoziationen und Träumen seiner Patienten auf; er war überzeugt, dass der Körper diese Erfahrungen als Erinnerungen in sich trug. Als Supervisor beeinflusste er auch R. D. Laing [1]. Stanislav Grof [15] beschrieb die unter LSD, später im holotropen Atmen gewonnenen Erinnerungen seiner Klienten und fand vier deutlich unterschiedene prä- und perinatale Grundmatrizen; er hatte beobachtet, dass solche Erfahrungen in typischen Konstellationen auftauchten, die sich anatomisch, physiologisch, biochemisch mit den klinischen Schwangerschafts- und Geburtsstadien verknüpfen liessen und auch ähnliche psychologische, philosophische und spirituelle Inhalte in sich bargen. Wie Winnicott sah Grof, dass in erfahrungsorientierten Therapieformen – bei genügend grosser emotionaler Besetzung oder unter dem Druck von Schock-/Traumaresiduen – frühe biographische Vergangenheit nicht erinnert, sondern regressiv, emotional und in allen Sinnen wiedererlebt werden kann: In «vollständigen» Regressionen zeigten sich frühe, unter Umständen prä- und perinatale Reflex- und Bewegungsmuster. Relevante Erfahrungen tauchten zudem nicht einzeln auf, sondern in voneinander abgehobenen dynamischen Konstellationen, die er Co-Ex-Systeme nannte (d.h. «Systems of Condensed Experiences»). Es sind Empfindungen, Gefühle, Erinnerungen, Fantasien, Gedanken aus verschiedenen Lebensabschnitten, die unter einem gemeinsamen Nenner zusammengefunden haben. Diese Co-Ex-Systeme regelten die Dynamik des persönlichen Unbewussten, so schloss Grof, sie schienen aber zudem allgemeine Organisationsprinzipien der Psyche zu sein. Sie waren regelmässig mit bestimmten Aspekten des Geburtsprozesses verbunden, die er als Matrizen bezeichnete (Matrize I: Schwangerschaft bis zu den Vorboten der Geburt; Matrize II: Wehentätigkeit mit kontinuierlicher Druckerhöhung, aber noch ohne Eröffnung des Geburtskanals; Matrize III: unter hohem Druck, Dehnung, Zug, Drehung, langsames Vorwärtsgleiten und durch die offene Zervix; Matrize IV: nach dem Durchtritt des Kopfes; für alle Matrizen entfalteten sich entsprechende fantasmatische Verarbeitungen). Der Einfluss darin durchlittener Schock-/Traumaerfahrungen des Körpers auf die physiologische und psychologische Entwicklung und auf das Entstehen emotionaler und psychosozialer Störungen war nicht zu übersehen.

Frank Lake [14] differenzierte diese Stadien in die Zeit der Konzeption, der Tubenwanderung, der Nidation, der intrauterinen Formation und des Wachstums der letzten Monate. Er warf Licht auf den Einfluss elterlicher physischer und psychologischer Verfassung und schuf den Begriff des «toxic womb syndrome».

Thomas Verny [16] schliesslich beschrieb in seinem Band «The Secret Life of the Unborn Child» die vielfältigen und nachweisbaren Wahrnehmungs- und Reaktionsmöglichkeiten der Ungeborenen.

William Emerson [5] traf in England während der 1970er Jahre in Workshops mit Lake [14] zusammen. 1964 hatte er – angeregt durch das Wiederauftauchen eigener schmerzhafter Erinnerungen an eine früh verlorene Zwillingsschwester – mit Erwachsenen in Regression zu arbeiten begonnen. 1974 wandte er sich Säuglingen und Kleinkindern in der Vorstellung zu, es müsse durch frühzeitiges Auflösen der im Körper verbleibenden anatomischen, physiologischen und Erlebnisspuren von Schock/Trauma möglich sein, noch vor ihrer Einbettung in sprachliche Strukturen, dem angelegten Potential wieder freie Entwicklung zu eröffnen – vollständiger und in viel kürzerer Zeit, als das in Erwachsenentherapien zu erreichen war.

Seine therapeutischen Werkzeuge und Regressionstechniken sind vielfältig und reichen vom Beobachten, Palpieren, Massieren bestimmter anatomischer Strukturen an Kopf und Körper oder Verstärken bestimmter Bewegungs- oder Energiemuster, über Geburtssimulation, geführte Imagination, Cranio-Sacral- oder andere Körpertherapieformen bis hin zu jeweils altersentsprechenden Spielen mit Kindern (Malen, Sandkasten, Geburtsspiele), Geburt stimulierende Massage bei Babys und Anleitung der Eltern dazu, oder einem Gespräch mit den Eltern in Anwesenheit des Säuglings. Es ist immer wieder verblüffend zu sehen, wie selbst ein Neugeborenes, das schläft, sich an passenden Stellen «ins Gespräch» mischt, bei der Erzählung zum Beispiel über Schwangerschaftskomplikationen seinen Schmerz oder seine Wut spontan ausdrückt, und wie erstaunlich heilsam und schnell die Auswirkungen auf seine körperliche Befindlichkeit sein können – wenn man es als Subjekt ernst nimmt und sorgfältig dem Medium zuhört, in welchem es sich auszudrücken vermag, seinem Weinen, und empathisch antwortet.

Behutsamer Beziehungsaufbau, Respekt, Einfühlung, Mitgefühl sind ebenfalls bedeutsam in der «somatotropischen Therapie», wie Emerson seinen therapeutischen Ansatz genannt hat – vor allem aber die Authentizität des Therapeuten. Neben dem Auffinden und Durcharbeiten der Schock-/Traumaresiduen (vgl. unten) braucht es die Integration all dessen; und gerade hier erweist sich auch das PBSP-(Pesso-)Handwerkszeug als sehr unterstützend.

Im Laufe seiner fast 40-jährigen Arbeit an diesen Themen hat William Emerson [5–7] einen Schatz an videodokumentierten Regressionssitzungen zusammengetragen, der noch auf seine volle Auswertung wartet.

Es begann für sie noch einmal ein intensiver Prozess, der sie bis in ihre Grundstrukturen durcheinanderrüttelte. Sie begegnete in ihren Regressionen in frühe intrauterine Zustände einem gleichsam eingerosteten Schmerz und unbekannter, sich fremd anfühlender Traurigkeit. Aus dem «Ich-weiss-nicht» entfalteten sich langsam grössere Bruchstücke ihrer Aschen- und Trümmerwelt, wie sie es nannte. Anfangs sehr skeptisch und ungläubig – wie sollte ein sich entwickelndes Ungeborenes ein solch deutliches Bewusstsein haben wie die Erinnerungsfähigkeit? Doch gab es in jeder einzelnen Regressionssitzung so viel Evidenz – und sogar eine Besserung ihrer quälenden Symptome, der Migräne und anderer somatischer Stressüberbleibsel –, dass die Wahrscheinlichkeit anerkannt werden musste.

Das Ungeborene nimmt vieles wahr

Aufgrund zögernd anlaufender und von der offiziellen Lehrmeinung lange übersehener Forschungen (z.B. um 1920 über die Schmerzempfindlichkeit von Neugeborenen – vgl. Chamberlain [30]) konnte ab Mitte der 1980er Jahre nicht mehr geleugnet werden, dass Babys Schmerz empfinden. Inzwischen weiss man, dass schon sehr früh in der Entwicklung das Nervensystem, das endokrine System und das Immunsystem zusammen eine Art flüssige Intelligenz darstellen, die bereits in der 7. Schwangerschaftswoche auf Schmerzreiz mit der Ausschüttung von Endorphinen und Stresshormonen antwortet. Wahrnehmung, Empfindungsfähigkeit, reflexhafte und autonome motorische Aktivität lassen sich in immer differenzierteren und kreativen Untersuchungsanordnungen nachweisen, welche die Fähigkeit des intrauterinen Kindes aufnehmen, in Beziehung zu treten und – in seiner körperhaften Sprache – zu antworten. In der formativen Zeit zwischen Konzeption und Geburt entwickelt es seinen physischen Körper mit all dessen Funktionen und seine grundlegenden emotionalen und geistigen Muster; je nach den Einflüssen, denen es ausgesetzt ist, wird seine Lebensausstattung eine reiche, durchschnittliche, ärmliche oder belastete sein.

Die Ultraschalluntersuchungen Piontellis [17] bei Einzel- und Zwillingsschwangerschaften faszinieren und lassen einen manchmal beim Eintauchen in die intrauterine Welt den Atem anhalten. Sie beobachtete eine ganz individuelle und differenzierte sensomotorische Ausdruckssprache der Ungeborenen und, wenn es Zwillinge waren, Interaktionen, die fast unverändert im nachgeburtlichen Verhalten wieder auftauchten (Piontelli hat die Kinder über einen Zeitraum von fünf Jahren in ihrer vertrauten häuslichen Umgebung weiter beobachtet). Zudem zeigte sich auch, dass Kinder offenbar im Alter zwischen zwei und vier Jahren vorgeburtliche und Geburtserfahrungen wiederaufnehmen und sie in ihre sprachliche, symbolische Welt einfügen (über Erinnern, das nicht nur Wiederholen ist, sondern Neugestaltung der Vergangenheit vgl. Frederic Bartlett in: Szejer [18], «Platz für Anne»).

Eindrücklich ist auch eine Beobachtung Piontellis, die sie anfänglich zu ihren Untersuchungen anregte: In einer Kindertherapie fiel ihr auf, wie das 18 Monate alte Kleinkind in alle Ecken und Winkel des Behandlungszimmers lief und offensichtlich etwas suchte, das es nicht finden konnte. Auch zu Hause, so erzählten die Eltern, geschah das tags und nachts. Hinzu kam, dass es im Behandlungszimmer verschiedene Gegenstände berührte und leicht schüttelte – vielleicht so, wie man einen Schlafenden weckt, überlegte Piontelli. Sie erzählte dem Kind von ihrem Eindruck, dass es offenbar etwas suche, das es unbedingt wiederfinden wolle. Das Kleinkind, sonst fahrig und unruhig, wird plötzlich aufmerksam, gibt sein Hin und Her auf und hört zu. Vielleicht schüttele es die Dinge, weil es nicht glauben wolle, dass sie nicht lebten? An dieser Stelle brechen die Eltern in Tränen aus.

Sie begannen, von einem Zwilling zu erzählen, der 14 Tage vor der Geburt gestorben war … Vielleicht hatte das Kind im Bauch der Mutter ähnlich am Bruder gerüttelt, mit dem es den engen Raum teilen musste, als dieser schon tot war, sich veränderte und auf die Interaktionsversuche nicht mehr antworten konnte? Nach diesem Gespräch besserte sich die Bewegungsunruhe schnell.

In einer anderen Weise als wir erweisen sich die Ungeborenen als bewusste Wesen. Man hat lange nicht verstanden, wie dieses Bewusstsein, diese Erinnerungsfähigkeit zustande kommen könnte. Aus Regressionssitzungen gab es immer mehr Berichte von Erinnerungen, die sich im Vergleich mit klinischen Aufzeichnungen (z.B. den Eltern unbekannte und somit auch nicht mitgeteilte Faktoren) als übereinstimmend erwiesen. Man nahm so etwas wie ein zelluläres Gedächtnis an [14]; inzwischen unterstützt auch die Zellularbiologie der letzten Jahre die Annahme, dass Erinnerungen in den Zellen codiert werden [19, 20].

Die Erfahrungen erreichen das Ungeborene auf zwei Wegen: einmal direkt – es hört die Stimmen der Eltern, es schaukelt beim Sichbewegen der Mutter, starkes Licht kann durch deren Bauchdecke strahlen, das Fruchtwasser schmeckt anders, je nach den Stoffen, die seine Mutter sich zuführt – und via Nabelschnur. Daneben scheint es auch eine Art Direktverbindung zum emotionellen Erleben der Mutter und zu deren Schattenaspekten zu geben, vermittelt eventuell auch durch die Rezeptoren der Zelloberfläche und entsprechende Peptidliganden im interzellulären Raum (zu einer Systematik der störenden Einflüsse während der Schwangerschaft [6, 21]).

Frank Lake [14] schloss aus den Regressionserlebnissen Erwachsener, dass die bedeutsamsten und verhaltenswirksamen Einflüsse aus mütterlichen Erfahrungen stammten. Heftige negative Emotionen der Mutter (und des Vaters und der übrigen Umwelt vermittelt durch die Mutter) infiltrieren das werdende Kind. Was die Mutter erlebt, erlebt es auch – seine Abwehrmöglichkeiten sind noch sehr beschränkt; Überlebensstrategien, die es früh entwickeln muss (z.B. bei Unerwünschtsein, bei Abtreibungsversuchen, bei äusserer Gewalteinwirkung), werden zu Aspekten seines Selbst, zu wirksamen Implikationen über sein Zuhausesein in dieser Welt, seinen Wert, sein Richtig- oder Falschsein («we marinate in the shadow, i.e. the denied aspects of the unconscious of our parents», Emerson [5]).

So trägt das werdende Kind neben seinem genetischen Bau- und Entwicklungsplan auch eine eigene intrauterine Geschichte mit sich, die es in Träumen zu verarbeiten scheint (vgl. Boris Cyrulnik in Szejer [18]), und der Geburtsprozess ist bereits eine Wiederholung der pränatalen Einwirkungen.

Ihre Geschichte wuchs zusammen im Erinnern, im Empfinden, im Fühlen und im Verstehen: Ihre Mutter ist 19, als sich die Eltern am Vorabend des Krieges verloben und bald danach heiraten. Er ist 17 Jahre älter, und sie müssen sofort auseinander, weil er einberufen wird. So hat man ihr den Anfang erzählt.

Wie oben schon erwähnt, waren in der Einzeltherapie sehr schwierige Beziehungssequenzen und merkwürdige Körperempfindungen oder Bilder aufgetaucht: Die Eizelle, die sich gerade undurchdringlich macht für weitere Spermien; die Empfindung, als ob eine Zelle anschwellen würde; nach innen gleitende Zellströme; eine grosse, dunkle Offenheit über Brustbein und Nabel. Diese Empfindungen hatten ihr Angst gemacht, waren in das psychologische Verstehen nicht recht einzuordnen gewesen, waren so etwas wie eine Psychosedrohung. Intensive, verzweifelte Gefühle von Nicht-gewollt-Sein, von Zurückgewiesen-Werden hatten sich in der Übertragung verdichtet, sie hatte sich ohne jeden Wert erlebt und unklarer Destruktivität ausgesetzt, hatte gespürt, dass sie nicht sein und abgetrieben werden sollte. Es waren gefährliche physische und psychische Grenzerfahrungen geworden, und schliesslich war das Horrorbild einer vergiftenden Nabelschnur entstanden. Diese Erfahrung hatte sich zwar erkennen und benennen lassen, aber aufgelöst konnte sie nicht werden. Es brauchte in der Übertragungs-/Gegenübertragungsverstrickung ein Drittes.

Auch die emotionalen Wogen, ausgelöst während der Regressionssitzungen, schlagen zunächst über ihr zusammen, als sich das vorgeburtlich-geburtliche Universum für sie gleichsam von innen auftut:

In der Regression zum Spermium erlebt sie Vaters verzweifelte Traurigkeit, seine Angst, seine Scham- und Schuldgefühle. Bilder vom Krieg, von Gefangenenlagern, von Mord, Folter und KZ tauchen auf. Im Zusammensein mit seiner jungen Frau ist eine nahezu unerträgliche Spannung zwischen Vorwärtsdrängen und nicht Vorwärtsdürfen, dann wieder ein Sich-Hineingeben in den Impuls, und Worte wie: «Es darf nicht sein.»

Später liest sie in Briefen ihrer Eltern, wie viele Vorwürfe sich der Vater machte, dass er die junge Frau in dieser Kriegszeit schwängerte und dann alleinlassen musste. Beide hofften, der Verdacht auf eine Schwangerschaft möge sich als falsch herausstellen, und zumindest dachten sie an eine Unterbrechung.

In den Regressionen hin zum Ei scheint es auf seiner Reise durch die Tube nahezu in der Angst und der Traurigkeit der Mutter zu ertrinken. Diese fühlt sich verlassen und allein mit der bangen Frage: Lebt er noch? Werden wir uns wiedersehen? Die Zellen des Kindes haben diese Inhalte in sich aufgenommen, so als ob es das eigene Erleben wäre; sie können noch nicht unterscheiden zwischen einem Selbst und dem Milieu rund um es herum. Das Ei, inzwischen zu einem kleinen Zellhaufen herangewachsen, findet keinen Platz zum Einnisten, fühlt sich von einer harten Wand zurückgestossen, hat zu wenig Nahrung, stirbt fast und zwingt sich endlich irgendwo mit erheblicher Anstrengung und Wucht hinein. Das Eingenistete, dessen Herz zu schlagen begonnen hat und das zum Zerreissen schmerzt, spürt die Angst und die Verneinung der Mutter: «Wenn es doch nicht wäre.» – «Es kann nicht sein.» Durch seinen Bauch trägt die vergleichsweise riesige Nabelschnuröffnung Trauer, Panik und Todesdrohung. Von draussen dringen Bombenlärm und Druckwellen herein, sein ganzer Körper zuckt zusammen, verkrampft sich oder zittert im Schock. Und später fühlt es, wie es etwas viel Grösseres von innen stützen muss.

Indem sie diese Inhalte zum ersten Mal zusammenhängend durchlebt und empfindet, auch erkennen und teilweise benennen kann, v.a. in einer präzise aufnehmenden, einfühlsam spiegelnden und respektvollen Sprache anerkannt erlebt, kann sie beginnen zu differenzieren, sich zu desidentifizieren und aus der elterlichen Teilhabe zu entlassen. Und jedes Mal lässt ihr Körper festgehaltene Schock-/Traumaspannungen los.

Es braucht eine einfühlsam spiegelnde Sprache

Ich habe oben schon darauf hingewiesen, dass bestimmte Körperregionen, Haltungen oder Bewegungsmuster und auch Organsysteme prä- und postnatale Schock-/Traumaerinnerungen in sich bewahren können. Durch ihre Aktivierung lässt sich in der Regression Zugang finden zu Erinnerungen aus verschiedenen Entwicklungsphasen.

So trägt der Kopf neben typischen Spuren der einzelnen Geburtsstadien auch Spuren der Konzeption und Nidation. Im Brustbein- und Herzbereich gibt es Hinweise auf die Zeit vor und um die Entdeckung der Schwangerschaft. Die Nabelregion kann über Störungen im mütterlich-kindlichen Austausch (Nabelschnuraffekt) «erzählen», um nur einiges Weniges aufzuführen. Diese anatomischen Lokalisationen erklären sich aus dem Zeitprogramm der menschlichen Organ- und Körperentwicklung; ein sich gerade entwickelndes Organ hat die höchste Stoffwechselaktivität und scheint damit auch die zu diesem Zeitpunkt relevanten Informationen, unter Umständen eben traumatische Erinnerungsspuren, aufzubewahren [5–7, 19].

Dieses Wissen ist oft hilfreich bei der Beobachtung und beim hypothetischen Verständnis körperlicher Phänomene in therapeutischen Sitzungen, auch wenn man nicht direkt im prä-/perinatalen Kontext arbeitet, z.B. durch entsprechende Wortwahl. Oder es kann in der Idealen Szene einer Pesso-Struktur das Antidot für verschiedene Altersstufen entwickelt werden (vgl. die grofschen Co-Ex-Systeme [15]). Meine Freundin hatte über viele Jahre ihre Bruchstücke mit sich herumgetragen und sie zu verstehen und zu verknüpfen versucht. Sie hatte Deutungen gehört. Sie hatte in mancher Pesso-Struktur Panik intrauterin und unter der Geburt durchlebt und in Idealen Szenen Schutz, Kontakt, Platz, Unterstützung und definierende Begrenzung erfahren – auch Al Pesso [4] arbeitet mit vorgeburtlichen Themen. Doch beim Eintauchen in diese Entwicklungs- (Regressions-) stufen ist es auch wichtig, dass der Therapeut die Hinweise auf bestimmte Themen erkennt, sie als relevant anerkennt und ein präzises Wissen von ihren Erscheinungsformen hat, ohne das immer formulieren zu müssen, und dass das Bewusstsein da ist für die Notwendigkeit von mitfühlendem, sorgfältig spiegelndem und wertschätzendem Aufnehmen der auch schon in diesem Alter wachen, präverbalen Empfindungs- und Gefühlsäquivalente.

Das Kind reagiert schon intrauterin auf Sprache, scheint zu «verstehen» und «antwortet». Umso mehr nach der Geburt, wie die Arbeit Eliacheffs [22] und Szejers [18] in der Nachfolge Françoise Doltos [23] zeigt. Dolto vermutete, dass das Ungeborene und Neugeborene wie eine Art Tonband «funktioniere»: Es könne Phoneme oder gar Worte und Sätze aufzeichnen, die es, streng genommen, nicht verstehe, die es jedoch im Gedächtnis bewahre, um sie später zu produzieren, sobald Umstände von entsprechender psychologischer Bedeutung gegeben seien. Die Botschaft, die es empfange, wirke sich direkt auf seinen Körper aus. Wie das möglich ist, weiss man, wie gesagt, noch nicht, es sind weitere Forschungen nötig. Doch aus der klinischen Praxis ist die Gewissheit gewachsen, dass die Neugeborenen tatsächlich etwas «verstehen» und «sagen». Anerkannt ist inzwischen, dass Babys nach der Geburt die Stimme der Mutter und auch des Vaters erkennen und bevorzugen, ebenso wie zuvor gehörte Geschichten und Melodien. Eine bewusste Beziehungsaufnahme während der Schwangerschaftsmonate verstärkt die spätere Bindung zwischen Eltern und Kind deutlich und beeinflusst auch die körperlich-seelisch-mentale Entwicklung des werdenden Kindes [24]. Um Sprache entwickeln zu können, muss das Kind zunächst im Nährbad der Sprache und der affektiven Beziehung aufgehoben sein (vgl.

auch Al Pesso, zum Übergang vom Konkreten zum Symbolischen am Beispiel von Platz [4]).

Die erste Zeit nach dem Einnisten und dem Akzeptieren der Schwangerschaft scheint für die Freundin und ihre Mutter ruhiger gewesen zu sein. Dann – sie weiss es aus Zeitdokumenten – beginnen regelmässige nächtliche Bombenalarme, drei Monate vor dem Geburtstermin. In der Regression zeigt sich das als Panik oder Erstarren und in heftigen Ganzkörper-Abwehrreaktionen.

Die äusseren Umstände der Geburt sind bedrohlich und verstörend, das hat man ihr erzählt: Wehen, unterwegs im Auto zum Krankenhaus, Alarm, Bombengeschwader, Flakabwehr. Die Geburt des kindlichen Kopfes noch im Auto. Von den Mitfahrenden Sätze, die sich einbrennen: «Das ist nicht möglich!» – «Das kann doch nicht sein!» Das Ende der Geburt auf der Tragbahre zur Entbindungsstation. Als Familienmythos klingt das so: «Wie eine Prinzessin wurde sie mit Böllerschüssen empfangen.»

Von innen fühlt es sich anders an, als Agonie. Es brauchte viele Regressionssitzungen, bis es gelingt, eine differenzierte und zusammenhängende Vorstellung vom ganzen Geburtsvorgang, durch die vier Hauptstadien, zu gewinnen: Während der ersten Sitzungen ein hohes Tempo, Panik, ungestümes Vorwärtsdrängen, Schmerz, Trauer, Todesangst, unklare Drehungen und Wendungen, eine Art Bewusstseinsverlust, Lähmung des unteren Körperbereichs; und dann ein plötzliches Durchbrechen, heftige Schockentladungen am Ende.

Mit den Wiederholungen verlangsamt sich der Prozess; die einzelnen Phasen, die schock-traumatischen Einwirkungen, die Schmerzzonen stellen sich klarer dar in immer ähnlichen Abläufen – der Körper erinnert seinen Weg. Eine Ahnung von unterschiedenem Innen und Aussen taucht auf, aber es ist noch nicht eindeutig zu differenzieren. In der Freundin-Beschreibung klingt es so: «Erschrecken … ein Gefühl von wachsendem Druck, kein Ausweg, eng, eng, Angst … viel Energie und Kraft, die vorwärts will … ich liege rechts, etwas an meiner Vorderseite stört das Weiterkrabbeln … das rechte Knie ist im Weg, der rechte Arm klemmt … es geht nicht weiter, es ist so eng … es dreht meinen Kopf … es tut so weh, mir ist schlecht, schwindelig, ich kriege keine Luft … ich muss vorwärts … es drückt meinen Kopf zusammen … wohin nur, in diese Richtung … nein, die andere … oder doch nicht? Ein entsetzlicher Druck im Kopf … Lärm draussen … ein zerreissender Schmerz in der linken Lende, sie hängt fest, Panik … ich muss weiter … wo sind meine Beine, ich spüre sie nicht mehr … es wird dunkel, alles still, reglos … jetzt ist mein Kopf woanders, ein anderer Druck … kalt … meine linke Schulter tut weh … steckt fest … etwas greift nach mir … löst meine Schulter, Stimmen …

Schmerz in den Augen … alles tut weh, es ist kalt … nicht anfassen, geh weg … ich zittere überall … sie sollen mich in Ruhe lassen … ich bin weit fort … allein … nein, nein … ich will da nicht sein …!»

Schockerlebnisse und Traumata verlangen unterschiedliche therapeutische Zugänge

Pränatale Schocks/Traumata beeinflussen die Geburt auf zweierlei Weise [5, 6]: Zum Ersten wird die Geburt oft schon aus der emotionalen Perspektive pränataler Erfahrungen wahrgenommen. Zum Zweiten ist die Wahrscheinlichkeit von Geburtskomplikationen umso grösser, je grösser der pränatale Stress war. Prä- und perinatale Komplikationen beeinflussen auch die Bindungsvorgänge: Durch eine Art Selbstanästhesierung infolge hormonaler Veränderungen während des Schocks oder des Traumas sind Körper, Seele und Geist abgeschirmt vom Geschehen. Sind Körper, Seele und Geist gedämpft und erschöpft vom Stress, verändert sich die Qualität und Quantität der Kontaktaufnahme vonseiten des Kindes – und beeinflusst zirkulär auch die der Eltern; das Neugeborene ist über längere Zeitabschnitte gar nicht fähig, die elterliche Liebe und Fürsorge wahr- und anzunehmen. Häufig werden Traumatisierungen nach der Geburt gar nicht erkannt, was den Bindungsprozess zusätzlich stört; Weinen, das nach Befriedigung der Grundbedürfnisse verlangte, und «Traumaweinen» [5, 23], das vor allem gehört und einfühlsam anerkannt werden möchte, können nicht unterschieden und angemessen beantwortet werden (z.B.: «Schreien lassen verhilft zu kräftigen Lungen!»). Es gibt aber nach Schock-/Traumaerfahrungen eine kritische Periode, während der das Betroffene, das Neugeborene Anerkennung des Durchlittenen, offenbar auch sprachlich, braucht, Verständnis und Mitgefühl, um körperlich und seelisch wieder heil werden zu können. Das ist – mit Erwachsenen in Regression wie mit eben geborenen Babys gleichermassen – ebenso wichtig wie das tröstende Dabeisein. In der Schreisprechstunde ist es manchmal etwas vom Schwierigsten, den Eltern behilflich zu sein, das Schreien ihres Kindes für eine Weile ertragen zu können, sie zu lehren, ihm wirklich zuzuhören und seinen Gefühlsausdruck bestätigend aufzunehmen [23].

William Emerson [7] unterscheidet in «Shock, a Universal Malady» klar zwischen *Schock* und *Trauma* und empfiehlt ein unterschiedliches therapeutisches Vorgehen. Den Beginn seiner Gedanken dazu verdankte er einer zufälligen Beobachtung: Er fand eine verunfallte Autofahrerin; während er mit ihr auf die Sanität wartete, bemerkte er, wie die Frau, noch im Schock, ihren Kopf wieder und wieder in einer Weise bewegte, wie sie vermutlich während des Unfalls auf das Lenkrad aufgeprallt war. Später, im Spital, wiederholte sie diese Bewegung unbewusst jedes Mal, wenn sie über den Unfall sprach, und geriet dann auch jedes Mal wieder in den physischen und psychischen Schmerz der Unfallsituation. Nach der Entlassung wurde dieses Muster allmählich subtiler, blieb aber gleichsam en miniature und als Auslöser wirksam. Aus dieser und ähnlichen Beobachtungen schloss er, dass nicht nur die kognitiven und emotionalen Erinnerungen, sondern auch die Körpererfahrungen einschliesslich Physiologie gespeichert werden.

Trauma ist in seiner Definition ein höchst schmerzvolles Ereignis, das aber das Abwehrsystem nicht vollständig überrennt, sondern noch gehalten werden kann; auch wenn adäquate Reaktionen nicht möglich sind, haben doch *fight and flight* noch eine gewisse Effizienz in der Verteidigung gegen oder in der Verbesserung der Situation. Reaktivierung und Katharsis betreffen im Allgemeinen nur dieses oder sehr ähnliche Erlebnisse und bleiben auf diese beschränkt. Im *Schock* hingegen geschehe die totale Überwältigung des Körpers und der Seele mit direkter Auswirkung auf die Funktion des Organismus. Diese Auswirkungen blieben dauernd im System präsent, unbewusst und jederzeit wieder auslösbar; der Körper bewahre sie als physiologische Dysfunktionen in verschiedenen Organsystemen auf. Menschen im Schockzustand bauten Sich ein von Misstrauen geprägtes Weltbild auf und erwiesen sich als extrem suggestibel: Sich identifizierend nähmen sie in sich auf, was zur entsprechenden Zeit präsent sei (so erlebte meine Freundin ihre eigenen aggressiven Impulse grandios verzerrt wie die Destruktivität der Bomben).

Katharsis ist ein wesentliches Element in der *Trauma*behandlung, nicht aber gleichermassen bei *Schock:* «Trauma recapitulations are usually isolated to the event of trauma – when shocks recapitulates, the whole shock-system, the shock-pool, and all unresolved shocks are activated» ([7]). Eine direkte Wiederholung sei eher schädlich, weil Schockgedächtnis und -physiologie in isolierte Aspekte des Körpers und der Seele aufgespalten sind, wo diese zu unbewussten, unintegrierten und dysfunktionalen Aspekten der Persönlichkeit werden. Die Therapie baut deshalb erst einmal auf *Ressourcen* auf, arbeitet auf eine stabile Beziehung hin, geht schrittweise vor, hilft Situationen von Hilflosigkeit durch die Erfahrung von *Empowerment* zu verändern und vermeidet möglichst alles, was erneut als Überwältigung verarbeitet werden könnte. Wie Peter Levine [25] nennt Emerson dieses behutsame Vorgehen *Titrieren*. Auf diese Weise können auch Schockerfahrungen allmählich emotional und somatisch aufgelöst werden. Nach dem Durcharbeiten erfolgt manchmal ein spontanes *Repatterning,* das Wiederauftauchen von genetisch angelegten und entwicklungsabhängigen intrauterinen Bewegungsmustern [26, 27] – so lernte die Freundin nach manchen direkten Wiederholungen ihrer Geburtserfahrung schliesslich ein klares und eindeutiges Vorwärtsgehen durch das imaginierte mütterliche Becken aus einer Rechtslage, mit fragloser Rotationsrichtung, starker Beugung, dann Streckung von Kopf und Wirbelsäule und schliesslich Zurückdrehen des Kopfes; damit veränderte sich allmählich das Hin und Her ihres «Ich-weiss-nicht» auch in ihren mentalen Entscheidungsprozessen.

Kinder lieben Geburtsspiele in ihren Therapien. War die Geburt traumatisch und konnte nicht in einer guten Beziehungserfahrung aufgefangen werden, wird sie anfangs im Spiel mit viel Angst und Zögern initiiert, um sie im Verlaufe mit immer mehr Lust zu wiederholen. Neben Symptombesserung und Vertiefung der Beziehungsfähigkeit beobachtete William Emerson immer wieder, wie oben schon erwähnt, als unbeabsichtigtes und unerwartetes Ergebnis der erfolgreichen Auflösung prä- und perinataler Schock-/Traumaerfahrungen: Die Kinder und die Erwachsenen öffneten sich spirituellen Erfahrungen. «The Spiritual process cannot progress until the traumatic aspects of the person are dealt with, a conclusion that both Freud and Jung came to ...» ([5]).

Für meine Freundin hat jeder dieser verschiedenartigen therapeutischen Zugänge – sie war für sich selbst neben all der Not auch «Forschungssubjekt» – früher dissoziierte Aspekte ihres Selbst erkennen und zusammenführen helfen, sie haben sich ergänzt. Sie brauchte das Interesse, das Neugierigsein, das Anerkennen, das Wissen ihrer TherapeutInnen von diesen frühen Stadien des Selbst, des Erlebens und der Beziehungsformen; bis zu einem gewissen Grad war auch die Reinszenierung traumatischer Beziehungsgestalten mit allem Schmerz und der Verzweiflung nötig, um in die verletzten Bereiche vordringen und sie schliesslich auflösen zu können. Es halfen das empathisch spiegelnde Erkennen und Anerkennen des Erlebten in einem sicheren und geschützten Rahmen, im körperlich Umhüllt- und Eingegrenztsein, und symbolisiert in entwicklungsadäquater Sprache; es brauchte das Aufgehobensein in einer liebevollen und mitfühlenden Beziehung über lange Zeit. Darin konnten Prozesse von Differenzierung und Desidentifizierung stattfinden und viele der somatischen, psychischen und mentalen Spuren ihrer persönlichen Frühgeschichte sich lösen und verwandeln. Ihr langer Weg durch die Aschen- und Trümmerwelt ist noch nicht ganz zu Ende gegangen, sie ist noch nicht am Refektoriumstisch in der kleinen gotischen Kapelle ihres Traumes angelangt. Aber sie hat aus den Bruchstücken ihres Selbst ein kohärentes Bewusstsein entwickelt. Ihre Beziehungen verändern sich, und sie erinnert sich und schafft Platz für ihre Begabungen – nicht zuletzt in ihrer Arbeit, wo sie sich auf ihre stärker werdende Intuition verlassen kann; sie hat so viel mit sich selbst erfahren, dass die traumatischen Erlebnisse ihrer KlientInnen sie viel weniger triggern können.

Ein Schicksal unter vielen aus der deutschen Generation der Kriegskinder, der «Kinder der Täter» [28, 29]. Sie haben überlebt und ihre Geschichte tief verborgen in sich getragen. Spaltung, Verdrängung, Verleugnung, Schuld, Scham und jahrzehntelange gesellschaftliche Tabuisierung liessen das Erkennen und die Auseinandersetzung mit dem traumatisch Erlebten oft nicht zu. Doch bei vielen drängte sich das Vergrabene, das der Körper bewahrt hat, in beängstigenden und einschränkenden Symptomen an die Oberfläche. Vielleicht kann dieser Bericht TherapeutInnen und Menschen, die Hilfe suchen, Mut machen und Hoffnung geben, dass es sich lohnt, der verborgenen Wahrheit der eigenen Geschichte ins Auge zu schauen.

Literatur

1 Laing RD. The Facts of Life. Harmondsworth: Penguin; 1976.
2 Chamberlain BD. Woran Babies sich erinnern. München: Kösel; 2003.
3 Leboyer F. Geburt ohne Gewalt. München: Mosaik bei Goldmann; 1974.
4 Pesso A. To Become Who We Really Are. CD Supervisors Training, Amsterdam; 1999.
5 Emerson W. Somatotropic Therapy. London: Innovative therapy; 2000.
6 Emerson W. Das verletzliche Ungeborene. In: Harms T, Herausgeber. Auf die Welt gekommen. Die neuen Babytherapien. Berlin: Ulrich Leutner; 2000.
7 Emerson W. Shock, a Universal Malady. Trainingsunterlagen. Prä-/Perinatale Psychotherapie. Petaluma; 2000. Übersetzung von Dr. G. Schroth. Speyer; 2002.
8 Karlton T. Seeking Accurate Empathy. Exploring Emerson's Trauma Crying Theory in the Treatmant of Babies. Denver: Trainingsunterlagen; 2004.
9 Damasio A. Ich fühle, also bin ich. Die Entschlüsselung des Bewusstseins. München: List; 2000.
10 Edelmann GM, Tononi G. A Universe of Consciousness. How Matter Becomes Imagination. New York: Basic Books; 2000.
11 Winnicott DW. Von der Kinderheilkunde zur Psychoanalyse. München: Kindler; 1976.
12 Rank O. Das Trauma der Geburt. Nachdruck. Giessen: Psychosozial Verlag; 1998.
13 Mott F. The Universal Design of Creation. Edenbridge: M. Beech; 1964.
14 Maret SM. The Prenatal Person – Frank Lake's Maternal-Fetal Distress Syndrome. New York: University Press of America; 1997.
15 Grof S. Das Abenteuer der Selbstentdeckung. München: Kösel; 1987.
16 Verny T. Das Seelenleben des Ungeborenen. Berlin: Ullstein; 1995.
17 Piontelli A. Vom Fetus zum Kleinkind. Stuttgart: Klett-Cotta; 1996.
18 Szejer M. Platz für Anne. Die Arbeit einer Psychoanalytikerin mit Neugeborenen. München: Antje Kunstmann; 1998.
19 Lipton BH. The Biology of Belief: Unleashing the Power of Consciousness, Matter and Miracles. Santa Rosa: Elite Books; 2005.
20 Pert C. The Molecules of Emotion. London, Sidney: Pocket Books; 1997.

21 Nathanielsz PW. Life in the Womb – the Origins of Health and Disease. New York: Promethean Press; 1999.
22 Eliacheff C. Das Kind, das eine Katze sein wollte. München: DTV; 1997.
23 Dolto F. La cause des enfants. Paris: Ed. Robert Laffont; 1985.
24 Merkel J. Welchen Einfluss haben vorgeburtliche Erfahrungen auf den Spracherwerb? Heidelberg: Vortrag gehalten auf dem 16. Internationalen Kongress der ISPPM; 2005.
25 Levine PA. Trauma – Heilung. Das Erwachen des Tigers. Unsere Fähigkeit, traumatische Erfahrungen zu transformieren. Essen: Synthesis; 1998.
26 Cohen BB. Sensing, Feeling and Action. Northhampton, MA: Contact Editions; 1993.
27 Aposhyan S. Natural Intelligence. Baltimore: Williams & Wilkins; 1999.
28 Bergmann M, Jucovy M, Kestenberg J, Herausgeber. Kinder der Opfer – Kinder der Täter. Psychoanalyse und Holocaust. Frankfurt: S. Fischer; 1982.
29 Hermann J. Die Narben der Gewalt. Paderborn: Junfermann; 2003.
30 Chamberlain BD. Babys erinnern Schmerz. In: Harms T, Herausgeber. Auf die Welt gekommen. Die neuen Babytherapien. Berlin: Ulrich Leutner; 2000.

Weiterführende Literatur zu den behandelten Themen

Castellino R. Being With Newborns. St. Barabara: Verbriften; 1996.
Downing G. Körper und Wort in der Psychotherapie. München: Kösel; 1996.
Drescher Schwarz R. Ich lebe mein Leben in wachsenden Ringen. Vortrag gehalten an der 18. Heidelberger Jahrestagung der Internationalen Studiengemeinschaft für Pränatale und Perinatale Psychologie und Medizin (ISPPM) «Geboren im Krieg …» Konsequenzen und psychohistorische Zusammenhänge. 2005. In: Janus L. Geboren im Krieg. Kindheitserfahrungen im 2. Weltkrieg und ihre Auswirkungen. Giessen: Psychosozial Verlag; 2006.
Graber GH. Gesammelte Schriften in 4 Bänden. Berlin: Pinel Publikationen; 1978.
Hau TF. Frühkindliches Schicksal und Neurose. Göttingen: Vandenhoeck & Ruprecht; 1968.
– Vergleichende Untersuchungen an psychosomatisch erkrankten Jugendlichen der Geburtsjahrgänge der Vorkriegs-, Kriegs- und Nachkriegszeit. Praxis der Kinderpsychologie und Kinderpsychiatrie. 1972; 6:193–209.
– Prä- und perinatale Milieufaktoren als Ursache für die Beunruhigung der Nachkriegsgeneration. In: Graber GH, Herausgeber. Pränatale Psychologie. München: Kindler; 1974.
Janus L. Wie die Seele entsteht: unser psychisches Leben vor und nach der Geburt. Heidelberg: Mattes; 1997.
– L. Der Seelenraum des Ungeborenen. Düsseldorf: Walter; 2000.
– Herausgeber. Geboren im Krieg. Kindheitserfahrungen im 2. Weltkrieg und ihre Auswirkungen. Giessen: Psychosozial Verlag; 2006.
Janus L, Häsing H. Ungewollte Kinder. Reinbek: Rowohlt Taschenbuchverlag; 1994.
Nilsson L. Ein Kind entsteht. München: Mosaik; 2003.
Reich W. Children of the Future. New York: Farrar, Straus, Giroux; 1983.
Renggli F. Der Ursprung der Angst. Antike Mythen und das Trauma der Geburt. Düsseldorf: Walter; 2001.
Sloterdijk P. Sphären I, II, III. Frankfurt: Suhrkamp; 1998ff.

Heilung und Geburt

Das Nacherleben der ersten Lebenszeit

Franz Renggli

Aus einem zweitägigen Geburtsseminar[1] will ich zuerst von einem Freund und Kollegen erzählen. *Thomas* – alle Patientennamen in diesem Artikel sind geändert – sucht meine Hilfe, weil er intuitiv spürt, dass sein Lebensanfang schwierig, dass er für seine damals noch jungen Eltern zu früh gekommen war.

Einleitend erzählt er von seinem Skiunfall mit achtzehn Jahren, als Folge davon lag er zehn Tage lang im Koma. Bis zu diesem Ereignis hat sich Thomas als Rebell erlebt, anschliessend sei er lammfromm geworden. An diesem Skiunfall hat er in seiner Ausbildung zur Traumaheilung eingehend gearbeitet und viele alte Erinnerungsbruchstücke ans Tageslicht seines Bewusstseins gefördert. Spontan bemerkt meine Assistentin Cornelia Hofer dazu: «Schön, dass du noch da bist.» Zu ihr empfindet er von allem Anfang an eine tiefe und sanfte Liebe.

Angesprochen auf sein Empfinden spürt Thomas ein feines Vibrieren und Zittern im ganzen Körper, das manchmal stärker wird und dann wieder mehr in den Hintergrund tritt. Dieses Zittern erlebt er als angenehm, wie wenn sich etwas lösen oder entspannen könne. Deutlich spüre ich andererseits eine Todesaura, eine Todesangst, die ihn umgibt.

In dieser Situation entscheide ich mich, seine Ressourcen, die Quellen der Lebensfreude und -kraft anzusprechen und in seinem Körper gut zu verankern. Seit Beginn der Sitzung ist mir das Spiel seiner Hände aufgefallen, nämlich wie er mit einem Daumen oder Finger ganz zärtlich seine andere Hand gestreichelt hat. In diesem unscheinbaren «Spiel» der Hände ist für mein Gefühl eine ganz grosse Zärtlichkeit verborgen. Sofort hält Thomas schamerfüllt inne und berichtet, dass dies ein Bewegungsmuster sei, das er seit seiner Kindheit immer wieder ausführe und das er sich schon seit vielen Jahren abgewöhnen will – vergeblich. Spontan rutscht mir heraus, er sei ja verrückt, dies aufzugeben, weil er dadurch auf der Körperebene eine tiefe Liebe und Zärtlichkeit zu sich selber zum Ausdruck bringe und zudem

1 Fünf TeilnehmerInnen haben während zweier Tage an einem Wochenendseminar die Gelegenheit, teilweise ihre eigene Geburt und Schwangerschaft nachzuerleben, die Verletzlichkeit dieser frühen Lebenszeit zu erfahren.

eine wunderschöne Geborgenheit in der Art, wie seine eine Hand in der anderen ruht. Und Thomas spürt, wie es ihm Mühe bereitet, dies aufzunehmen, und zwar deswegen, weil sein lebenslängliches Grundgefühl darin besteht, er sollte nicht da sein. Alle möglichen Geschehnisse in seiner sozialen Umwelt erlebt er immer wieder als Beweis, dass er abgelehnt wird. Umgekehrt spürt er jetzt ein freudiges und lebensbejahendes Grundgefühl, und sein Zittern im Körper wird dabei stärker.

Diese friedliche Stille und Langsamkeit im Fluss unserer Gespräche wird für ihn plötzlich unterbrochen durch ein lautes Grollen und Dröhnen, ein Hören nicht mit den Ohren, sondern mit seinem ganzen Körper, mit jeder Zelle, verbunden mit einem Schmerz auf seiner Brust. Innere Bilder von seinen noch jungen Eltern steigen auf, die spüren, dass er da ist, jedoch für ein Kind noch nicht bereit sind.[2] Thomas ist so urplötzlich mit dem Tod und dem Vernichtetwerden konfrontiert. In diesem Moment mache ich ihm den Vorschlag, mich etwas näher zu ihm hinzusetzen, womit er einverstanden ist, mich aber gleichzeitig bittet, ihn nicht zu berühren. Intuitiv frage ich ihn zurück, ob er sich eventuell eine Berührung von Cornelia vorstellen könne. Und langsam, ganz langsam kann er diese Zartheit und Geborgenheit seiner eigenen Hände in der Beziehung mit Cornelia spüren, indem er liebevoll ihre Hände zu streicheln beginnt. Zum ersten Mal in seinem Leben kann er so Liebe und Vernichtetwerden, seine Weichheit und Zartheit einerseits, mit seiner inneren Stärke und Kraft andererseits verbinden – ein für ihn unfassbares Erleben! Diese beiden gegenseitigen Bestrebungen waren in seinem Leben bisher nicht vereinbar.

Doch dann geschieht nochmals ein Umbruch in diesem zarten Fliessen von Liebe und Geborgenheit. Plötzlich spürt er einen unglaublichen Hass auf Cornelia, und zwar weil er einfach nicht glauben kann, dass sie sich über sein Dasein freut. Thomas ist total erschrocken über die Heftigkeit, mit der seine Liebe urplötzlich in Ablehnung, Wut und Hass umschlagen kann. Er ist tief erschüttert, ja schockiert darüber, weil er erkennt, wie in seinem Leben dasselbe immer wieder geschehen ist. Letztlich – so meint er – sei er

2 Später erzählt mir Thomas einen immer wiederkehrenden Traum aus seiner Kindheit, der dieses Dröhnen als Leitmotiv enthält: Er befindet sich in einer wunderschönen und friedlichen Landschaft, und plötzlich hört er ein lautes Dröhnen und realisiert, dass riesige Schneeblöcke einen Berg hinunterrollen. In blinder Panik rennt er davon, um sich im letzten Moment absolut unbeweglich auf den Boden fallen zu lassen. Wie das Dröhnen sich in der Ferne verliert, denkt er zuerst, er sei tot, um dann zu spüren, er ist unverletzt. Die Riesenblöcke sind über ihn hinweggerollt. Deutend meint er heute dazu, dies müssten wohl Bilder der sich streitenden Eltern gewesen sein, nachdem sie seine Schwangerschaft zur Kenntnis genommen haben.

nicht liebesfähig. Doch gleichzeitig wird ihm klar, dass dies einen Spiegel seines Lebensanfangs darstellt: wie er von seiner Mutter, von seinem Vater empfangen worden ist, beziehungsweise seine ohnmächtige Wut darüber, dass die Eltern sich über seine Existenz nicht freuen konnten.[3] Gleichzeitig spürt er jetzt eine tiefe Verbundenheit mit Cornelia und mir, mit einer idealen Mutter und einem guten Vater an seiner Seite. Und für sein Erleben hat er noch nie eine so tiefe und unschuldige Liebe zu einer Frau erleben dürfen.

Ein paar Tage nach diesem Geburtsseminar hat Thomas ein starkes Körperbild in einer Cranio-Sitzung. Er erlebt sich selbst in einem Fluss von links nach rechts. Doch plötzlich gibt es einen grossen Strom, wie bei Menschen, die beispielsweise die Kirche verlassen. Dann spürt er einen Sog, nach unten – durch einen ganz engen Kanal. Anschliessend wird es wieder weit, ja riesig gross. Er sucht nach Wärme und Licht, macht dazu seitliche Suchbewegungen mit dem Kopf, bis er sich mit seiner Stirn an einer festen und sicheren Stelle verbunden fühlt. Seine pränatal gut orientierte Cranio-Therapeutin fragt ihn, ob er empfinden könne, was er ihr da soeben geschildert habe: die Reise nach seiner Zeugung bis zur Einnistung in die Gebärmutter.

Und nochmals ein halbes Jahr später kommt ihm nach einer durchwachten Nacht folgende Einsicht: Aus seiner spezifischen Lebenssituation, da er von allem Anfang an nicht erwünscht war, hat er alles, was in ihm sich öffnet, was sich ausdehnt, was Weichheit bedeutet, als Schwäche erlebt, und diese Schwäche hat er ein Leben lang versucht zu unterdrücken. Umgekehrt wird alles, was ein Zusammenziehen seiner Muskeln bedeutet, als Stärke, Wille und Kontrolle erlebt, eine Kontraktion, um zu überleben. Einen Grossteil seiner Energie hat er dafür verbraucht – ein unvorstellbarer Kraftverschleiss. Heute spürt er die Fähigkeit, sich selber anzunehmen und zu lieben. Er kann weich sein, sich ohne jede Anstrengung öffnen. Ein neues Lebensgefühl: einfach da zu sein.

So viel zu Thomas. Zu diesen Geburtsseminaren beziehungsweise zu meiner Arbeit in der Praxis möchte ich hier ein paar Anmerkungen machen.

- Ich arbeite vorwiegend auf einer tiefen *Körperebene,* dabei ist die Sprache häufig nur ein Vehikel, um mit einem Menschen in Verbindung zu bleiben.

3 Etwa ein Jahr später erzählt mir Thomas dazu, wie in seiner Selbsterfahrung zwei Abtreibungsversuche aufgetaucht wären: Zuerst wollte seine Mutter ihn mit Stricknadeln zum Weggehen bringen, anschliessend habe sie es noch einmal mit einer Wasserpumpe probiert. Er selber kann sich dabei als Kind erinnern, dass er immer wieder Angst hatte, von hinten erstochen zu werden, oder aber er wird von einer grossen Masse weggeschwemmt.

Oder umgekehrt: Überall, wo Wortlosigkeit auftaucht, wo Menschen mit Worten nicht mehr ausdrücken können, was sie empfinden, dort sind sie wahrscheinlich in eine frühe Ebene ihres Erlebens eingetaucht – in die Babyzeit, die Geburt oder aber in ihre Schwangerschaft.

- Ich arbeite weitgehend ohne Deutungen. Eigentlich stelle ich nur Fragen zur unmittelbaren Wahrnehmung im eigenen Körper oder was sich in den Empfindungen der betreffenden Menschen jetzt verändert. Dabei tauchen meist *innere Bilder* auf. Es sind dies keine Erinnerungen, wie wir sie alle kennen; häufig sind solche inneren Bilder, Körpersensationen oder auch Bewegungsimpulse von feinen Gefühlsnuancen begleitet.
- Wir leben in einer kranken Gesellschaft.[4] Mein Hauptaugenmerk gilt daher nicht der Pathologie, sondern den *Ressourcen,* den Quellen der Kraft, der Freude und der Sinnhaftigkeit im Leben eines jeden Menschen. Diese Ressourcen und die damit verbundenen guten und angenehmen Körpersensationen versuche ich zu vertiefen, zu verankern und zu verbreitern. Ganz wichtig dabei ist, den therapeutischen Prozess so weit wie möglich zu verlangsamen. Von diesem sicheren Grund her kann später das Trauma behutsam und schrittweise berührt und eventuell aufgelöst werden.
- Im therapeutischen Prozess vertraue ich ganz auf den Körper: Er kennt den *Weg zur Heilung.* Er weiss, was er braucht – und was er nicht annehmen will oder kann. Hier und jetzt, im geborgenen Raum der Gruppe, in einem «guten Mutterschoss» – mit meiner Assistentin und mir als den «idealen Eltern».

Mein persönlicher Hintergrund

Ursprünglich Zoologe, habe ich mich aus persönlichen Schwierigkeiten zuerst der Psychoanalyse und dann der Körperpsychotherapie zugewandt. Doch trotz fast 25-jähriger Selbsterfahrung habe ich mich nicht von meinen depressiven Verstimmungen «befreien» können. Ich war manchmal fast am Verzweifeln und spielte mit dem Gedanken, meine Praxis aufzugeben, wenn ich mir nicht selber helfen konnte. So bin ich 1993 mit zwei holländischen Reinkarnationstherapeuten in Kontakt gekommen, die mir mein Schwangerschaftstrauma eröffnet haben. Meine Mutter wollte nach zwei Mädchen kein drittes Kind. Aus religiösen Gründen kam für sie eine Abtreibung nicht in Frage. In der Mitte der Schwangerschaft aber wurden ihre Ängste so unerträglich, dass sie einen Selbstmordversuch unternahm. Bei der Geburt wären

4 Siehe Renggli *Selbstzerstörung aus Verlassenheit,* 1992 und *Der Ursprung der Angst,* 2001.

wir beide beinahe gestorben. Diese «inneren Bilder» sind in mir aufgetaucht, indem ich mich einem absolut lebensbedrohlichen Schmerz im linken Unterbauch entlanggearbeitet habe. All dies war für mich ein Schlüssel zum Verständnis meiner Träume: Mein Unbewusstes hat es schon längst gewusst. Und gleichzeitig habe ich verstanden, warum ich beim Beginn einer Liebesbeziehung bisher immer nahezu psychotisch geworden bin: «Wenn ich mein Herz öffne, dann sterbe ich», so lautete meine innere Formel.

Mit dieser Erfahrung im Hintergrund habe ich vernommen, dass es in Amerika Therapeuten gibt, die seit 1970 mit Babys arbeiten, um ihnen zu helfen, ihr Geburts- beziehungsweise ihre Schwangerschaftstraumata aufzulösen: William Emerson und sein Schüler, der Cranio-Therapeut Ray Castellino. Zusammen mit Markus Fischer vom IBP-Institut in Winterthur (Integrative Body Psychotherapy) habe ich die beiden zur Ausbildung in die Schweiz kommen lassen. Dieser ganze Aufsatz ist erfüllt von ihrem Gedankengut und ihrem Erfahrungsreichtum. Und persönlich war ich endlich fähig, meine alten traumatischen Erfahrungen aufzulösen, die ersten Verletzungen in meinem Leben ausheilen zu lassen. Ich bin aus meiner Depression «erwacht».

Technische Aspekte meiner Arbeit

Eine wichtige Arbeitsweise in meiner Praxis ist zudem die Traumaheilung von Peter Levine geworden. Im Zentrum eines Traumas ist dabei ein Todeserleben, eine Nahtoderfahrung verborgen. Tiere reagieren auf Bedrohung entweder mit Kampf oder mit Flucht, und zwar so lange, bis die drohende Gefahr verschwunden beziehungsweise behoben ist. Nun ist Levine von der Frage ausgegangen, warum Tiere in der freien Wildbahn, in der sie dauernd vom Tod bedroht sind, keine Traumata haben, während wir Menschen umgekehrt fast alle polytraumatisiert sind. Und seine Antwort ist zunächst verblüffend. Wird beispielsweise eine Gazelle von einem Gepard verfolgt, und sie spürt, jetzt gibt es kein Entrinnen mehr, so bleibt ihr ein letzter Ausweg: Sie fällt scheinbar tot zu Boden, der Totstellreflex. Diese Immobilität, das Einfrieren jeder Bewegung, dieser «Schock» hat dabei einen hohen Überlebenswert. Ist der Gepard nicht völlig ausgehungert, springt er vielleicht über die Gazelle hinweg. Sie war eine zu leichte Beute für ihn, alte Tiere sind zäh oder auch häufig krank, und er sucht sich lieber ein jüngeres Opfer.[5]

5 Und vergessen wir nicht, wird ein Tier tatsächlich zu Tode gebissen, dann schützt der Totstellreflex vor jeder Angst und vor allem Schmerz – eine äusserst sinnvolle Erfindung in der Evolution.

Kommt die vom Tod bedrohte Gazelle nach einer gewissen Zeit wieder zu Bewusstsein, so beginnt sie heftig zu atmen, zittert dabei am ganzen Körper, und zwar so lange, wie die Todesdrohung gedauert hat. Dann steht sie auf und grast weiter, wie wenn nichts geschehen wäre. Sie hat sich von ihrem Trauma, von ihrem Todesschock befreit. Beim Menschen nun geschieht dieses Atmen und Zittern nur ganz selten. Seine ihn bedrohenden Gefühle bleiben «eingefroren», spürbar in Verspannungen oder Verkrampfungen irgendwelcher Muskelgruppen – ein Zeichen von gestauter Lebensenergie. Werden umgekehrt Gefühle als zu gefährlich, als zu nahe beim ursprünglichen Trauma erlebt, dann neigt die Seele dazu, «den Körper zu verlassen». Eine Körperstelle wird dann beispielsweise taub und gefühllos, oder der betreffende Mensch neigt zur Ohnmacht. In der Fachsprache wird das als Dissoziation, als ein «split off» bezeichnet: Die Seele verlässt den Körper. Die Psychoanalyse hat diesen Zustand mit dem Begriff der Fragmentierung zu umreissen versucht. Kontraktion bis hin zum Schmerz einerseits oder aber Dissoziation, das Nicht-verbunden-Sein von gewissen Gefühlszuständen mit dem Körper andererseits gehören zusammen, sie sind die beiden Seiten ein und derselben Medaille.

Wird auf dieser Körperebene gearbeitet, ist das Trauma einem schwarzen Loch vergleichbar: Alle Energie wird mit grosser Heftigkeit dort hineingezogen. Die wohl wichtigste Aufgabe eines Therapeuten besteht somit darin, den therapeutischen Prozess zu verlangsamen – eine Retraumatisierung, so Peter Levine, sollte unter allen Umständen vermieden werden. Die alte gefangene oder eingefrorene Lebensenergie und Vitalität darf nur vom gesunden Körperempfinden, vom Gefühl der Ressource her schrittweise angenähert und schliesslich befreit werden. Auseinandergerissene, abgespaltene Gefühlszustände dürfen nur ganz vorsichtig wieder mit dem Körpererleben verbunden werden.

Die meisten Menschen haben nicht ein, sondern mehrere Traumata erlebt, und diese sind wie Zwiebelschalen um einen gemeinsamen Kern gehüllt oder wie ein Teleskop ineinander verschachtelt. Stanislav Grof hat dieses Phänomen als Co-Ex («condensed experiences») beschrieben. Von einem pränatalen Standpunkt her gesehen, steckt in jedem Trauma mit hoher Wahrscheinlichkeit eine *Nahtoderfahrung* aus der präverbalen, aus der Babyzeit, der Zeit rund um die Geburt oder aber aus der Schwangerschaft. Dabei hat der englische Psychiater und Theologe Frank Lake mit LSD-Experimenten erfahren können, dass die ersten drei Monate die entscheidende Phase im Leben eines Menschen sind: So wie ein Mensch gezeugt wird, wie das sieben Tage alte Menschenkind sich in der Gebärmutter einnistet, und schliesslich wie es den Zeitpunkt erlebt, wenn die Eltern entdecken, dass sie schwanger sind.[6] Heute kennt die pränatale Psychologie und Psychotherapie ein noch früher gelegenes Trauma, nämlich die Trennung aus dem Jenseits, die Trennung vom Ursprung, von dem wir alle herstammen. Und weil dieses Loslösen so schwierig ist, kommen die meisten Menschen mit einem Zwilling aus dem Jenseits – vergleichbar mit einem Schutzengel.[7] Und dieser Zwilling verlässt das heranwachsende Menschenkind meist in den ersten Tagen oder Wochen – wie wir heute wissen, auch dies ein traumatischer Verlust.[8]

Ein im erwachsenen Leben erfahrenes Trauma kann unter Umständen lange Zeit verborgen bleiben. In dem amerikanischen Film «The Pawnbroker» (Regie: Sidney Lumet, 1964) wird ein jüdischer Pfandleiher überfallen, und als Folge davon tauchen immer wieder äusserst unangenehme Erinnerungen – sogenannte Flashbacks – auf, die sich mit der Zeit als seine verdrängte Vergangenheit aus dem Konzentrationslager herausstellen. Haben sich solche alten Traumaerinnerungen einmal eine Bahn ins Bewusstsein gebrochen, sind sie äusserst intrusiv, d.h. überwältigend. Sie lassen sich kaum noch oder nicht mehr einschränken. Ein «Nichts» an Auslöser, und der alte Vietnamkrieg-Soldat steht beispielsweise wieder vor dem brennenden Dorf, mit all den hilflosen Müttern und Kindern und seinem Befehl zu töten. Die Amerikaner nennen diese Art von Störungen eine posttraumatische Belastungsstörung.[9] Häufig ist das schwer zu verstehen, vor allem wenn ein Trauma nicht so offensichtlich wie Folter oder ein Kriegserleben ist: Warum reagieren gewisse Menschen auf eine «Kleinigkeit» mit einem so heftigen Verhalten, ja unter Umständen mit einer Weltuntergangsstimmung? Aber genau dies ist charakteristisch für ein *frühes* Trauma.

Und genau mit diesen frühen Traumatisierungen beschäftigt sich die pränatale Psychologie und Psychotherapie. Mit all ihrem Erfahrungshintergrund kommt sie zu folgenden Schlussfolgerungen:

- Ein Baby ist ein voll bewusstes menschliches Wesen seit allem Anfang, seit der Zeit der Zeugung (Castellino).
- Die Erfahrungen im ersten Drittel der Schwangerschaft – bis die Eltern entdecken, dass sie schwanger sind – beeinflussen zentral die ganze restliche Schwangerschaft eines Menschen, ebenso die Art, wie er geboren

6 Heute werden nahezu ¼ aller Kinder abgetrieben – weltweit sind es etwa 25 Millionen Menschen. Zwiespältige Gefühle am Lebensanfang sind somit ein «alltägliches» Phänomen.

7 Heute wissen wir, dass 60–80% der Schwangerschaften zu Beginn Zwillingsschwangerschaften sind.

8 Mütter merken diesen Verlust meist nicht, vielleicht haben sie eine kleine Zwischenblutung zu Beginn der Schwangerschaft.

9 Abgekürzt PTBS, Bessel van der Kolk et al.

wird. Diese «Urerfahrungen» sind wie ein roter Faden, der sich durch das ganze Leben und Erleben eines Menschen zieht (Emerson).

- Ein Baby in der Schwangerschaft ist ein unendlich empfindsames, ein verletzliches Wesen – es übernimmt und spürt all die unverarbeiteten Gefühle und Ängste der Eltern, herstammend aus ihren jeweiligen Herkunftsfamilien. Oder aber es spürt die daraus resultierenden Spannungen der Eltern untereinander. Hilflos ist es diesen Verletzungen ausgeliefert. Aber es ist auch schon in grosser Sorge um beide, um den Vater genauso wie die Mutter.
- So früh verletzte und verlassene Menschen sind nicht nur traurig und verzweifelt, sondern auch voller Angst und somit voll Ärger und Zorn. Und je stärker die Traumatisierung, desto heftiger ist auch die Wut. Und vor dieser mörderischen Wut haben fast alle einen heillosen Respekt, Männer wie Frauen. Und je archaischer die Verletzung, desto schneller kann Trauer in Wut umkippen und umgekehrt. Solche Menschen brauchen zunächst einmal viel Unterstützung und Nähe; Körperkontakt ist häufig die einzig für sie «verständliche Sprache». Dann wieder brauchen sie genauso viel Raum und Respekt, weil ihre Grenzen unter Umständen schwer verletzt worden sind. Hier eine Balance zu finden, ist nicht immer einfach.
- Wenn wir von der hohen Verletzlichkeit eines Menschenkindes an seinem Lebensanfang ausgehen, dass es nur mit den Eltern verbunden bleiben oder aber sich total zurückziehen kann, dann verstehen wir jetzt vielleicht auch besser, warum Menschen ihr Trauma nicht so einfach wie Tiere aus ihrem Körper entladen können. Tritt später im Leben ein Ereignis auf, das die ursprüngliche, die frühkindliche Verletzung wieder weckt, dann neigen solche Menschen dazu, auf ihre ursprüngliche Erlebnisweise zurückzufallen. Sie reagieren erneut mit einem Rückzug in den Schmerz, oder aber ihre Seele verlässt den Körper.

Mit dem gesamten Erfahrungsreichtum der pränatalen Psychotherapie höre ich heute «Geschichten» in meiner Praxis, die ich früher gar nicht beachtet oder für die ich keinen emotionalen Raum zur Verfügung gestellt hätte. Vergleichbar einer Patientin, die über ihre spirituellen Erfahrungen sprechen möchte, jedoch bei ihrem atheistischen Therapeuten auf keine Resonanz, auf kein Einfühlungsvermögen stösst. Sie spürt ganz klar, da werde ich nicht verstanden, da werde ich nie irgendwelche Hilfe oder Unterstützung erhalten.

Beispiele aus meiner Praxis

Hannes kommt zu mir in die Praxis wegen seiner immer wiederkehrenden Grössenfantasien und den dahinter verborgenen depressiven Verstimmungen, wegen gelegentlicher Panikanfälle und seiner chronischen Schmerzen im Nacken. Seine Kindheitserinnerungen sind zuerst geprägt durch den die ganze Familie tyrannisierenden Vater, der ihn viel geschlagen und vor dem er sich als Kind sehr gefürchtet hat. Nach vielen Jahren harter Arbeit an sich taucht bei Hannes folgende erste Kindheitserinnerung auf, die sein Bild vom Vater grundlegend verändern wird: Friedlich spielt er im Garten seiner Eltern. Da dreht er sich um und sieht plötzlich einen riesigen schwarzen Hund hinter sich. Er erschrickt zu Tode und schreit so laut er kann. Erst auf dem Schoss seines Vaters kann er sich wieder beruhigen, der für ihn die Ziehharmonika spielt. Wie er dem früher vielgefürchteten Vater diese Geschichte kurz vor dessen Tod erzählt, bricht jener in Tränen aus. Vater und Sohn haben sich versöhnen können.

Noch tiefer in seinem Körper liegt seine Geburtsgeschichte verborgen – seine Mutter ist dabei an einer Herzschwäche beinahe gestorben. Im Laufe seiner langen Selbsterfahrung wird Hannes zudem einfühlbar, dass ja nicht nur er unter seinem Vater gelitten hat: Seine «depressiv unterwürfige Mutter» ist das notwendige Gegenbild zu diesem patriarchalen Mann, die vor jeder erotisch sexuellen Begegnung tiefe Angst und Abscheu erlebt. Während seiner eigenen Schwangerschaft muss er diesen Umbruch von Liebe zu Hass immer wieder erlebt haben, ein Schlüssel, um seine eigene tiefe Ambivalenz zu verstehen. So träumt Hannes oft von wunderschönen Landschaften – ein Schritt weiter, und er befindet sich mitten in dem Schrecken und dem Horror eines Konzentrationslagers. Diese Zwiespältigkeit liegt wie ein Schatten auf all seinen Beziehungen zu einer Frau. Erst jetzt kann er seiner Mutter verzeihen, und seine depressiven Verstimmungen nehmen ab, seine chronischen Verspannungen und Schmerzen werden langsam schwächer. Anstelle davon kommen seine Lebensenergien und seine Kräfte immer stärker zum Vorschein.

Rahel kommt zu mir wegen ihrer schwierigen Beziehung zu ihrem Mann, die sie gerne klären möchte. Zudem hat sie die Kaiserschnittgeburt und davor schon die Schwangerschaft mit ihrer Tochter als traumatisierend erlebt. In den Therapiesitzungen sinkt sie regelmässig in einen ganz tiefen Körperprozess, für den sie häufig kaum Worte findet und der sie beunruhigt, weil sie nicht versteht, was da passiert. Vor allem sind es Sensationen in ihrer linken Körperseite, die sie als taub oder tot erlebt. Besonders bedrohlich sind ihre schmerzhaften Sensationen im Kopf, da sie beispielsweise ihren ganzen Hinterkopf als zertrümmert oder einen stechenden Schmerz präzis in oder rund um ihr linkes Auge erlebt … bis ihr eines Tages klar wird, dass ihr Vater als Bomberpilot in den letzten Kriegstagen als einziger einen Flugzeugabsturz überlebte – mit genau den Narben im Gesicht, am linken Auge, wie sie dies in ihrer Therapie bei mir erleben musste. So wird ihr klar, was der «Missbrauch» durch den Vater beinhaltet: Sie hat alles Negative, Erschreckende aus seinem Kriegserleben für ihn übernommen[10] – Erlebnisse, über die er niemals sprechen konnte.

Noch schwieriger zu ertragen aber waren für Rahel die immer wiederkehrenden Anästhesiegefühle in ihrem Kopf. Ein schwerer Schwindel und ein Druck, verbunden mit einer Müdigkeit bis hin zum Gefühl von Betäubtsein – Körpersensationen, die für sie kaum auszuhalten sind. Von ihrer Mutter vernimmt sie schliesslich, dass sie vor ihr schon zweimal schwanger war und beide Kinder verloren hat. Deswegen wurde der Mutter bei ihrer dritten Schwangerschaft ein Beruhigungsmittel, Valium, verschrieben, damit sie mindestens dieses Kind behalten konnte. Damit wird für Rahel ein früherer Traum verständlich, in dem sie sich selber im Sarg auf ihren Schultern getragen hat. Den Sarg hat sie im Garten unter dem Schlafzimmer ihrer Eltern begraben. Mit diesem Anästhesiegefühl hat sie somit einerseits das Beruhigungsmittel der Mutter während ihrer Schwangerschaft als Betäubung erlebt, andererseits hat sie wahrscheinlich die nicht verarbeitete Trauer ihrer Mutter um ihre ersten beiden Kinder in ihrem Körper gespeichert.

Nochmals eine Schicht tiefer erfährt Rahel schliesslich in einem inneren Bild, wie sie an ihrem Lebensanfang einen Zwilling verloren hat: Bevor sie sich einnistete, spürte sie, dass hinter ihr ein Zwillingsbruder folgt. Als sie wieder «auftaucht» in der Gebärmutter, ist ihr Bruder verschwunden. Sie wird von Panik und Erstarren ergriffen. Und Rahel wünscht sich, dass ich mich einfach neben sie setze, an ihre linke Seite, und meint, sie habe noch nie einen Mann in diesen «verletzten linken Raum» hineingelassen.

So viel zu zwei längeren Einzeltherapien. Die nächsten beiden Beispiele sollen zeigen, wie bei heftiger Symptomatik entsprechend tiefe Verletzungen im Körper verborgen oder eingeprägt sind. Je stärker das ursprüngliche Trauma, desto härter ist das Schicksal der betreffenden Menschen.

Miriam sucht meine Hilfe wegen ihrer immer wiederkehrenden Panikanfälle, weswegen sie ihr Haus nicht mehr verlassen kann – die mehrjährige Therapie erfolgt deshalb übers Telefon. Zum ersten Mal treten ihre heftigen Angstausbrüche nach einem Autounfall auf, bei dem sie, selber schuldlos, angefahren wurde. Ein Schleudertrauma ist die Folge: Chronische Rücken-

10 Obwohl sie erst ca. zwanzig Jahre nach dem Krieg auf die Welt gekommen ist.

und Kopfschmerzen, die so heftig werden, dass sie sich auch immer wieder mit Selbstmordgedanken beschäftigt. Dabei bildet der Autounfall den Abschluss einer äusserst traumatischen, zwei Jahre andauernden Scheidung, während der ihr immer wieder angedroht wird, das Sorgerecht für ihren geliebten Sohn zu verlieren.

Und die Vorgeschichte von Miriam? Ihre Mutter hat vor ihr ein Kind im siebten Monat abgetrieben, das Baby wurde zu Hause geboren und ohne Nahrung während mehrerer Stunden sich selber überlassen, bis es schliesslich sterben konnte. Während der gesamten Schwangerschaft mit Miriam hat ihre Mutter stark erbrechen müssen, so dass sie laufend an Gewicht abnahm. Bei der Geburt im Spital selbst ist der Muttermund gerissen, so dass die Mutter beinahe gestorben wäre. Miriam als Baby wird als scheinbar tot beiseitegelegt. Erst Stunden später soll jemand entdeckt haben, dass das Neugeborene ja noch lebt. Anzumerken ist, dass Miriams Mutter ein Leben lang unter ihrer eigenen psychotischen Mutter, der Grossmutter von Miriam, gelitten hat.

Allessandra erlebt in der Therapie Todesängste, als sie sich in die Zeit der Schwangerschaft zurückversetzt fühlt: War es ein Abtreibungsversuch oder die massive Abwehr und der Hass der Mutter ihrem Kind gegenüber, die Allessandra so in Panik versetzten? Schliesslich kommt sie mit der Nabelschnur um den Hals blau auf die Welt. Nach der Geburt fällt ihre Mutter in eine Psychose und muss deshalb drei Monate in eine Klinik. Noch jahrelang nimmt sie wegen ihrer Krankheit Medikamente. Und Allessandra selbst nimmt schon als Baby Rücksicht auf ihre Mutter und weint kaum. Als Vierjährige stirbt ihr Grossvater, mit dem sie sich sehr verbunden fühlte; damals sei ihr Lebensfaden gerissen. In der Pubertät veranlasst ein Pfarrer wegen ihrer vielen Depressionen und Selbstmordgedanken eine Teufelsaustreibung. Erst als sie sich beim vierten Mal aus dem Fenster stürzen will, kann sie sich dem Einfluss dieses Pfarrers entreissen. Zwanzigjährig stirbt ihr Vater für sie unter traumatischen Umständen. Sie sucht deswegen Hilfe bei einem Priester, der sie schliesslich vergewaltigt. Fünfunddreissigjährig wuchert ein Myom so stark, dass ihre Gebärmutter entfernt werden muss.

Ein letztes Beispiel soll uns zeigen, wie ich mit meiner Gruppe mit solch frühen Störungen arbeite. *Nora* kommt zu mir wegen ihres kleinen drei Monate alten Sohnes – zusammen mit ihrem Mann. Der nächtliche Schlaf wird immer wieder durch Weinanfälle unterbrochen. Eigentlich erwarte ich nach dieser ersten Sitzung mit dem reizenden jungen Elternpaar keine weitere Therapie, doch schon bald ruft mich Nora an, sie würde gerne ein paar Stunden zu mir kommen. Da sie keinen regelmässigen Babysitter findet, nimmt sie ihren kleinen Sohn häufig mit. Dabei glaube ich, ihre hohen Ideale beziehungsweise umgekehrt, ihre Verunsicherung als Mutter zu sehen. Doch letztlich verstehe ich nicht, was Nora so sehr erschüttert und sie an die Grenzen ihrer nahezu grenzenlosen Trauer bringt. Ich schlage ihr vor, in meine Gruppe zu kommen.

Hier mache ich die Erfahrung: Wenn sich Nora auf ihre Trauer einlässt, tauchen sofort erschütternde Bilder mit einer immer grösseren Heftigkeit auf. So schlage ich ihr vor, sich zuerst zwei beschützende Frauen auszusuchen, die einfach neben ihr sitzen, bevor sie zu erzählen beginnt. Nora ist mit diesem Experiment einverstanden. Befragt nach ihrem Körpererleben berichtet sie, dass ihre Füsse sich zu entspannen beginnen. Eine Verkrampfung der Füsse kenne sie schon seit ihrer Kindheit. Sie sei immer auf der Aussenkante ihrer Füsse gelaufen. Und laut einer Mitteilung ihrer Mutter sei sie schon mit solch verkrampften Füssen auf die Welt gekommen. Darauf teile ich Nora mit, dass dieser Spannungszustand möglicherweise schon auf eine Bedrohung in der Schwangerschaft hinweise.

Damit ist Nora zum ersten Mal in ihrem Körper verankert, bevor sie zu erzählen beginnt, was sie im Moment so sehr erschüttert: Häufig beim Einschlafen brauche sie Licht, weil sie sich von Schatten bedroht fühle, die durch das hintere Fenster in ihr Schlafzimmer einzudringen suchen. Nora ist dabei in Tränen aufgelöst: Indem sie zum ersten Mal in ihrem Leben von dieser Bedrohung erzählt, befürchtet sie, in eine psychiatrische Klinik eingeliefert zu werden oder aber dass man ihr den kleinen, über alles geliebten Sohn wegnehmen könnte. Sie selbst sucht nach einer rationalen Erklärung ihrer Ängste – ich dagegen mache ihr Mut, dieses Gefühl des Geschütztseins durch die beiden Frauen hier in der Gruppe tief in ihren Körper aufzunehmen. Sie soll viel mehr ihren Bildern vertrauen, die ihr eines Tages ihr Geheimnis enthüllen oder aber schwächer werden und verschwinden.[11]

Annemarie

Abschliessend möchte ich noch etwas genauer von *Annemaries* Schicksal berichten, das mich persönlich sehr berührt hat. Sie kommt zu mir in einen Geburtsworkshop, weil sie vor mehr als zwanzig Jahren einen Jugendlichen durch einen Autounfall getötet hat und anschliessend einen Suizidversuch unternahm. Sie war zwar viele Jahre in einer ausgezeichneten Therapie, spürte jedoch – zehn Jahre nach dem Tod ihres Mannes – immer noch eine grosse Einsamkeit, eine Scheu vor den Menschen, eine Scheu vor dem Leben.

11 Häuser oder Räume (das Schlafzimmer) sind natürlich wichtige Symbole für eine Schwangerschaft.

Im Geburtsseminar möchte Annemarie zuallererst eine Mauer errichten zwischen sich und all den übrigen Teilnehmerinnen. Sie zieht sich in eine Ecke zurück, deckt sich mit mehreren Decken zu und beginnt, den Rücken von uns abwendend, am ganzen Körper zu zittern. Da ich sie kaum noch verstehe, frage ich, ob ich etwas mehr in ihre Nähe kommen dürfe, was sie sofort als viel zu gefährlich ablehnt.

Als nächstes treten ein Schmerz im Schienbein und dann ein Krampf in der Wade auf. Und ich frage sie, ob sie die Unterstützung meiner Assistentin Cornelia möchte. Durch eine Berührung beziehungsweise sanfte Massage kann sich ihr Körper langsam wieder entspannen. Um sich dann nur umso heftiger zusammenzuziehen und zu verkrampfen: erst in der Gegend des Kreuzes, dann in der Höhe des Herzens und schliesslich im Genick. Annemarie ist von Panik erfüllt, schreit um Hilfe und hat immer stärker die Empfindung, an den entsprechenden Körperstellen durchzubrechen. Da der Schmerz nun grösser geworden ist als ihre Angst vor Nähe, wünscht sie sich auch meine Unterstützung. Und gemeinsam versuchen Cornelia und ich, ihr vom Rücken her den gewünschten Halt zu geben. Sie soll spüren, dass sie nicht zerbrechen kann. Doch stelle ich fest, dass beispielsweise ihr Kopf völlig nach hinten gerissen wird mit einer totalen Verspannung, ja Verpanzerung ihrer gesamten Schulter- und Nackenpartie. Aus Erfahrung weiss ich: Babys, die total verzweifelt sind, biegen sich nach hinten durch – so wie das Annemarie jetzt körperlich erlebt. William Emerson hat dies «divine home sickness» genannt: Menschen, die sich zurücksehnen nach der Verbindung und Einheit mit Gott.

Nach einer langen Zeit des immer wiederkehrenden Schmerzes und der Panik kann sich der Körper von Annemarie allmählich beruhigen. Durch eine Art Drehbewegung schiebt sie sich aus dem Beschütztsein von Cornelia und mir wie durch eine Geburtsbewegung heraus. Zuerst habe ich den Eindruck, dies sei das Ende ihrer Arbeit. Doch glaubt Annemarie plötzlich ein Gesicht über sich zu sehen, dass sie verfolgt. In hohem Tempo kriecht sie durch den ganzen Raum in ein angrenzendes Zimmer meiner Praxis und verharrt dort im Dunkeln, in einer Ecke. Aus dieser Isolation heraus verbietet sie mir, in ihre Nähe zu kommen. Sie hasse alle Menschen. Und gleichzeitig hat sie die Befürchtung, sie würde von allen Menschen abgelehnt – ihr Urtrauma. Doch mit der Zeit kann sie wiederum die Nähe und Unterstützung von Cornelia akzeptieren und kommt schliesslich mit ihrer Begleitung in die Gruppe zurück. Noch nie habe ich eine solch starke Ruhe und Entspannung, eine so intensive Veränderung in Richtung Heiterkeit und Freude im Wesen eines Menschen erlebt wie bei Annemarie in diesem Seminar.

Verstanden habe ich nur wenig in diesem Geburtsworkshop, jedoch vertraue ich ganz einfach auf die dem Körper innewohnende Heilungspotenz. Nach einiger Zeit erhalte ich eine Anfrage von ihr, ob sie ihren Prozess in ein paar Therapiesitzungen vertiefen dürfe. Da sie weit weg wohnt, vereinbaren wir längere Sitzungen in grösseren Abständen. Nun kann mir Annemarie davon berichten, dass sie jede Nähe als bedrohend empfinde, sie könne dann von ihrem Gefühl her nur noch um sich schlagen. Eine Berührung würde sie als Angriff erleben bis hin zum Vernichtetwerden, wodurch sie in Panik verfällt. Ihr Grundgefühl besteht in der fast unaushaltbaren Qual, ständig ausgelacht zu werden. Menschen sind für sie sprachabverlangende Monster. Schon als Baby mussten ihre Hände beziehungsweise Fäuste ans Bett angebunden werden, weil sie sonst ihr ganzes Gesicht blutig gekratzt hätte. Und erinnern kann sie sich, wie sie mit 1½ Jahren stundenlang wimmernd hinter ihrer Mutter in der Küche sitzt, sich nicht getraut, sie zu berühren, weil sie weiss, dass ihre Hand sofort weggeschlagen wird.

Schon in der vierten Sitzung ist sie bereit, von ihrem Unfall als einundzwanzigjährige junge Frau zu erzählen. Nachts fährt sie mit ihrem Vater über eine Landstrasse und will ein Auto überholen. Im Scheinwerferlicht sieht sie plötzlich zwei Jugendliche auf der Fahrbahn. Wobei sie den einen erfasst – er wird auf ihre Kühlerhaube geschleudert. Wie sie den Zustand des auf der Strasse liegenden Jugendlichen erkunden will, da hebt dieser noch einmal seinen Kopf, um zu sehen, wer da kommt. Gleich anschliessend sei er gestorben. Annemarie ist nur noch ein weinendes Bündel, noch heute in Panik aufgelöst. Beruhigend schütze ich mit meinem Oberkörper ihren Kopf und halte meinen Arm besänftigend auf ihrem Rücken. Durch den erlittenen Schock – so vermute ich – sei ein altes Trauma aus ihrer Kleinkindheit schlagartig in ihr Bewusstsein eingebrochen. Um ihr dies zu verdeutlichen, möchte ich Annemarie von den Affenexperimenten erzählen, von den Babys, die ohne Mütter aufgewachsen sind. Als sie erwachsen waren und selber Kinder hatten, behandelten sie diese äusserst grausam. Aber Annemarie hält mir den Mund zu, ich darf ihr diese Geschichte nicht erzählen. Und sie spürt ein Loch im Bauch, gefolgt von Zuckungen im ganzen Körper. Und wieder treten Krämpfe auf, zuerst im Unter- und dann im Oberschenkel. Weil ich von der Energie her spüre, dass hier eine mörderische Wut in ihrem Körper gefangen ist, lasse ich sie mich mit ihren Beinen wegschieben. Denn ein so früh und intensiv verletztes Baby ist nicht nur traurig und verzweifelt, sondern auch unendlich wütend. Und Annemarie schiebt mich – schreiend vor Wut und Verzweiflung – mit ihrer ganzen Körperkraft durch den Raum. Sorgfältig bin ich darauf bedacht, dass sich keiner von uns beiden dabei verletzt. Und während sie diese frühkindlichen Verletzungen zum Ausdruck bringt, halte ich sie einfach fest, umschlossen mit meinen Armen, bis sie sich wieder entspannen, bis sie sich beruhigen kann. Dann erst erzählt sie mir, warum sie mir soeben die Hand vor den Mund gehalten hat: Ihr Mann wollte einmal ein Kind mit ihr, jedoch wusste sie, sie will nicht schwanger werden, weil sie weiss, dass sie ihr Kind nicht lieben könnte.

In der Folgezeit nach dieser Therapiesitzung wird ihr klar, dass ihre Mutter zehnmal schwanger war, mit insgesamt vier lebenden Kindern. Annemarie ist die Dritte der vier Töchter. Zwischen allen ihren Kindern hat ihre Mutter ein oder mehrere Kinder spontan verloren – Ausdruck einer hohen Zwiespältigkeit ihrem Frau- bzw. Mutter-Sein gegenüber. Annemarie wird bewusst, dass sie eine der «Überlebenden» ist, dass sie sich an ihrem Lebensanfang mit der feindseligen Seite ihrer Mutter auseinandersetzen musste. Jetzt aber, in der geborgenen Beziehung mit mir, in der Neuerfahrung einer tiefen «pränatalen Bindung», können sich die Panikanfälle in ihr allmählich legen und kann ihr Körper sich langsam entspannen. Ganz vorsichtig entschlüpft sie parallel dazu auch ihrer Einsamkeit, sie erlebt Menschen nicht länger als sprachabverlangende Monster, sondern geniesst es, mit ihnen zusammen, mit ihnen über die Sprache verbunden zu sein. Sie freut sich über Kleinigkeiten in ihrem Alltag. Und sie spürt schliesslich auch immer deutlicher ihre Stärke als Frühberaterin: Sie ermöglicht es ihren verhaltensauffälligen Kindern, ihre Geburts- und Schwangerschaft noch einmal durchzuerleben und nachzuspielen – mit grossem Erfolg. Eltern können kaum verstehen, warum ihr Kind nach nur wenigen Sitzungen sein schwieriges und auffälliges Verhalten aufgibt. Und Annemarie erzählt voll Begeisterung und einer enormen inneren Anteilnahme vom Schicksal dieser Kinder. Und natürlich spürt sie genau, wie gerne diese kleinen Patienten sie haben – und umgekehrt.

Ausblick

Menschen in Krisen, depressiven Verstimmungen, mit Panikattacken und starken somatischen Krankheitsbildern wollen meist so schnell wie möglich von ihrer «Krankheit» befreit werden. Es sind Zustände, die manchmal kaum auszuhalten sind. Jedoch – und das versichere ich allen meinen Patienten – solch grosse Schmerzen sind in erster Linie eine Chance zur Heilung. Denn hinter all diesen harten Schicksalsschlägen sind immer alte, d.h. früheste Traumata und Verletzungen verborgen. Und je höher der Leidensdruck, desto grösser ist die Bereitschaft, sich für die Hintergründe zu öffnen, das tiefe und wahre Leiden im Körper zu erspüren, um es schliesslich loszulassen. Vergleichbar mit einem Alptraum: Erwachend können wir darüber erschrecken, von welch heftigen Ängsten wir beherrscht werden. Andererseits ist jeder Angsttraum eine Möglichkeit, dass ein altes Traumamuster vom Körper endlich freigegeben wird: ein Tor zur Heilung.

Verletzte Menschen brauchen eine liebevolle Unterstützung von aussen: ein offenes Ohr von einem guten Freund, die liebevolle Berührung einer Freundin oder die wohlmeinende Betroffenheit eines Familienmitgliedes. Jedes kraft- und sinnspendende Erleben und jede gute Begegnung sind eine mögliche Erleichterung. Genauso wie die Begleitung und Einfühlsamkeit durch einen Therapeuten auf einer schwierigen Wegstrecke im Leben.

Und weil die Verletzlichkeit am Lebensanfang so hoch ist, brauchen traumatisierte Menschen einen *geborgenen Raum* mit *sicheren Grenzen*. Nach meiner Erfahrung ist dies am besten möglich in einer Gruppe: Wenn das Vertrauen langsam wächst, so angenommen zu werden, wie ich bin, ohne mich zu verändern. Wenn ein Mensch sich über alles äussern kann, ohne Angst haben zu müssen, beurteilt zu werden. Dann wird eine Gruppe wie eine ideale «Gebärmutter» und der Therapeut zu einem guten Elternteil. Die im Trauma oder im Schock eingebundene und eingefrorene Energie kann wieder zum Leben erweckt – alte Angstprägungen können aufgegeben werden. Durch ein so sorgfältiges «holding» in der Gruppe besteht die Möglichkeit, prä- und postnatale Bindungsprozesse neu zu erfahren und damit nachzuholen. Langsam, ganz langsam. Eine Heilung auf einer ganz tiefen Ebene kann geschehen – eine Neuerfahrung der Welt und des eigenen Körpers.

Ich habe Techniken beschrieben, wie ich mit Menschen arbeite. Das «stärkste Instrument» jedoch ist meine tiefe Verbundenheit mit ihnen. Oder anders ausgedrückt, ich versuche so direkt wie möglich mit dem «göttlichen Kern» in jedem Menschen Kontakt aufzunehmen, dort, wo sie alle heil und gesund sind. Fast wäre ich versucht zu sagen: Der Rest ist leicht, ein Kinderspiel. So zu arbeiten, ist ein Vergnügen, eine Freude und eine tiefe innere Befriedigung.

Literatur

Castellino R. Resolving Prenatal and Birth Trauma. Manuskript zu der von ihm angebotenen Ausbildung, Santa Barbara 1995–1998.

Ehinger C, Renggli F. Die pränatale Wurzel von Konflikten in der Partnerschaft. In: Linder R, Herausgeber. Liebe, Schwangerschaft, Konflikt und Lösung. Erkundungen zur Psychodynamik des Schwangerschaftskonfliktes. Heidelberg: Mattes; 2008:153–74.

Emerson, W. Collected Works I and II: The Treatment of Birthtrauma in Infants and Children and Pre- and Perinatal Regression Therapy. Petaluma, CA: Emerson Training Seminars. Band I ist auch auf Deutsch übersetzt: Behandlung von Geburtstraumata bei Säuglingen und Kindern: Gesammelte Vorträge von William Emerson. Herausgegeben von der Internationalen Studiengemeinschaft für Prä- und Perinatale Psychologie und Medizin. Heidelberg: JSPPM 2000 ([1]1996).

Grof S. Geburt, Tod und Transzendenz: Neue Dimensionen in der Psychologie. München: Kösel; 1985.

Levine PA. Traumaheilung. Das Erwachen des Tigers: unsere Fähigkeit, traumatische Erfahrungen zu transformieren. Essen: Synthesis; 1998.

Renggli F. Angst und Geborgenheit: Soziokulturelle Folgen der Mutter-Kind-Beziehung im ersten Lebensjahr. Ergebnisse aus Verhaltensforschung, Psychoanalyse und Ethnologie. Reinbek bei Hamburg: Rowohlt; 1974.

– Selbstzerstörung aus Verlassenheit. Die Pest als Ausbruch einer Massenpsychose im Mittelalter, zur Geschichte der frühen Mutter-Kind-Beziehung. Hamburg: Rasch und Röhring; 1992.

– Der Ursprung der Angst, antike Mythen und das Trauma der Geburt. Düsseldorf: Walter; 2001.

– Der Sonnenaufgang als Geburt eines Babys: Der pränatale Schlüssel zur ägyptischen Mythologie. Eine Hommage an den holländischen Religionshistoriker Bruno Hugo Stricker. Int J Prenat Perinat Psychol Med. 2000;12(2):365–82.
Dieser Artikel ist auch ins Englische übersetzt worden. In: J Prenat Perinat Psychol Health. 2002;16(3):215–35.

– Tracing the Roots of Panic to Prenatal Trauma. In: Schmidt L, Warner B, editors. Origins, Insight and Treatment. Berkeley, CA: North Atlantic Books; 2002.

– Der Ursprung der Angst. Die älteste Mythologie der Menschen im Spiegel prä- und perinatalen Erlebens. Int J Prenat Perinat Psychol Med. 2001:13(3/4):1–15. Dieser Artikel wurde auch ins Englische übersetzt: The origin of anxiety, humanity's earliest mythology reflected in pre- and perinatal experience. J Prenat Perinat Psychol Health. 2002;17(2):127–41.

– Den Teufelskreis in einen Engelskreis umwandeln. Traumaheilung bei Babys, Kleinkindern und ihren Eltern. In: Krens I, Krens H, Herausgeber. Risikofaktor Mutterleib. Zur Psychotherapie vorgeburtlicher Bindungsstörungen und Traumata. Göttingen: Vandenhoeck & Ruprecht; 2006:203–20.

– Ingmar Bergmann aus pränataler Sicht. In: Janus L, Evertz K, Herausgeber. Kunst als kulturelles Bewusstsein vorgeburtlicher und geburtlicher Erfahrungen. Heidelberg: Mattes; 2008: 229–46.

Van der Kolk B, McFarlane A, Weisaeth L, Herausgeber. Traumatic Stress, Grundlagen und Behandlungsansätze. Theorie, Praxis und Forschung durch posttraumatischen Stress sowie Traumatherapie. Paderborn: Junfermann; 2000.

Lebensgewebe

Wie Kinder prä- und perinatale Erinnerungen in der Therapie zum Ausdruck bringen

Antonia Stulz-Koller

Einleitung

In meinem Artikel, liebe Leserin, lieber Leser, möchte ich Geschichten erzählen, die sich in Therapiesitzungen mit Kindern und ihren Eltern entwickelt haben. Dabei versuche ich aufzuzeigen, wie Themen, die Kinder spielerisch vermitteln, anhand von Erkenntnissen aus der prä- und perinatalen Psychologie und Medizin verstanden werden können und wie in erstarrten Situationen mit diesem Wissen neue Möglichkeiten auftauchen.

Vor längerer Zeit habe ich ein chinesisches Märchen von einer Brokatstickerin gelesen, die in ihren Teppichen die Lebendigkeit der Natur mit all ihren Facetten so geschickt darstellen konnte, dass alle Welt von ihren Werken begeistert war und sie Geld für ihren Unterhalt verdienen konnte. Eine zutreffende Metapher dafür, so scheint mir, wie wir Menschen seit unseren allerersten Erfahrungen an unseren eigenen Lebensteppichen knüpfen, sticken und weben, jede und jeder nach seiner Art und seinen Möglichkeiten. Sichtweisen und Erklärungen, wie diese Welt funktioniert, unsere Glaubenssätze, unsere Handlungsweisen und die daraus resultierenden Erfahrungen werden auf dem Hintergrund unserer persönlichen und familiären Herkunft zu Mustern verknüpft; Muster, in denen sich Körper und Seele gegenseitig widerspiegeln.

Als Kinder- und Jugendpsychiaterin beziehe ich seit Jahren die ganze Familie in meine Arbeitsweise ein, wobei ich mich an systemisch-konstruktivistischen [1, 2] und narrativen Vorgehensweisen [3, 4] orientiere. Des Weiteren sind für mich Erkenntnisse aus der Traumaforschung [5–9] und den neurobiologischen Wissenschaften von Bedeutung. In die prä- und perinatale Psychologie haben mich meine Lehrer William Emerson und Ray Castellino eingeführt. Später kam Karlton Terry dazu. Nach einer jungianischen Analyse in früheren Jahren hat mich die Selbsterfahrung bei eben diesen Personen tief berührt und verändert.

Theoretischer Hintergrund

«Hinzuschauen auf den vorgeburtlichen Menschen und zu empfinden das Rätsel der Geburt ...»
Rudolf Steiner [10]

«Das Geborene wird im Geborenwerden nicht augenblicklich lebendig. Es hat als Lebendiges eine Herkunft im doppelten Sinne: Die Geburt erfolgt auf den zeitlichen Prozess einer sich zunehmend individualisierenden pränatalen Existenz, und sie steht zugleich in der Folge eines quasi grenzenlosen Prozesses des Lebens, der Vererbung, der Phylogenese, aber auch der Geschichte. Diese beiden Prozesse haben personal ihren Berührungspunkt in den Eltern, die dem Kind durch die Folgen der Generationen gegeben sind und die durch Zeugung eine neue Individuation bereits vorhandenen Lebens ermöglichen. Auch durch die Zeugung fängt nicht neues Leben an; sondern im Leben, aber veranlasst durch die Zeugung, fängt ein neues Lebewesen an ...»
Hans Saner [11]

Das Ins-Leben-Kommen, also die Zeit der Schwangerschaft und Geburt, ist neben unserem Sterben der grösste Übergang für uns Menschen. Die Entstehung eines Kindes ist ein grosses Wunder, das uns immer wieder neu staunen lässt. Trotz bahnbrechender Forschung können wir auch heute die Komplexität der Vorgänge, bis ein Mensch geboren wird, nur erahnen. Zögernd setzt sich in der Fachwelt ein Bewusstsein durch, dass in dieser frühen, sehr sensiblen Lebensphase neben den immensen Entwicklungskräften auch traumatisierende Kräfte wirken.

Aus Therapien mit Erwachsenen und Kindern weiss man, dass sehr frühe Erfahrungen, seien sie positiv oder belastend gewesen im Sinne von Traumatisierungen oder Schockerlebnissen, im Körper des Menschen gespeichert werden, was zu spezifischen Mustern führt, die den betroffenen Menschen in der Entfaltung seiner ganzen Persönlichkeit prägen und unter Umständen zurückbinden [12, 13]. Unser menschliches Gedächtnis verfügt über verschiedenste Einheiten. Neben dem kognitiven Gedächtnis gilt die Existenz eines «Körpergedächtnisses» und eines «emotionalen Gedächtnisses» als gesichert [14].

Diese Erinnerungen und daraus entstehende Muster werden in einem vorsprachlichen Bereich gespeichert und sind der später erworbenen Sprache kaum zugänglich, da die kognitiven Fähigkeiten zu diesem frühen Zeitpunkt noch wenig ausgebildet sind, und sie haben die Kraft, Konstellationen heraufzubeschwören, die Retraumatisierungen Vorschub leisten.

Dass traumatische Erlebnisse prägend sein können für Erwachsene, Jugendliche und Kinder ist bekannt, wobei die Psychiatrie von Erlebnissen nach der Geburt ausgeht. Heute ist das posttraumatische Stresssyndrom (im ICD-10 unter den Belastungsreaktionen, F 43.1 festgehalten [15]) für Kinder ab dem Säuglingsalter definiert [16]. Was in der Diskussion um das posttraumatische Stresssyndrom immer wieder erwähnt wird und bei den grösseren Kindern als anerkannt gilt, ist das Symptom des repetitiven, traumatischen Spiels. Dabei handelt es sich um Verarbeitungsversuche – ähnlich den immer wieder auftretenden Alpträumen und Flashbacks –, die als therapeutischer Zugang genutzt werden können.

Als Psychotherapeutin sehe ich meine Aufgabe darin, die verschiedenen Muster, die konstruktiven und die traumatischen, ans Licht zu führen, mit den Familien im Spiel und im Dialog Worte dafür zu finden; auch Worte für die Löcher im Gewebe zu finden, dort, wo der Faden gerissen ist, wo Schockerfahrungen festgehalten werden. Oftmals gelingt es zunächst nur, Ausschnitte zu erkennen oder zuzuordnen, zu welchem Familienmitglied ein benanntes Muster gehört. Es scheint mir – und meine Praxiserfahrungen werden von verschiedenen therapeutisch tätigen Kolleginnen und Kollegen geteilt –, dass gerade ein auf den ersten Blick chaotisches Fadengewirr oder ein zunächst als Loch wahrgenommenes Gewebestück im Kern ein sehr reiches Muster erkennen lässt. Verletzung und Ressource liegen dicht nebeneinander. C. G. Jung schreibt in einem Brief:

«Selbstverständlich kann es ohne Leiden kein Glück geben. Der deutsche Philosoph Schopenhauer sagte, Glück sei nur das Ende des Leidens. Das ist eine etwas negative Definition. Insofern Leiden ein sehr realer Zustand ist, muss Glück ebenso real sein. Aber bedauerlicherweise können die beiden nicht ohne einander bestehen. Sie sind so eng verbunden, dass Glück leicht in Leiden umschlägt, wie umgekehrt intensivstes Leiden eine Art übermenschliches Glücksgefühl hervorrufen kann. Sie bilden ein dem Leben unerlässliches Gegensatzpaar» [17].

Zunächst geht es in den Therapiesitzungen darum, eine sichere, ressourcenaufbauende Atmosphäre zu kreieren (die zehn Voraussetzungen für eine sichere Traumatherapie [18]) und genau hinzuhören, welche Themen die Kinder oder die Eltern von sich aus vorbringen. Wie tun sie dies? Manchmal genügt es, aufmerksam zuzuhören und das Gespielte oder Gehörte mit den eigenen Worten zu wiederholen. Manchmal entsteht ein Dialog.

Folgt das Kind in seinem Spiel einem eigentlichen Skript, das zur Darstellung drängt, geht es darum, mittels Hypothesen das zugrundeliegende Muster der gespielten Geschichte in Worte zu fassen. Nehmen das Kind oder die Eltern die Hypothese auf, dann ist ein weiterer Faden im Muster, vielleicht sogar ein Teil des Teppichs beleuchtet. Trifft eine Hypothese nicht zu, so zeigt das Kind keine Reaktion oder eine leichte Verärgerung über die Verzögerung, und die Hypothese kann verworfen werden.

Wie nahe die Hypothesen an den körperlichen, geistigen und seelischen Erfahrungen des Kindes sind, zeigt sich in erster Linie an den Körperreaktionen.

Der Körper sei der Ort der Wahrheit, sagt die Yogalehre [19]. Das Kind wird ruhiger, hält oftmals kurz inne, und es entsteht ein intensiver Blickkontakt, manchmal kurz, manchmal lang. Wir alle kennen den berührenden Blick, den uns ein Freund oder eine Freundin schenkt, wenn wir etwas zutiefst Wahres in Worte gefasst haben, mit dem sich Körper, Seele und Geist unseres Gegenübers identifizieren können [20].

Die Hypothesen aufseiten der Therapeutin entstehen aufgrund von eigenen körperlichen Reaktionen, Gefühlen, Intuition und Überlegungen, basierend auf dem beruflichen und persönlichen Wissens- und Erfahrungsschatz und gleichzeitig einer Haltung des «Nicht-Wissens» und der Neugierde. Wichtig dabei sind neben dem Präsentsein eine tiefe Ehrlichkeit und Respekt den Familien gegenüber. Humor darf nicht fehlen.

Kommt ein Kind ohne eine Idee, wie es die Sitzung gestalten möchte, sucht es, schweben Mitteilungen der Eltern, der Anmeldungsgrund oder die Therapieziele in der Luft, dann gilt es zunächst, Raum zu schaffen, abzuwarten, indem die Therapeutin präsent bleibt, ohne zu bedrängen. Zeigt das Kind irgendeine Reaktion, kann diese gespiegelt werden. Aus einer spontanen Bewegung, die wiederholt wird, kann sich eine ganze Geschichte entwickeln.

Die Muster lassen sich nicht immer leicht erkennen. Ich beobachte, dass in vielen Therapien nach einer Anfangsphase, in der Informationen ausgetauscht werden, in einer zweiten Phase Nebel, Leere, Leid, Trauer oder Staunen und Freude auftauchen; Gefühle, die erst als solche benannt werden können, deren Bedeutung aber oftmals noch nicht in Worte gefasst werden kann. Es fällt leichter, diesen Ort des Nicht-Wissens auszuhalten, achtsam und präsent zu bleiben, wenn man weiss, dass das Benennen von Gefühlen und Körperreaktionen, die Technik des Spiegels, die Farben der ersten Fäden im Lebensgewebe preisgeben.

Während einer traumatischen Erfahrung reissen die Fäden. Es entstehen Löcher. Überlässt man ein Kind seinem traumatischen Spiel, so wiederholt es dieses, wobei der Organismus um eine Auflösung ringt, die, auf sich selber zurückgeworfen, nicht gelingen kann, ähnlich wie bei Alpträumen oder Flashbacks.

Wenn ein Kind sich entscheidet, traumatische Erfahrungen, seien diese pränatal oder später gemacht, spielerisch im therapeutischen Kontext zum

Ausdruck zu bringen, ergeben sich durch die Tatsache, dass es jetzt Zeugen gibt, die die Wiedergabe der furchtbaren Erfahrung miterleben, Unterschiede zur ursprünglichen Erfahrung. William Emerson meint dazu, dass ein Schock nur mit jemandem zusammen geheilt werden kann, der einem in Liebe zugetan ist. Stephan Porges erklärt in seinen Vorträgen, warum das menschliche Nervensystem erst vollständig ist, wenn es ein Gegenüber gibt. Hervorzustreichen gilt es, dass wir Menschen (auch ausserhalb von Therapien) gegenseitig heilende Kräfte aktivieren in Anwesenheit von uns in Liebe zugewandten Personen.

Die Kinder nehmen die ursprünglich aus traumatischem Material entstandenen Spielthemen während mehreren Sitzungen auf, wobei sich der Spielablauf verändert. Dabei lernen sie ihre körperlichen und emotionalen Reaktionen auf die Traumatisierung kennen und vermögen diese zu benennen. William Emerson spricht von einem eigentlichen Schockkörper, der neben den gesunden Körperanteilen unser alltägliches Handeln beeinflusst. Durch Fragen der Therapeutin, beruhend auf Hypothesen, ergänzenden Erzählungen der Eltern und durch den Dialog mit dem Kind, der während des Spiels entsteht, entwickeln sich neue Möglichkeiten. Aus dem veränderten Spielablauf heraus entstehen neue körperliche, emotionale und geistige Erfahrungen, die gemäss neurobiologischen Erkenntnissen die früheren überschreiben. Es entstehen neue Metaphern und Geschichten, die in der Therapie erzählt werden können und im Alltag neue Realitäten schaffen.

Im therapeutischen Prozess entstandene Geschichten

Die nachfolgenden Therapieberichte wurden aufgrund der Durchsicht der Videoaufzeichnungen und des Aktenstudiums ausgewählt, um einen konkreten Einblick in die Arbeit mit prä- und perinatalen Erinnerungen zu ermöglichen. Im ersten Bericht werden die Sitzungsverläufe während der ersten sechzehn Monate der Behandlung beschrieben. Die Therapie des zweiten Kindes wird im Überblick geschildert. Bei der dritten Fallgeschichte habe ich Sequenzen aus der Therapie ausgewählt.

Zum Schutze der Personen, über deren Therapiegeschichten ich berichte, sind die Namen und Ortsbezeichnungen verändert worden. Eine praxisbezogene Ausführung des Therapiesettings findet sich in meinem Artikel «Ein sicheres Haus für Charly» [21].

Antonia Stulz-Koller

Es ist noch nicht Zeit zu gehen
In der Dunkelheit habe ich mich verloren
Angela, 3 Jahre

Einleitung

Zwischen Sommer 2002 und Sommer 2004 fanden mit Angela und den Pflegeeltern regelmässige Therapiesitzungen statt (neben Koordinationsgesprächen mit der Beiständin, der Ergotherapeutin, dem Kinderarzt und der Kindergärtnerin). Im Folgenden ist der Verlauf während der ersten sechzehn Monate der Therapie geschildert.

Zentrale Themen in den Sitzungen sind die Dissoziation, die Verletzungen rund um Angelas Frühgeburtlichkeit, die Intoxikationsproblematik (vgl. den Begriff TWS im Anhang) und der Versuch, einen Ort zu finden, auf den Angela sich einlassen kann und will.

Die Sitzungen fanden zusammen mit einem Cranio-Sacral-Therapeuten statt.

Biographische Daten

Aus der Biographie von Angela ist bekannt, dass ihre Mutter bereits als Teenager Heroin und Kokain konsumierte und eine starke Raucherin war. Während der Schwangerschaft mit Angela lebte die damals 19-jährige Frau mit dem um zwanzig Jahre älteren Vater von Angela zusammen und liess sich von ihm finanziell aushalten. Gemäss dem neonatologischen Austrittsbericht bemerkte sie erst im sechsten Monat, dass sie schwanger war. Wegen einer beginnenden Präeklampsie (beginnende Schwangerschaftsvergiftung) wurde in der 36. Schwangerschaftswoche eine Sectio caesarea (Kaiserschnitt) durchgeführt. Mit einem Geburtsgewicht von 1950 Gramm war Angela deutlich untergewichtig für ihr Gestationsalter (Dauer der Schwangerschaft). Am dritten Lebenstag trat ein Drogenentzugsyndrom auf. Spuren von Kokain und Heroin wurden im Mekonium (erster Stuhl des Neugeborenen) festgestellt. Nach einem 70-tägigen Aufenthalt auf der Neonatologie lebte Angela sechs weitere Wochen bei ihrer Mutter, bis sie notfallmässig fremdplatziert werden musste, weil ihre Mutter sie nicht angemessen versorgen konnte. Über ihren Vater gibt es keine Informationen.

Bei ihrer ersten Pflegemutter, einer grossherzigen Grossmutter mit eigenen erwachsenen Kindern, konnte Angela nur während ihres ersten Lebensjahres bleiben. Die Beiständin fand eine neue Pflegefamilie. Mit einem Jahr wurde Angela dort mit dem Ziel platziert, dass sie in dieser

Familie aufwachsen sollte. Die junge Pflegemutter hatte einen um ein Jahr älteren Sohn. Sie war als Familienfrau tätig. Der Pflegevater arbeitete tagsüber als Buchhalter in einer Bank. Bekannt ist des Weiteren lediglich, dass es zwischen Angela und der Pflegemutter zu immer heftigeren Auseinandersetzungen gekommen war – angeblich sei Angela ein äusserst trotziges, starrköpfiges Kind –, so dass die Pflegemutter Angela in ihrer Überforderung stundenlang einsperrte. Angela ihrerseits verweigerte das Essen. Mit grosser Wahrscheinlichkeit kam es zu mehrfacher, körperlicher Gewaltanwendung.

Mit zweieinhalb Jahren wird Angela wieder notfallmässig umplatziert und in der Familie K. untergebracht.

In der Familie K. leben neben Angela Leo, ein um drei Jahre älteres Pflegekind, die Pflegeeltern und die jüngste, achtzehnjährige eigene Tochter, die aktuell eine Berufsausbildung absolviert. Die beiden älteren Töchter wohnen im gleichen Dorf und essen häufig in der Familie.

Leo und Angela haben in der Pflegefamilie sofort eine geschwisterliche Nähe zueinander gefunden, die Nähe von zwei Schiffbrüchigen, die im anderen die eigenen Verletzungen wiedererkennen – so mutet ihre Beziehung von aussen an. Die Lebensgeschichten beider Kinder sind sich in den äusseren Fakten sehr ähnlich. Einerseits Stütze, können sie sich andererseits in ihren Stressmustern auch gegenseitig hochschaukeln.

Angela ist drei Jahre alt, als ich sie 2002 kennengelernt habe. Sie lebt zu diesem Zeitpunkt seit drei Monaten in der Pflegefamilie K. Schwierigkeiten ergeben sich im Zusammenleben, weil Angela sich in massive Trotzanfälle verstrickt und mit jedem Fremden mitgeht. Dies stellt die Verbindung zwischen ihr und der Pflegemutter, die leise am Wachsen ist – noch dünn und zerbrechlich –, immer wieder in Frage. Die Pflegemutter erlebt Angela während der Trotzanfälle weit weg, in einer anderen Welt, wo sie sie nicht mehr erreichen kann. Dies löse bei ihr Angst und Verzweiflung aus. Sie schreie Angela in solchen Momenten an.

Therapieverlauf

Beim ersten Kontakt begegnet uns die dreijährige Angela als niedliches Mädchen, das ohne Zögern auf uns, ihm gänzlich unbekannte Personen zurennt und sich an uns schmiegt. Es ist offensichtlich, dass sie ein sehr aufgewecktes Kind mit einer schnellen Auffassungsgabe ist. Zunächst bezirzt von ihrem gewinnenden Wesen und abgelenkt von den Schilderungen der besorgten Pflegemutter, fallen ihr starrer Blick und ihr schockierter Gesichtsausdruck erst nach einigen Minuten auf. Obwohl ständig in Aktion, um uns herumwirbelnd, kommt es zu keiner eigentlichen Begegnung mit ihr. Die Tatsache, dass Angela selber nicht anwesend zu sein scheint, kontrastiert mit ihrem gewinnenden Beziehungsspiel, mit dem sie in teils babyhafter Art um uns wirbt. Diese unsere Beobachtungen spiegeln wir ihr und der Pflegemutter immer wieder im Verlaufe der Sitzungen. Die Pflegemutter reagiert zunächst mit Erstaunen. Wenn Angela nicht gerade in einem ihrer Trotzanfälle steckenbleibe, sei sie doch ein liebenswürdiges Kind. Leo dagegen sei oftmals sehr schwierig in seiner hyperaktiven Art. Zugegeben, der Blick von Angela wirke manchmal ein bisschen befremdend. Erst als wir mit der Pflegemutter und Angela Fotos aus der Zeit anschauen, als Angela noch nicht bei der Familie K. lebte, gelingt es der Pflegemutter, eine Verbindung zwischen dem schockierten Blick von Angela und deren innerlichem Weggehen herzustellen. Gemeinsam mit der Pflegemutter spiegeln wir nun Angela, ob wir sie wahrnehmen können oder ob sie für uns abwesend, weit weg ist.

Die Pflegemutter und Angela gewinnen durch das Erfassen eines Teils des Schockmusters Orientierung in ihren Interaktionen.

Die Pflegemutter ihrerseits kann wahrnehmen, wie sie, je nach eigener Anspannung, mit erheblichem Stress auf das Verhalten von Angela reagiert. Später kann sie formulieren, dass sie manchmal mit Angela, aber auch mit Leo zusammen in ein Verlassenheitsgefühl falle, das mit ihrer eigenen Biographie als Adoptivkind zusammenhänge.

Nachdem uns Angela in den ersten Sitzungen verschiedene Puppen anvertraut hat, die gefüttert, gepflegt oder verarztet werden müssen, baut sie einen kugelförmigen Raum mit Matten auf, wobei die Pflegemutter und ich ebenfalls als Teile der Wände «miteingebaut» werden. Den Ort für dieses Projekt hat sie auf unseren Anstoss hin im Therapieraum genau ausgewählt. Den Co-Therapeuten lädt sie in ihre Hütte ein. Drinnen macht sie viele Purzelbäume, langsame und schnelle, dreht und wendet sich.

Das Haus gilt als Symbol der eigenen Persönlichkeit, aber auch als Weltzentrum, als schützender Aspekt der grossen Mutter (J. C. Cooper, Lexikon der Symbole). Die Kinder wählen den Ort für den Hausbau im Therapiezimmer meist sehr sorgfältig. Ich gehe davon aus, dass hier auch der Uterus als frühe Behausung gemeint ist.

Kinder erfinden in der Therapie häufig Purzelbaumspiele. Im Film von Lennart Nilsson, «Wunder des Lebens», lässt sich beobachten, wie die befruchtete Eizelle vor der Implantation durch den Eileiter transportiert wird, wie sie kugelnd von den Zilien weitergereicht wird. Angela scheint hier auf ihre Zeit unmittelbar vor der Implantation anzuspielen. Diese Hypothese wird gegenüber der Pflegemutter in Worte gefasst.

Angela wiederholt das Hüttenbau-Purzelbaum-Spiel. Neu will sie den von ihr geschaffenen Raum ausstatten. Sie wählt einzelne Spielsachen, wird dabei immer aufgedrehter, wirbelt umher und pfercht hinein, was ihr in die Finger kommt. Durch Nachfragen und Mitteilen unserer Beobachtungen verlangsamen wir. Mir und der Pflegemutter wird von Angela die Aufgabe zugeteilt, sich mit ihr in die Hütte zu setzen, wobei sie weiterhin Gegenstände anschleppt. In der Hütte ist es eng, die Luft ist stickig und in Gedanken beginne ich wegzudriften. Ich realisiere, dass ich mich trotz der räumlichen Nähe zu Angela und der Pflegemutter sehr einsam fühle und von den anderen isoliert bin, mit einem schweren, trägen Kopf, wie in Nebel gehüllt. Die Pflegemutter kann ähnliche Gefühle schildern und drängt Angela, sie wieder hinauszulassen. Angela hört sehr aufmerksam zu, hält dann aber ihre Pflegemutter entschieden zurück, als ob sie ihr zu vermitteln versucht, wie sich frühere Erfahrungen angefühlt hatten. Ich beschreibe, wie ich mich fühle. Angela schaut mich eindringlich an, nickt leicht mit dem Kopf und erlaubt uns jetzt, die Hütte zu verlassen. Davor stehend lacht sie über das grosse Chaos in ihrer Hütte.

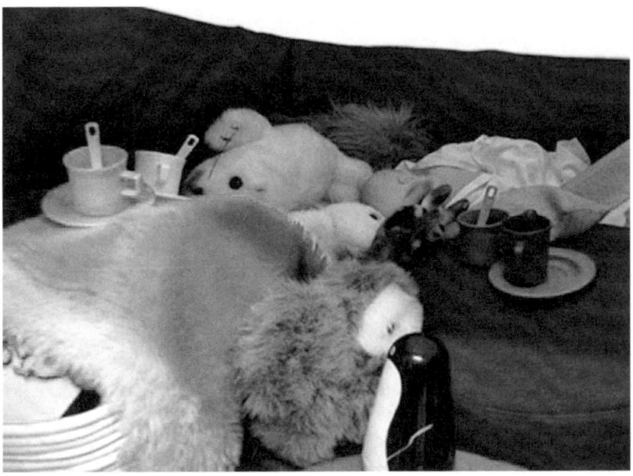

Abbildung 1

Im Aufbauen des eigenen Hauses werden hier Schockerfahrungen im Uterus eindringlich gespielt und für andere erlebbar gemacht. Die Themen sind sehr dicht und ineinander verwoben. Das Anschleppen der vielen Spielsachen kann als Kompensation der frühen Unterernährung verstanden werden, die stickige Luft als Hinweis auf die Intoxikationsproblematik («toxic womb syndrome» nach Athanassios Kafkalides und William Emerson). Unsere Hypothese: Es hatte nicht ausreichend ungiftige «Nahrung» zum Leben. Man erinnere sich: Angela war bei der Geburt deutlich zu leicht und zu klein für ihr Gestationsalter. Heute kann sie kaum aufhören, weitere Spielsachen in ihr Haus zu pferchen.

Nach einer ersten Beruhigung im Alltagsverhalten holt Angela und die Familie K. eine nächste Welle der Verwirrung und Desorientierung ein. Die Pflegemutter berichtet, Angela wirke oft wie verloren, beginne mitten im Spiel ins Leere zu starren, stehe dann auf und renne wie wild im Haus umher. Dabei gehe immer etwas in die Brüche, oder Angela verletze sich.

In den Sitzungen bei uns wirbelt Angela im Zimmer umher, verteilt Kissen im ganzen Raum. Sie lässt sich im Kreis herumdrehend unvermittelt fallen und gräbt den Kopf in ein Kissen. Ihr Blick ist starr, und die Atmosphäre im Raum wird neblig und schwer. Ich initiiere eine Pause in der Küche mit der Begründung, ich würde frische Luft brauchen. Wir trinken etwas, und ich kann Angela dafür gewinnen, dass sie mir mit grossem Eifer ihre Bewegungen nochmals zeigt, langsam, als ob sie mir ihre Choreographie beibringen würde. Sie kommentiert jetzt, dass es ihr ganz schwindlig geworden sei, dass sie sich gar nicht mehr gespürt habe, dass sie sich das Knie angeschlagen habe und dass sie sehr durstig geworden sei.

Für Angela ist es zu Hause und in der Therapie zurzeit sehr schwierig, im Hier und Jetzt zu bleiben und ihre Gefühle auszuhalten. Sie dissoziiert oft, steht dann mit starrem Blick da oder wird in ihren raschen Bewegungen ungeschickt, da nicht mehr anwesend in ihrem Körper. Sie verletzt sich, und es gehen Gegenstände in die Brüche.

Im Therapieraum versucht sie, einen Ort zu finden, wo sie sich mit der Stirn voran eingraben kann, Erinnerung an die Implantation. Verwirrung und Orientierungslosigkeit erschweren es ihr, an ihrem Spiel dranzubleiben. Die Hypothese liegt nahe, dass die Implantationszeit durch den Drogenkonsum der Mutter beeinträchtigt wurde. Symptome wie Schwindel, Durst und Übelkeit werden häufig im Zusammenhang mit toxischen Erinnerungen geschildert, einhergehend mit einer grossen Orientierungslosigkeit und Verlorenheitsgefühlen.

Verlangsamungstechniken während der Sitzung und das Pausieren ermöglichen, den «malignen Speed», die erhebliche Aktivierung des neurovegetativen Nervensystems, abzubremsen. Die Beziehung kann wiederhergestellt werden, und dadurch, dass Angela mir ihre Bewegungen langsam «vortanzt», wird ein Raum für neue Erfahrungen geöffnet.

Zurück im Therapieraum dreht sich Angela noch einige Male im Kreise, jetzt aber in tänzerisch anmutigen Bewegungen, um bei der Pflegemutter zu landen. Diese reagiert tief berührt.

Die in der nächsten Sitzung gebaute Hütte wird reich mit Tüchern verziert. Damit Angela ihre innere Vorstellung vom Aussehen der Hütte umsetzen kann, nimmt sie Hilfe von der Pflegemutter an. Beide schmücken die Hütte in spürbarer Verbundenheit.

Für einen weiteren Hüttenbau gibt Angela neu klare Anweisungen. Diese Hütte wird in der Mitte des Therapieraums aufgebaut, verbunden über einen Korridor mit einem Zelt. Der Co-Therapeut muss sich ins Zelt setzen. Angela bezieht mit ihrer Pflegemutter die Hütte. Ich muss berichten, was ich sehe. Sowie alle ihre Plätze eingenommen haben, verdunkelt Angela den Raum.

Jetzt gestaltet sich ein neues Spiel und damit eine neue Erfahrung. Das Haus wird von Angela sorgfältig unter Einbezug der Pflegemutter geschmückt, ohne überladen zu werden. Die Bindung zwischen den beiden wirkt stabiler.

Mit dem bewohnten Nebenzelt könnte das Thema des verlorenen Zwillings angesprochen worden sein (vergleiche Ausführung im Glossar).

Im aktuellen Leben hat Angela eine Grippe mit hohem Fieber. Danach regrediert sie und wird über Wochen zum Baby der Pflegemutter. Die Unsicherheit, ob Angela, mittlerweile vier Jahre alt, unter diesen Umständen im Sommer in den Kindergarten eintreten könne, wächst von Woche zu Woche.

Da Angela, die neben ihrem regressiven Verhalten ein aufgewecktes Kind ist, von sich aus in den Kindergarten gehen möchte und in der Spielgruppe integriert ist, lässt man sie trotz aller Vorbehalte der Pflegeeltern nach den Sommerferien in den Kindergarten eintreten. Es gelingt ihr, sich zu integrieren.

In dieser Zeit baut Angela bei uns erneut eine Hütte, dieses Mal gross und sorgfältig eingerichtet, mit Garten. Die Pflegemutter wird eingeladen, mit ihr in der Hütte zu leben. Chaos und dicke Luft bleiben aus. Die Sitzung verläuft harmonisch. Angela wirkt glücklich, bis ich sie bereits zwanzig Minuten vor Schluss auf das Sitzungsende aufmerksam mache.

Wiederholt konnte ich beobachten, dass es für Angela äusserst schwierig war, am Schluss der Therapiesitzungen ihr Spiel zu beenden. Im Zusammenhang mit ihrer Biographie ein Hinweis auf ihre Frühgeburtlichkeit?

Die Pflegemutter berichtet ihrerseits, dass es zu Hause immer wieder zu Auseinandersetzungen kommt, wenn Angela zum Essen gerufen werde oder wenn sie weggehen würden und Angela noch am Spielen sei. Aufgrund meiner Hypothese erwähne ich während der Sitzung mehrmals, dass Angela jetzt glücklich und zufrieden in ihrer Hütte leben könne und dass ich vermute, dass es früher immer wieder dunkel wurde, dass es zu wenig zu essen hatte, teilweise «schlechte Nahrung» zu ihr kam und dass sie plötzlich, viel zu früh ihr Zuhause verlassen musste. Sie dreht widerwillig den Kopf und sieht mich mit einem strafenden Blick an, wann immer ich das Thema aufbringe, als ob sie sagen will, ich solle sie bitte jetzt nicht stören. Als ich wiederhole, dass unsere gemeinsame Zeit in fünfzehn Minuten um ist und Angela die verbleibende Zeit auf der Uhr zeige, reagiert sie mit innerer Spannung, wird zunehmend wild und wütend und beginnt, sich trotzig zu verweigern: «Ich chumme nöd use. Ich bliibe jetz diine. Mier gfallts grad so guet! Du chasch mache, was du willsch! Ich bliibe!» («Ich komme nicht raus. Ich will drinnen bleiben. Mir gefällt es so gut! Du kannst tun, was du willst! Ich bleibe!») Dabei wird sie immer verzweifelter.

Das Benennen ihrer Erfahrung, zu früh geboren zu sein, mit allem damit verbundenen Schmerz und Leid, das Erzählen von Erfahrungen anderer Kinder, die ebenfalls zu früh geboren wurden, verhindert den Kollaps, der auf der Ebene des Nervensystems einer Wiederholung der bereits gemachten Schockerfahrung gleichzusetzen gewesen wäre.

Angela entspannt sich, verliert ihre Blässe und wird motorisch ruhiger. Die Anspannung ihrer Muskeln lässt nach. Sie sucht den Blickkontakt mit mir und der Pflegemutter und verkriecht sich in deren Schoss, wo sie einige Minuten ruhig liegenbleibt. Ich kann jetzt mit ihr verhandeln. Folgende Angebote eröffnen neue Handlungsspielräume: Will sie sofort, demnächst oder erst in zehn Minuten aus ihrer Hütte herauskommen? Will sie mit mir zusammen aufräumen oder die Hütte noch stehen lassen? Sie entscheidet sich dafür, noch einige Minuten bei der Pflegemutter liegenzubleiben. Dann möchte sie in der Küche etwas trinken, ihre Schuhe anziehen und nach Hause gehen.

In dieser Spielsequenz wird das alte traumatische Muster des vorzeitigen Geholtwerdens durch eine neue Erfahrung modifiziert. Angela hat in dieser heutigen Übergangssituation Entscheidungsmöglichkeiten. Sie kann sich als aktiv handelnd erleben.

In die nächste Sitzung kommt Angela wieder mit der Idee, eine Hütte zu bauen, die sie liebevoll einrichtet. Die Stofftiere lässt sie nun zu mir reden. Sie erklären mit ernster Stimme, dass sie zusammen mit Angela eine ganze Woche, jeden Tag und jede Nacht bei mir in dieser Hütte bleiben müssen. Wenn die Sitzung fertig sei, würde Angela aber trotzdem mit der Pflegemutter nach Hause gehen. Angela wirkte dabei entspannt. Sie spielt weiter, fragt von sich aus hin und wieder, ob die Zeit um sei. Als es so weit ist, machen wir ein Foto von der Hütte, das sie mitnehmen kann. Fröhlich lachend verabschiedet sie sich von den Stofftieren, die in ihrer Hütte zurückbleiben und geht.

Zu Hause zeigt Angela – jetzt viereinhalb Jahre alt – einige Wochen darauf immer häufiger eine tiefe Traurigkeit. Schimpft die Pflegemutter mit ihr oder kommt es zu Streit mit Leo, fällt sie in sich zusammen und muss

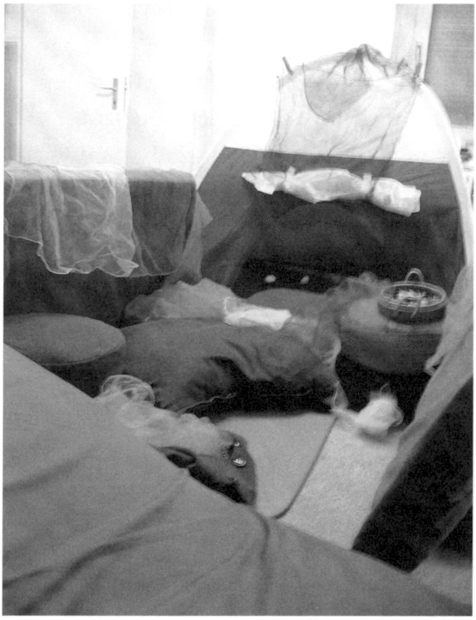

Abbildung 2

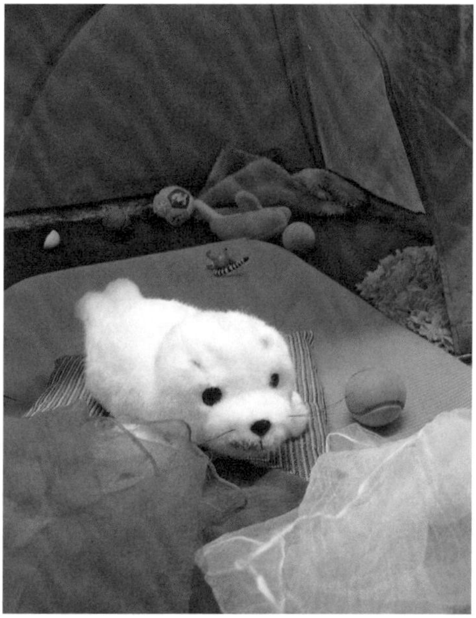

Abbildung 3

heftig weinen, manchmal bis zu dreissig Minuten. Kurz vor Weihnachten erschreckt sie die Pflegemutter damit, dass sie auf dem Weg in den Kindergarten plötzlich auf die Hauptstrasse rennt. Hinterher erklärt sie der Pflegemutter, sie möchte tot sein. In solchen Momenten suche Angela neu die Nähe der Pflegemutter und müsse lange festgehalten werden. Angela würde sich ganz an sie ankuscheln und versuche, sich so in ihre Arme zu legen, wie sie es beim Baby ihrer ältesten Tochter beobachtet habe.

Den Pflegeeltern zeigen wir auf, dass Angela, um den grossen Stress in ihrem Leben aushalten zu können – die Traumatisierungen beim letzten Pflegeplatz und die vielen früheren Verletzungen –, über lange Zeit gleichsam eingefroren war. Seit einiger Zeit würde sie langsam auftauen, was ihr einerseits ermögliche, in Beziehung zu treten, sie aber Schmerz und Leid wieder spüren lasse.

In der Therapie verdunkelt Angela den Raum. Sie wirkt dabei bezogen, sucht zu Beginn immer wieder den Blickkontakt. Auf die Anwesenheit des Co-Therapeuten reagiert sie mit einer gewissen Irritation. Sie hätte ihre Hütte an dem Ort bauen wollen, an dem er sitze. Zunehmend gerät sie in Spannung, beginnt, im verdunkelten Raum im Kreis herumzurennen, stolpert über meine Beine, lässt sich neben der Pflegemutter fallen. Dem Co-Therapeuten weicht sie aus. Angst und Panik machen sich breit. Erst als wir Therapeuten in einem kurzen Dialog unsere Beobachtungen austauschen und darüber reden, dass Männer manchmal mit Frauen brutal umspringen würden, dass sie manchmal auch Frauen schlagen würden, hält Angela inne, öffnet die Türe, damit ein bisschen Licht hereinkommt und schaut die Pflegemutter und mich mit grossen Augen an. Ganz kurz nimmt sie Blickkontakt mit dem Co-Therapeuten auf.

Es wird von beiden Therapeuten eine simultan erlebte Intuition ausgesprochen. Mit Vorsicht entwickeln wir einen kurzen Dialog, wobei die Kinder in solchen Momenten entscheiden, ob sie darauf eingehen wollen oder nicht. Mit ihrem Innehalten und ihrem eindrücklichen Blickkontakt hat sich Angela klar auf die Hypothese eingelassen.

Jetzt wolle sie ihre Hütte bauen, in der Mitte des Raums. Der Pflegemutter und mir gibt sie klare Anweisungen, wie wir ihr helfen können. Der Co-Therapeut, der ganz am Rand sitzt, bleibt wie ausgeblendet.

Die Zusammenbrüche zu Hause werden seltener. Am Vorabend der nächsten Sitzung habe Angela seit längerer Zeit erstmals wieder nach einem kleinen Streit heftig und lang anhaltend weinen müssen.

Regelmässig ist zu beobachten, dass es im Vorfeld der Therapiesitzung schon zu «rumoren» beginnt. Wer selber Therapieerfahrung hat, kann wahrscheinlich eigene Erlebnisse berichten.

Transkription der 15. Therapiesitzung mit Angela und den Pflegeeltern

Um einen weiteren Einblick in den Verlauf dieser Form von Therapie zu geben, habe ich den ersten Teil der 15. Sitzung transkribiert.

Angela kommt in den Gruppenraum und verdunkelt ihn sofort. Die Erwachsenen setzen sich auf die Kissen am Rand. Im Nebenzimmer holt sie sich vier Sandkastenfiguren. Sowie sie zurückkommt und die Türe schliesst, ist es ganz dunkel. Angela setzt sich zwischen die Pflegemutter und mich. Die Pflegemutter berichtet, wie sehr Angela gestern Abend weinen musste, als sie sie gescholten hatte.

Angela nimmt das Gefühl des Sich-verloren-Fühlens zu verschiedenen Zeitpunkten ihres bisherigen Lebens auf: Das Verlorensein während der Zeit der Implantation und der Geburt, möglicherweise während der Konzeption. Das Thema des Verlorenseins findet sich auch in der Säuglings- und Kleinkindzeit.

Eine Übersetzung des Transkripts auf Hochdeutsch findet sich im Anhang.

Ich wiederhole: «Und geschter zaabig bisch du ganz fescht truurig worde, wo d Edith mit dir gschumpfe hät.»
Die Pflegemutter: «Si isch dänn wieder wie es Baby worde.»
Angela steht auf und öffnet die Türe einen Spalt.
Therapeutin: «Und jetz machsch ächli uuf. Es git es bitzeli Liecht.»
Angela: «Mmm!»
Pflegemutter: «Si isch dänn is Bett ggange, hät en Schoppe trunke und es Büechli aaglueget. Si isch ganz erschöpft gsii!»
Angela stellt ihre Tiere auf. «Daa!»
Therapeutin: «Du häsch Tierli mitgnoo. En Giraff, es Zebra … und e Leuefrau häts döt no!»
Angela: «Und daa?»
Co-Therapeut: «Mir gsends nöd!»
Ich rate weiter, welches Tier sie noch mitgebracht hat. Angela schliesst die Türe wieder ganz.
Co-Therapeut: «Gäll, wänns dunkel isch, gseht mer d Figürli nöd, und wänn mer d Figürli es bitzeli gseht, isch es nöd gnueg dunkel.»
Angela geht erneut zur Tür, öffnet sie wieder ein bisschen und fragt: «Häsch du e Laterne?»
Therapeutin: «E Laterne? … Nei! … Ich han Cherze.»
Angela: «Mmm …»
Angela steht auf und geht zur anderen Türe, die in den Korridor führt. «Chumm! … Aber drüü bruuchts scho!»
Wir holen fünf Kerzen. Sowie wir zurückkommen, lässt Angela die Türe wieder einen Spalt weit offen. Ich zünde die erste Kerze an, damit es ein bisschen Licht gibt.
Therapeutin zum Co-Therapeuten: «Jetzt müend mir uufpasse, dass niemer über d Cherzli stolperet und es no aafangt bränne.»
Angela zur Therapeutin: «Du chasch ja näbed d Cherzli hocke und uufpasse.»
Mit ihrer Hilfe zündet Angela jetzt die übrigen Kerzen an, eine nach der anderen. Sie geht dabei konzentriert und ruhig vor, bittet die Therapeutin auch um Hilfe.
Angela: «Wänn mer jetz dunkel mached, händ mir doch Liecht!» Sie schliesst die Türe: «Ja, mir händ doch Liecht!»
Pflegemutter: «Jetzt chann mer fascht spile.» Angela gähnt.
Therapeutin: «Und du bisch es bitzli müed. Und jetz häsch e Idee, wies i dem Ruum trotz em Dunkle es bitzeli hell werde chann.»
Angela setzt sich zur Pflegemutter: «Ooh, jetzt bränned alli Cherze! Hei, jetz händ mir ganz en grosse Schatte. Lueg emal, wie gross bin ich!»

Therapeutin und Co-Therapeut: «So gross bisch du scho!»
Die Pflegemutter berichtet, Angela möchte wachsen.
Angela: «Lueg ich will jetzt nüme es Baby sii. Ich will jetz wachse.» Sie beginnt zu tanzen und singt, sie wolle jetzt gross werden. «Lueged emal, wie gross ich bin!»

Schlussbemerkungen

Angela ist zu ihren Pflegeeltern eine Beziehung eingegangen. Sie ist zum Zeitpunkt der letzten Sitzung weniger gefangen in ihren Schockmustern, weniger angespannt, besser orientiert. In ihren Stimmungen ist sie weniger labil. Ihr Verhalten ist altersgemässer. Dass sie ein Baby sein will, kommt immer mal wieder vor. Die bezirzende Prinzessin zeigt sie kaum mehr. Fremden gegenüber geht sie jetzt auf eine angemessene Distanz.

Im Kindergarten hat sie sich integriert. Teilweise eckt sie wegen ungenügenden sozialen Kompetenzen noch an. Die Therapie wird weitergeführt.

Das Leben als Notfallszenario
Jens, 10 Jahre

Einleitung

Jens ist vom Kampf zu Beginn seines Lebens gezeichnet. Aus der Sicht eines Menschen, der eine grosse Katastrophe überlebt hat, handelt es sich bei seinen aktuellen Schwierigkeiten um Bagatellen. Vergleicht man ihn mit Gleichaltrigen, so sind vor allem seine Schulprobleme beträchtlich.

In dieser Fallgeschichte wird der Verlauf der ganzen Therapie geschildert.

Aufgrund der Dichte der Themen führte ich diese Therapie in Co-Therapie mit einer Diplompsychologin und einem Cranio-Sacral-Therapeuten durch.

Während zweieinhalb Jahren fanden mit Jens und seinen Eltern zwölf Sitzungen von neunzigminütiger Dauer statt. Im Gegensatz zu anderen Therapien in meiner Praxis wurden in Absprache mit den Eltern die beiden jüngeren Schwestern von Jens nie direkt einbezogen.

Neben den Sitzungen mit Jens sahen wir die Eltern zweimal alleine. Dabei ging es um die Geschichte der Herkunftsfamilien, um familiäre «Glaubenssätze» und Erklärungsmodelle für gewisse Verhaltensweisen.

Während der Dauer der Therapie fanden drei Gespräche in der Schule statt, an denen neben den Eltern alle Lehrkräfte und Therapeuten teilnahmen.

In dieser Fallgeschichte sind folgende Themen zentral: die Hyperaktivität im Alltag, als ob jede Handlung einem lebensbedrohlichen Notfall entspringen würde, das Versagen der Versorgung während der letzten Schwangerschaftszeit und das subjektive Empfinden, aus dem Bauch der Mutter gestohlen worden zu sein, was in der Verurteilung der Entführer gipfelte.

Biographische Daten

Jens war neuneinhalb Jahre alt, als wir ihn kennenlernten. Seit dem Kindergarten war er wegen einer minimalen zerebralen Bewegungsstörung in einer Psychomotoriktherapie und wegen einer Sprachentwicklungsverzögerung in einer logopädischen Behandlung.

In der zweiten Klasse zeigte er Leistungsschwächen in der Sprache und im Rechnen bei einer durchschnittlichen Intelligenz und einem grossen Allgemeinwissen. Er ermüdete rasch, war während des Schulunterrichts unkonzentriert, ohne Durchhaltevermögen, immer in Bewegung und eckte sozial an, weil er da noch rasch jemanden schubste, dort ein Mädchen kniff. Trotz einer optimalen Förderung und einer guten Zusammenarbeit zwischen Eltern, Schule und Therapeutinnen zeigte Jens geringe Entwicklungsfortschritte.

Beim ersten telefonischen Kontakt schilderte die Mutter ihre Beziehung zu Jens als fragiler, «unsicherer» als die zu den beiden jüngeren Töchtern, obwohl er seit jeher mehr als die beiden Mädchen umsorgt werde.

Die Mutter von Jens ist in einem Medizinalberuf tätig. Der Vater arbeitet als Handwerker und Ausbildner in leitender Position in einer Behindertenwerkstatt.

Jens war ein Wunschkind. Die Mutter wollte ihre erste Schwangerschaft «unkompliziert und möglichst natürlich» angehen. In ihrer Herkunftsfamilie sei das Schwangerwerden ein belastetes Thema gewesen. Ihr durch viel Stress gekennzeichnetes Leben führte sie unverändert weiter. Im zweiten Trimenon zogen die Eltern um.

Es soll sich sehr schnell eine Schwangerschaftsvergiftung entwickelt haben. In der 34. Schwangerschaftswoche kam es deshalb notfallmässig zu einem Kaiserschnitt. Jens wurde mit einem Geburtsgewicht von 1450 Gramm geboren und verbrachte seine ersten vier Lebenswochen auf der neonatologischen Intensivstation.

Therapieverlauf

Zu Beginn der Therapie ist Jens verständlicherweise sehr unsicher; in einer grossen inneren Spannung und dadurch noch zappliger als im Alltag. Er redet abgehackt, sowohl was die Sätze wie auch die Wörter betrifft. Seine Stimme ist schrill und überschlägt sich. – In der Abschlussstunde, in der wir Videosequenzen aus allen Sitzungen gemeinsam anschauen, reagiert Jens mit Erschrecken auf seine Stimme und seine Sprache zu Beginn der Therapie. – Bemüht, von seinen Schwierigkeiten und seinen Schamgefühlen abzulenken, lümmelt er sich in einen Stuhl hinein und blättert in Windeseile mehrere Bilderbücher durch. Dabei wippt er stetig mit seinem rechten Fuss. Wir spiegeln die Fussbewegung. Erstaunt meint Jens, er spiele Schlagzeug. Und sein Vater sei Trompeter in einem Laienorchester.

Gemeinsam entwickeln wir die Idee, dass Jens zusammen mit seinem Vater mit Stühlen und weiterem Mobiliar sowie mit uns als Statisten ein Schlagzeug aufbaut.

Die Fussbewegung erweist sich als Ressource. Jens erlebt sich als Handelnder in einer unsicheren Situation. (Was wollen die von mir? Ich bin schlecht in der Schule, ecke immer an; an mir ist etwas falsch!) Jens erhält die Erlaubnis, dass er den weiteren Verlauf kontrollieren kann. Er bestimmt auch das Tempo. Wir modifizieren lediglich, indem wir mit ihm das Langsamerwerden verhandeln, wobei wir zunächst auf einem hohen Geschwindigkeitsniveau einsteigen müssen, um Jens nicht zu verlieren.

Jens und sein Vater erhalten die Möglichkeit, etwas ihnen Wichtiges gemeinsam aufzubauen – sie, die erfahren mussten, dass sie durch eine Notfallsituation nicht nur voneinander getrennt wurden, sondern sich beide als gänzlich ohnmächtig erlebt haben.

Der Vater wird sehr traurig. Er schildert, wie damals die Ärzte gekommen seien, über bedrohliche Blutwerte geredet hätten, wobei seine Frau immer noch mitdiskutiert habe. Die vielen medizinischen Begriffe seien wie Schläge gewesen. Mit aller Eindringlichkeit habe er gespürt, dass es jetzt um das Leben seines Kindes und seiner Frau gehe, und doch habe er nur noch Platz machen können, damit die Ärzte seine Frau in den Operationssaal bringen konnten. Er fügt hinzu, dass sein Vater ihn gelehrt habe, dass das Schicksal immer wieder über einen hinwegfegt, und danach sei es die Aufgabe der Menschen, daraus das Beste zu machen.

Da holt Jens seinen Vater. Gemeinsam und aufeinander bezogen und auch verbunden mit uns bauen die beiden ein Schlagzeug auf.

Am Schluss der Sitzung fragt Jens, ob wir uns für seine Fotos als Neugeborener interessieren würden.

In den folgenden zwei Sitzungen zeigt uns Jens die Briefe mit Fotos von ihm als Neugeborenem auf der neonatologischen Intensivstation, die die Pflegeassistentinnen täglich seiner Mutter geschickt haben. Auf Wunsch von Jens lesen seine Mutter und er die Briefe abwechslungsweise vor. Wir benennen diesen dünnen Verbindungsfaden mit seiner Mutter und anerkennen, was alle in der damaligen, schwierigen Situation geleistet haben. Gleichzeitig stellen wir in den Raum, dass ein so kleines Neugeborenes mehr Zuwendung und Körperkontakt gebraucht hätte und dass die medizinischen Interventionen allen Menschen, vor allem aber so kleinen, Angst einjagen und sie bedrohen würden. Und wir stellen immer wieder den Unterschied zum Hier und Jetzt her: Damals war die Familie bedroht. Jetzt sitzen sie gesund und kräftig da und können entscheiden, wie die Therapiesitzung gestaltet werden soll.

Die Mutter ihrerseits beschreibt, wie sie sich in der Notfallsituation als Fachfrau von aussen gesehen habe, was ihr geholfen habe, orientiert zu bleiben und nicht von Angst und Panik niedergewalzt zu werden.

Erst einige Sitzungen später kann die Mutter unter Tränen erzählen, wie sie das Entstehen ihrer Familie geplant habe, alles in einem guten Sinne durchführen wollte und wie es so anders gekommen sei.

Hier zeigt die Mutter einen zentralen Aspekt ihres Verletzungsmusters.

Für jede weitere Sitzung hat Jens zu Hause ein Spiel mit einem Thema ersonnen. Dabei ist ihm seine äusserst reiche Fantasie Ressource und Stolperstein.

Jens inszeniert zunächst ein Fussballspiel. Als Schiedsrichter legt er die Regeln fest, verändert sie teilweise während des Spiels und setzt die Mannschaften zusammen. Es entsteht ein Chaos. Als seine Eltern gegen die Therapeuten spielen müssen, ist es ihm wichtig, dass die Eltern gewinnen. Er spornt sie an und bewertet zu ihren Gunsten. Einer Therapeutin schlägt Jens vor, die Reporterin zu spielen.

Mit Hilfe der Reporterin als Zeugin gelingt es, Strukturen zu stärken und dadurch Jens Orientierung zu geben. Sein hohes Tempo und die stressgeladene Hektik – wir nehmen an, geprägt durch die Notfallsituation mit der Kaiserschnitterfahrung – können modifiziert werden.

Da wir ausnahmsweise drei Therapeuten sind, ermöglicht es diesem Kind durch die Anzahl der zur Verfügung stehenden Protagonisten auf lebendige und für alle durch und durch spürbare Weise, seine Stressmuster darzustellen.

Im Verlauf der Sitzung entspannt sich Jens sichtlich und wird jetzt für kurze Zeit aus sich heraus langsamer.

Von den Eltern wird berichtet, Jens hätte die nächste Sitzung kaum erwarten können. Seit Tagen habe er ein selbstgebasteltes Steuerrad bereitgelegt. Dieses Mal bringt Jens erneut eine kaum zu beschreibende Nervosität mit. Seine Stimme ist schrill, überschlägt sich. Seine Sprache ist kaum mehr verständlich, und seine Spannung ist äusserst ansteckend. Im Zimmer herumrennend, erklärt er sein Drehbuch: Jens sei Pilot, der Therapeut Kopilot eines alten Flugzeugs. Der Vater sei Steward, die Mutter eine kranke Passagierin.

Jens steckt mit Haut und Haaren in seiner Geschichte. Seine Eltern belächeln zunächst das Geschehen.

Durch verschiedentliches Nachfragen und Strukturieren gelingt es, das Tempo ein bisschen zu verlangsamen und einen roten Faden in die Geschichte zu bringen. Zermürbend wirkt Jens' Ringen um eine verständliche Sprache.

Jens zeigt uns wiederholt, wie schwierig es für ihn ist, seine frühe Geschichte, die er mit allen Facetten ganzheitlich wahrzunehmen und intensivst wiederzuerleben scheint, für uns in Teilschritte zu zerlegen. Die Tatsache, dass wir nicht sofort erfassen können, welch komplexes Gebilde in seinem Kopf bereitliegt, frustriert ihn und verstärkt sein Gefühl, in seiner Not alleine und

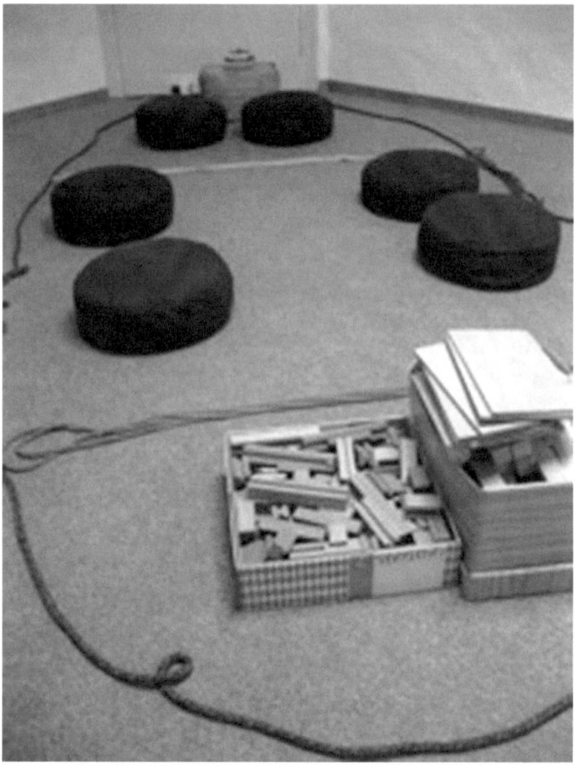

Abbildung 4

isoliert zu sein. Diese Themen werden auf einer Metaebene kommentiert. Unterschiede von damals zum Hier und Jetzt, wo Jens in Verbindung mit seinen Eltern und uns ist, werden betont.

Auf dem gespielten Flug nach Rom: Nachdem Jens bereits mehrere Defekte benannt hat, springt er unvermittelt von seinem Stuhl auf, rennt in den hinteren Teil des mit einer Schnur vorgegebenen Flugzeugrumpfes, gibt vor, dass er an verschiedenen Schaltern und Kurbeln herumhebeln muss, ohne diese aufzukriegen, rennt wieder ins Spielcockpit, bespricht sich – kaum mehr verständlich – mit seinem Kopiloten –, rennt fluchend wieder los. Die Kommunikation mit dem Landeflughafen sei teilweise unterbrochen. Jens müsse alle defekten Maschinenteile selber flicken.

Wir spiegeln Jens mit ruhigen, klaren Sätzen die Stresssymptome, die sein Körper zeigt, gehen darauf ein, dass er offensichtlich alleine für alles verantwortlich ist, und führen neue Optionen ein, indem wir ihn fragen, ob er Hilfe gebrauchen könne. Als erwähnt wird, dass Jens heute nicht alleine ist, reagiert er mit einem kurzen, intensiven Blickkontakt. Auch auf die orientierenden Kommentare von seinem Spiel-Kopiloten reagiert Jens mit einem Aufatmen.

Werden die neueren neurobiologischen Forschungsresultate herangezogen, so ist die Annahme berechtigt, dass sich in diesen Momenten neue Erfahrungsmuster bilden. Dass Jens nach diesen Sitzungen mit weniger Stress seinen Alltag bewältigt, scheint eine Bestätigung zu liefern.

Die Landung gelingt im letzten von uns vorgegebenen Zeitpunkt vor Sitzungsschluss.

Jens braucht klare Grenzen. So ist es wichtig, immer wieder über den zeitlichen Stand der Sitzung zu informieren.

Bei Jens wie bei anderen Kaiserschnittkindern ist zu beobachten, dass sie selber ihre eigenen Grenzen wenig spüren und vorgegebene Grenzen immer wieder zu überschreiten versuchen. Diese Schwierigkeit kann unter anderem auf die grenzüberschreitende Erfahrung zurückgeführt werden, die ein Kaiserschnitt per se mit sich bringt.

Am Ende der Sitzung sind die Eltern sichtlich berührt von der Intensität des Spiels, das ihr Sohn soeben mit ihnen gespielt hat. Jens ist erschöpft.

Jens wiederholt dieses Pilotenspiel nochmals, wechselt dann das Transportmittel. Jetzt geht es um eine Zugfahrt, wobei der Vater den Lokomotivführer spielen soll, dem gemäss Drehbuch übel wird und der nur teilweise Verbindung mit dem Zugbegleiterteam hat.

Zwischenzeitlich ist es Jens möglich, seine fantasiereichen Drehbücher in einzelne Kapitel zu unterteilen und den Inhalt klarer zu kommunizieren.

Weitere Aspekte seiner lebensbedrohlichen Situation vor der Geburt werden thematisiert und Aspekte daraus den Geschichten der Eltern und der Vorfahren zugeordnet.

In den letzten Sitzungen schränken wir die Auswahl der Spielsachen auf drei ein. Die Wahl ist bei Jens. Tunnel, Batakaschläger und/oder Klötze? Mit seiner körperlichen und verbalen Sprache gibt er sein Einverständnis.

Das Thema der Geburt steht an. Jens zögert. Mit dieser Intervention erhöhen wir den Druck auf Jens. Er muss sich mit unserer Autorität auseinandersetzen, einen Teil der Kontrolle abgeben. Zum jetzigen Zeitpunkt ist es für ihn möglich geworden, damit zurechtzukommen, ohne in ein Notfallszenario mit körperlichen Stressreaktionen zu fallen.

Zum Erstaunen der Erwachsenen entwirft Jens in Windeseile ein Drehbuch mit allen drei zur Verfügung stehenden Spielsachen: Eine Person wird von Räubern entführt.

Das Entführungsthema ist in meiner Praxis von mehreren Kindern, die mittels einer Sectio caesarea geboren wurden, aufgegriffen worden. Dass eine Chirurgin oder ein Chirurg für ein Ungeborenes ohne Vorwarnung plötzlich nach ihm tastet, es packt und in eine Richtung zieht, die nicht mit dem inneren Plan übereinstimmt, dass sie oder er es dann von der Mutter wegnimmt, gegebenenfalls auf einen «weit» entfernten Tisch legt, diese Erfahrung kriegt offensichtlich in der Entführungsmetapher die angemessene Gestalt.

Jens wählt die Rolle des Detektivs, der in diesem Fall die Räuber überführen und verhaften kann. Damit er die entführte Person, seinen Vater, befreien kann – stellvertretend für Jens –, will Jens in einem Zwischenspiel üben, durch einen mit Kissen und Klötzen vollgestopften Tunnel zu kriechen. Zunächst muss sein Vater durch, dann der Co-Therapeut. Unterstützt durch unser Zureden, versucht es nun Jens selber. Er ist sichtlich angespannt, und es kostet ihn Überwindung. Die Mutter von Jens reagiert ebenfalls mit starken Stresssymptomen. Sie habe Angst, Jens würde Atemnot kriegen. Wir überprüfen, ob Jens jederzeit Stopp rufen und sofort befreit werden kann. Die Mutter wird auch darauf aufmerksam gemacht, dass sie im Hier und Jetzt im Gegensatz zur damaligen Situation mit ihrem Sohn reden kann. Aufgefordert, langsam voranzukriechen, macht sich Jens auf den Weg, wobei die Mutter – zunächst noch angespannt und hektisch – im Verlaufe ruhiger wird, mit Jens spricht und Vertrauen entwickelt. Jens antwortet ihr, wo im Tunnel er gerade stecke und wie er sich fühle. Sowie er das Ende erreicht, nehmen ihn seine Eltern in Empfang. Ganz erschöpft liegt er in den Armen seiner Mutter und meint: «So cham mer au uf d Wält choo!» («So kann man auch zur Welt kommen!»)

In der Abschlussstunde nimmt Jens die Entführungsgeschichte wieder auf, wobei er zu Hause ein Drehbuch geschrieben hat. Als Detektiv überführt er die Entführer seines Vaters und stellt den grossen gestohlenen Geldbetrag sicher. Den Entführten kann er jetzt befreien, weil er fähig ist, durch den Tunnel zu kriechen, denn nur der Tunnel ermöglicht den Zugang zum Versteck.

Wenige Minuten vor Sitzungsschluss fällt Jens noch ein, dass die Entführer, die im Gefängnis sitzen, in einer Gerichtsverhandlung verurteilt werden müssen. Mit ernster Miene und vor Wut bebender Stimme verurteilt er sie zu einer lebenslänglichen Haftstrafe, weil sie ein unschuldiges Kind entführt und einen grossen Schatz gestohlen hätten.

Sechs Monate später findet ein letztes Treffen mit Jens und seinen Eltern statt. Die Geschichte der Therapie wird erzählt und einzelne Videoausschnitte gemeinsam angeschaut. Wie bereits erwähnt, reagiert Jens mit Betroffenheit auf seine anfänglich schrille Stimme und seine abgehackte Sprache.

Zur Schulsituation:

Jens wurde der Psychotherapie zugewiesen, weil die schulischen Fördermassnahmen ausgeschöpft waren und Jens eine Versetzung in eine Kleinklasse für verhaltensauffällige und lernbehinderte Schüler drohte.

Im Erstkontakt mit den Lehrkräften nach der sechsten Therapiesitzung wurde Jens als entspannter und weniger hyperaktiv geschildert. Im mündlichen Unterricht mache er besser mit und drücke sich verständlicher aus. Im Lesen arbeite er genauer und verhasple sich weniger. In der Klasse sei er jetzt besser integriert.

Der Wechsel in die Mittelstufe gelang Jens zum Erstaunen der Eltern und aller Lehrkräfte sehr gut. Die Logopädie konnte beendet werden. Mit der Einwilligung von Jens wurden in einer weiteren Koordinationssitzung Aspekte aus dem Therapieprozess geschildert. Die Lehrkräfte ihrerseits stellten fest, dass es Jens bereits teilweise selber gelang, teilweise unterstützt durch sie, seine Fantasie zu strukturieren und eine Arbeit vom Anfang bis zum Ende durchzuziehen.

Sowohl die Eltern wie auch die Lehrkräfte beobachteten, dass Jens alleine aus seinem Notfallszenario herausfand. Blieb er mal stecken, reichte es, wenn eine Lehrkraft ihn darauf aufmerksam machte, dass er im Schulzimmer sitze und Schritt für Schritt gehen soll.

Jens möchte Polizist werden.

Antonia Stulz-Koller

Das geheime Wissen um die Dritte im Bunde
Wie es mir die Sprache verschlagen hat
Martina, 4 Jahre alt

Einleitung

Martina wird vom Kinderarzt wegen einer «Sprachbarriere» im Rahmen einer Entwicklungsverzögerung zugewiesen. Trotz Logopädie und heilpädagogischer Früherziehung zeige Martina wenig Fortschritte.

Martina thematisierte in diesem Teil der Therapie den Geburtsverlauf, ihr Wissen um ihren verlorenen Zwilling und ihr Ringen um verlässliche Grenzen.

Biographische Daten

Die vierjährige Martina hat einen Zwillingsbruder, Jean, der sich problemlos entwickelt und dem zwanzig Monate älteren Bruder Patrick nacheifert.

Die Mutter erzählt mit bewegter Stimme, die Zwillinge seien vier Wochen zu früh zur Welt gekommen. Jean sei sehr schnell kopfvoran geboren worden. Dann sei plötzlich eine riesige Aufregung im Gebärsaal entstanden. Martina sei dreissig Minuten nach Jean geboren worden mit dem Kopf voran, die Beine im Spagat und die Arme in der Luft. Sie hätte kurz beatmet werden müssen.

Im Geburtsbericht steht: «Erste Hinterhauptslage, Extraktion bei vorliegender Hand, ein Bein nach cranial geklappt, das andere nach caudal.»

Die Eltern berichten, seit der Geburt wirke jeder Entwicklungsschritt für Martina überaus anstrengend. Dies stehe im Widerspruch zu ihrem kräftig gebauten Körper und ihrer Grösse im oberen Perzentilenbereich.

Beide Eltern beobachteten Martina seit ihrer Geburt sehr genau. Eine tiefe Traurigkeit und Schuldgefühle der Mutter, weil sie die Zwillinge nicht mit einem Kaiserschnitt zur Welt gebracht hatte, überschatteten den Familienalltag. Nachdem Martina in den ersten Lebensmonaten wegen eines Ventrikelseptumdefekts (angeborenes Loch in der Herzkammerwand) engmaschig vom Kinderarzt betreut wurde, wurde aufgrund der verzögerten motorischen Entwicklung eine minimale zerebrale Bewegungsstörung im Sinne einer beinbetonten Tetraspastizität diagnostiziert.

Aktuell stehen – wie bereits erwähnt – die erheblichen sprachlichen Schwierigkeiten im Vordergrund. Die Mutter hegt grosse Ängste, dass auch in Zukunft immer weitere Defekte und Entwicklungsschwierigkeiten festgestellt werden.

Vorbemerkungen

Das Setting wurde mit den Eltern besprochen. Für die Eltern stand fest, dass sie den Zwillingsbruder von Martina nicht in die Therapie einbeziehen wollten.

Ein wichtiger Bestandteil dieser Therapie war die Arbeit mit den Eltern. Mit der Mutter ging es um deren Trauer, um ihre Schuldgefühle und ihren Schmerz wegen der Schwierigkeiten von Martina. Sie erkannte, dass es zwischen ihr und Martina keine eigentlichen Grenzen gab, dass sie immer wieder mit Martina verschmolz, mit ihr litt, wenn andere Kinder sie auslachten, weil sie sich babyhaft benahm.

Martina versuchte in den Therapiesitzungen wiederholt, mit dem Vater herumzualbern, wenn sie unsicher war, wenn bei der Mutter traurige Gefühle hochkamen oder wenn sie sich vor dem weiteren Spiel zu fürchten schien. Der Vater, ebenfalls unsicher seiner Tochter gegenüber, stieg sofort und hektisch auf ihre Angebote ein. Martina wurde es jetzt schnell zu viel, und sie versuchte, den Vater abzuschütteln, wobei dieser in seinem Spiel fortfuhr. Sie war am Ende einer solchen Sequenz regelmässig sehr zwirblig, angespannt und gänzlich desorientiert. Nicht selten kam es zu kleinen Unfällen. Mit dem Vater wurde daran gearbeitet, dass er auf die ambivalenten Angebote von Martina betreffend Nähe und Distanz klarer reagiert und ihre Grenzen stärkt, indem er sie ernst nimmt.

Sowie die Eltern sich ihrer Reaktionsweisen bewusster geworden waren, erhielt Martina neuen Handlungsspielraum. Die oben genannten Themen in einer eigenen Therapie weiterzuverfolgen, lehnten sie ab.

Ausschnitte aus der Therapie

In den ersten Sitzungen erzählt Martina im Spiel, dass Jean schon im Haus gewesen sei und dass sie sich in letzter Minute hineingeschlichen habe, bevor die Türe zugegangen sei.

In der vierten Sitzung stellt Martina zwei grosse Tunnels zum Durchkriechen parallel mitten im Raum auf. Dann bringt sie ihrer Mutter zwei Puppen, die gleich aussehen. Sie soll sie hüten. Die Eltern sind ganz konzentriert auf Martina und auf das, was sie spielt. Martina bleibt stehen, schaut um sich, geht zur Mutter, beginnt mit dem Vater herumzualbern. Die Therapeutin nimmt auf, dass es aussieht, als ob Martina den Faden verloren habe. Es bleibe kaum Raum zum Atmen, wenn die Erwachsenen sich mit viel Energie auf ein Kind konzentrieren würden. Wir nehmen nun alle unsere Aufmerksamkeit zurück. Martina horcht auf.

Dass Martina von Fördertherapeutinnen und den Eltern ständig beobachtet wird, wird als Thema hier wieder eingebracht.

Wir wiederholen, wir würden unsere Aufmerksamkeit zurücknehmen und trotzdem präsent bleiben. Martina wird ruhig, scheint einen Moment nachzudenken, steht auf und will mit Hilfe der Eltern eine Hütte bauen, mitten im Raum. In der Hütte richtet sie sich mit Farbstiften und Block ein und beginnt zu zeichnen, wobei sie wiederholt: «Lueged nöd zu miir!» («Schaut nicht her zu mir!»), «Gäll, ier lueged nonig!» («Stimmt es, ihr schaut noch nicht!»)

Eine Zeichnung nach der anderen fliegt uns nun über den Hüttenrand zu. Es sind lauter Spiralen und Wellen, enge und weite.

Plötzlich beginnt Martina, mit dem Fuss an die Hüttenwand zu klopfen. Die Mutter schreckt zusammen. Mit Tränen in den Augen berichtet sie, wie sie nach der Geburt von Jean gespürt hatte, wie Martina immer wieder gegen die Bauchwand gestossen habe, als wolle sie ihr mitteilen, dass etwas nicht stimmt. Dann sei diese Aufregung im Gebärsaal aufgekommen. Sie habe sich entsetzlich gefürchtet.

In der Zwischenzeit steigt Martina mit einem Bein voran über die Hüttenwand, wobei es ihr aus der liegenden Position heraus kaum gelingt. Nach einem Innehalten und Zögern nimmt sie ihre Arme zu Hilfe und stützt sich ab. Die Hüttenwand, eine Matte, kollabiert. Martina rennt zu ihrer Mutter und lacht mit brüchiger Stimme, den Schrecken in ihren Augen. Der Vater erzählt erstaunt, Martina sei genau wie eben mit dem rechten Bein voraus auf die Welt gekommen, die Arme über den Kopf gestreckt. Martina hat sich erschöpft auf den Schoss ihrer Mutter gesetzt. Wir Therapeuten erzählen uns langsam und detailliert, wie Martina aus dem Zelt gestiegen ist. Insbesondere den Moment, als sie kurz innehielt und dann ihre Arme zu Hilfe nahm, schildern wir genau.

Ein Unterschied zur früheren Erfahrung. Martina wird zur aktiv Handelnden.

Und jetzt liege sie bei ihrer Mutter, geborgen und lebendig. Sie habe dieses Mal entschieden, dass sie ihre Arme zu Hilfe nehmen will, und sie entscheide fortan immer, wann und wie sie aus einer Sache herauskommen wolle. Martina wird ruhiger, entspannt sich. Die Videosequenz will sie sich nicht noch einmal anschauen. Sie bittet ihre Mutter, ob sie die Babypuppe noch ein bisschen im Arm halten könne. Sie wolle jetzt kein Baby mehr sein. Ob sie etwas trinken könne? Sie habe Durst.

Am Ende der zehnten Sitzung, zehn Monate später, geht es darum, dass Martina in der selber hergerichteten Hütte liegt, ganz ruhig, kaum vernehmbar. Nur hin und wieder atmet sie schwer. Ich formuliere meine Sorge um den Gesundheitszustand des Kindes in dieser Hütte, zu dem ich keine Verbindung habe.

Ausführliche Schilderung der elften Sitzung

In die elfte Sitzung kommt Martina mit der Mutter zu spät. Die beiden haben den Zug verpasst. Der Vater ist bereits da. Martina ist ganz aufgeregt, zwirbelt im Zimmer umher, nistet sich erst auf dem Schoss der Mutter ein, dann beim Vater, um wieder aufzustehen und ihr mitgebrachtes Znüni auszupacken, ohne etwas davon zu essen. Innerlich getrieben albert sie mit dem Vater herum, der neu nicht mehr auf ihr Angebot einsteigt, baut eine erste Hütte an der Wand, nimmt einen Schluck aus ihrer Trinkflasche, rennt umher, als ob sie etwas suchen würde, um schlussendlich bei der Mutter zu landen. Wie ein Baby legt sie sich in deren Arme und wirft ihren Oberkörper nach hinten in Richtung ihres Vaters, der neben der Mutter am Boden sitzt. Nach einer kurzen Ratlosigkeit zieht sie sich in die Arme der Mutter zurück. Der Vater berichtet, Martina habe grosse Fortschritte im Zeichnen gemacht. Es verstreichen einige Minuten, bis Martina den Zeichenblock, die Farbstifte und die Schere holt. Ein A4-Blatt schneidet sie zuerst in zwei, dann in vier Teile und kritzelt mit Farben Kringel auf drei Abschnitte. Auf dem vierten Abschnitt macht sie mit einem schwarzen Farbstift Striche, als wollte sie etwas durchstreichen.

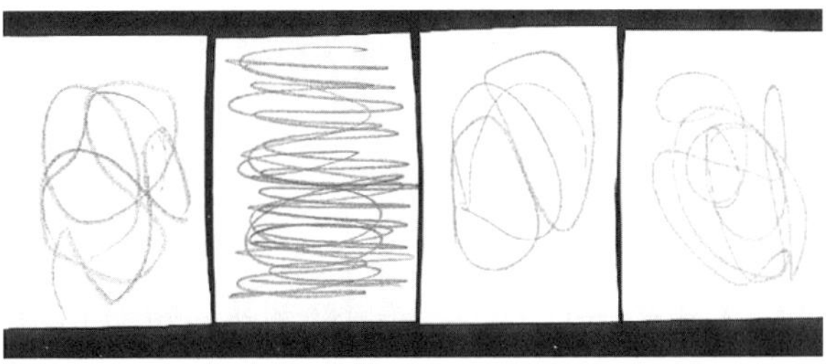

Abbildung 5

Erneute Ratlosigkeit. Flucht in den Schoss der Mutter. Wie geht es weiter? Wir beschreiben die vier Rechtecke, die entstanden sind, alle mit kräftigem Strich gemalt, ein möglicher Hinweis auf die innere Stärke von Martina, assoziieren dazu die Grösse und den kräftigen Körperbau.

Wieder wirft sich Martina, auf dem Schoss der Mutter sitzend, in Richtung Vater nach hinten und zupft ihn am Oberschenkel. Dann hält sie seine Hand entschieden fest, als ob sie ihn nie mehr loslassen möchte. Der Co-Therapeut fragt, ob Martina wohl auch zu den Kindern gehöre, die einen Zwilling verloren haben und bezieht sich auf die vier Rechtecke. Mit grosser Entschiedenheit setzt sich Martina auf und beginnt wieder zu zeichnen. Wir sehen nur, dass sie am rechten Rand etwas darzustellen versucht, radiert und es nochmals probiert, wieder radiert und einen weiteren Versuch startet.

Martina zeigt das Bild ihren Eltern.

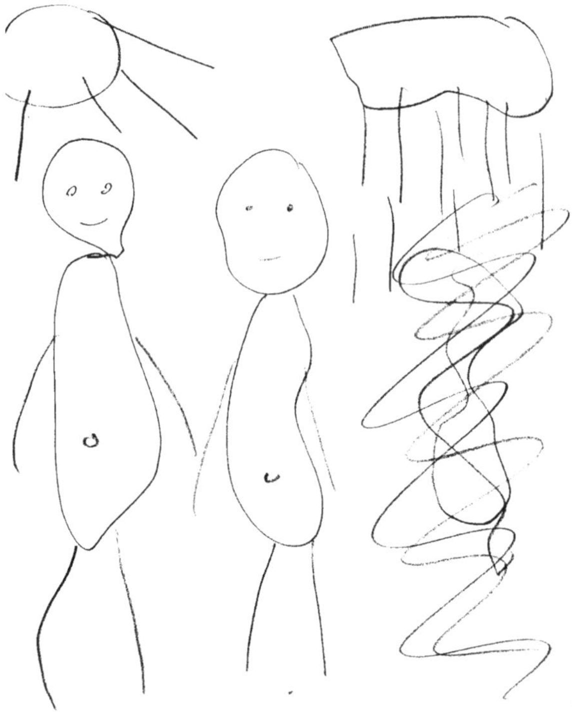

Abbildung 6

Jetzt zerschneidet sie ein Blatt und gibt es ihrer Mutter. «Da fäält öppis!», ihr Kommentar («Hier fehlt etwas!»).

Nachdem sie ihren Namen auf das Quadrat geschrieben hat, gibt sie dieses ihrer Mutter, schaut sie kurz an und lacht dann altersgemäss.

Wir nehmen an, dass Martina hier die Mehrlingsschwangerschaft und den Tod ihres einen Geschwisters thematisiert. Unsere Hypothese: Martina versucht darzustellen, dass ihr dieses Geschwister besonders fehlt, sie durch dessen Tod in ihrer Ganzheit verletzt worden ist.

Seit den ersten Begegnungen mit dieser Familie ist uns aufgefallen, dass wir Martina immer wieder mit dem Vornamen ihrer Mutter angesprochen haben. Es ist eine unserer Beobachtungen, dass die Hypothese des verlorenen

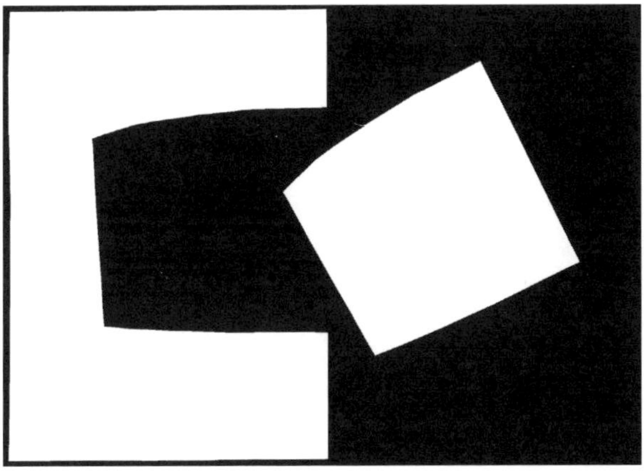

Abbildung 7

Zwillings zu überprüfen ist, wenn Namen mehrfach verwechselt werden. Die Zwillingsdynamik scheint sich unter anderem über dieses Phänomen anzukünden.

Martina erklärt in der gleichen Sitzung, heute wolle sie keine Hütte bauen. Sie stellt das zusammengeklappte Spielzelt mitten in den Raum. Block und Farbstifte, ihr Rucksack, den sie von zu Hause mitgebracht hat, und die Zeichnungen werden in das Zelt gebracht. Dann kriecht sie selber hinein. Die beiden Stofftüren müssen gut verschlossen werden. Martina bittet uns, dies von aussen mit Wäscheklammern zu tun. Man dürfe sie nicht mehr sehen. Wiederholt ruft sie «Hallo». Ich zeige mich erfreut darüber, dass wir heute eine gute Verbindung haben. Mit ihrem Einverständnis nähert sich zunächst der Co-Therapeut dem Zelt. Dann legt er seine Hand auf die Zeltwand. Martina reagiert sofort, indem sie von innen gegen die Hand schlägt. Er thematisiert, dass sie sein Näherkommen begrüsst habe, die Berührung durch seine Hand aber ablehne und betont, dass sie dabei sei, eine klare Grenze zu setzen. Martina hält kurz inne und stösst dann seine Hand entschieden weg. Er zieht sich zurück.

Nach einer Pause nähere ich mich dem Zelt. Martina ruft «Hallo!». Ich rufe mit Freude: «Oh, da isch ja es Chind dinne!» («Oh, hier ist ein Kind drin!»). Mit meiner tastenden Hand an der Zeltwand nimmt Martina ganz behutsam Kontakt auf, und es entsteht ein eigentliches Spiel. Ich drücke auch meine Freude darüber aus, dass ich heute spüre, dass es dem Kind im Zelt gut gehe, dass es sehr lebendig und aktiv sei. Martina streckt kurz den Kopf aus dem Zelt, schaut mich an und zieht sich wieder zurück.

Der Co-Therapeut beginnt, mit den Eltern über unsere Vermutung des verlorenen Zwillings zu sprechen und führt die Hypothese aus. Martina öffnet jetzt besorgt die Türe und schaut in die Runde. Ich versichere, dass die Erwachsenen miteinander reden würden, dass aber alle da seien und ich für sie präsent bleibe. Sie zieht sich wieder zurück, und wir hören, wie sie ihren Znüni aus dem Rucksack nimmt und isst.

Dann steigt Martina aus dem Zelt, wirkt entspannt und lädt ihre Mutter zu einem Tastspiel ein. Und mitten in diesem Spiel beginnt sie, eine Zeichnung nach der anderen durch den Türschlitz ihrer Mutter zuzustellen, «ein Geschenk per Fax». Das mit schwarz durchgestrichene Viereck (Abb. 5, 2. Zeichnung) hat sie mit «Mara» angeschrieben. Ihr Vater ist sehr erstaunt, weil sie erst seit kurzem ihren Namen schreibe und noch nie ein anderes Wort geschrieben habe.

Schlussbemerkungen

Heute ist Martina acht Jahre alt. Wie sie sich entwickelt hätte ohne diese Therapie, wissen wir nicht. Fest steht, dass Martina im Verlaufe der Therapie in ihrer Sprachentwicklung stetig Fortschritte gemacht hat, wobei sie sehr bald in kurzen Sätzen redete. Die Sprachblockierungen, die zur Anmeldung geführt haben, wurden nicht mehr beobachtet. Im öffentlichen Kindergarten war sie mit einer gezielten heilpädagogischen Unterstützung gut tragbar und konnte zur Freude ihrer Eltern in eine Einschulungsklasse eintreten. Die Unterrichtsziele erreicht sie.

Schlussbemerkungen

Wenn diese Hoffnungen sich verwirklichen, dass die Menschen sich mit all ihren Kräften, mit Herz und Geist, mit Verstand und Liebe vereinigen und voneinander Kenntnis nehmen, so wird sich ereignen, woran jetzt noch kein Mensch denken kann.
Johann Wolfgang von Goethe [22]

Die Art und Weise, wie wir Menschen in diese Welt kommen, beeinflusst unseren Alltag, unsere Fähigkeit, in Beziehungen zu treten, Liebe zu anderen Menschen und zu uns selber zu empfinden und Vertrauen ins Leben zu entwickeln. Unsere Handlungsmöglichkeiten im späteren Leben werden durch die Monster früher Traumatisierungen eingeschränkt.

Im vorliegenden Beitrag habe ich versucht aufzuzeigen, wie in der therapeutischen Begegnung mit Kindern verschiedenen Alters traumatische Muster, die ihren Ursprung in der Prä- und Perinatalzeit haben, durch die Kraft des Spiels zum Ausdruck gebracht werden und Veränderungen erfahren. Die alten und die neuen Muster der Kinder werden für die Eltern und für mich als Therapeutin erlebbar. Elterliche Anteile können aus dem subjektiven Erleben der Kinder herausgenommen und als Teil der elterlichen Muster verstanden werden. Dabei entstehen Geschichten, die ein geeignetes Mittel darstellen, die komplexen Strukturen der körperlichen, seelischen und geistigen Realität in Worten fassbar zu machen. Für die anfänglich bedrängten Kinder entstehen neue Räume und neue Handlungsoptionen. Die beklagten Schwierigkeiten, aus denen ich mit den Eltern und je nach Alter mit den Kindern die Therapieziele definierte, nehmen ab.

Bei der Begegnung mit Eltern und ihren Kindern werde ich konfrontiert mit den Erfahrungen der Kinder vor und während der Geburt, mit dem subjektiven Erleben der Eltern der Schwangerschaft und der Geburt ihrer Kinder und mit deren eigenen frühen Kindheitserinnerungen. Es braucht therapeutisches Geschick, mit diesen vielen verschiedenen, von Emotionen und körperlichen Stressreaktionen begleiteten Erinnerungen im Moment der Sitzung zurechtzukommen. Das Zusammenarbeiten mit anderen Therapeuten ist dabei hilfreich. Hier gilt es, aus meiner Sicht, weitere therapeutische Techniken zu entwickeln.

Vieles konnte im Rahmen dieses Berichts nur angedeutet werden. Einiges, das mir ebenfalls wichtig ist, musste weggelassen werden; insbesondere weitere Therapiegeschichten mit anderen Themen. Ich hoffe aber, dass es mir gelungen ist, einen Eindruck zu vermitteln, wie kraftvoll Verletzungsmuster im kindlichen Spiel zum Ausdruck gebracht werden.

Dieser Artikel ist aus einem tiefen inneren Anliegen heraus entstanden. Ich wünsche mir, dass es vielen Menschen im Kontakt mit ihnen nahestehenden Personen gelingen wird, an verletzten Stellen ihres Lebensteppichs die Fäden zu entwirren und Löcher mit neuen Mustern zu besticken. Fähigkeiten wie sich gegenseitig zu respektieren, sich aufeinander einzulassen und in Beziehung zu treten, werden wieder aufgebaut und neu gestärkt. Und könnte die Gemeinschaft der Menschen dadurch nicht humaner werden?

Danksagung: Zum Schluss möchte ich mich bedanken bei meinen Freundinnen und Freunden, die mich unterstützt haben, diesen Beitrag zu schreiben, und ihn mit ihren Anregungen bereichert haben, und bei meiner Familie, die mich ausgehalten hat, bis dieser Artikel geboren war.

Glossar

Dissoziation Das allgemeine Kennzeichen einer dissoziativen Störung besteht gemäss ICD-10 der WHO im teilweisen oder völligen Verlust der normalen Integration, die sich auf Erinnerungen an die Vergangenheit, Identitätsbewusstsein und unmittelbare Wahrnehmungen sowie die Kontrolle von Körperbewegungen bezieht. Schwere traumatisierende Ereignisse führen bei vielen Betroffenen zu einer Spaltung in eine «emotionale, körperliche» und eine «normale» Persönlichkeit. Gemeint ist das zweiphasige Muster von Wiedererleben und dem Vermeiden von traumaassoziierten Stimuli (O. van der Hart [8]).

Geschichten erzählen Eine Geschichte ist als ein «Muster in der Zeit» (G. Bateson [24]) zu verstehen. Stimmen die Muster, die das interne Modell der Welt eines Menschen, einer Familie prägen, mit den in der Geschichte dargestellten Mustern weitgehend überein, so bietet sich im Geschichtenerzählen eine Möglichkeit der Deutung oder Umdeutung mit hoher Aussagekraft für zwischenmenschliche Beziehungen. Die Geschichte als Metapher bietet Identifikationsmöglichkeiten, die – im optimalen Fall – neue Sichtweisen einführen und damit neue Perspektiven für Problemlösungen eröffnen (F. Simon und H. Stierlin [1]).

Geschichten entwickeln Im therapeutischen Kontext können sich aus einem Dialog, aus einem Spiel zwischen den Klientinnen und Klienten und der Therapeutin Geschichten entwickeln, die neue körperliche und emotionale Erfahrungen in Worte fassen und dadurch dem kognitiven Bewusstsein zugänglich machen. Diese Geschichten schaffen neue Realitäten und können orientierungsweisend für zukünftige Handlungen sein.

Hypothese Griechisch: Unterstellung. Eine wissenschaftlich fundierte Annahme, die so formuliert ist, dass sie durch Erfahrung und Experiment bestätigt (verifiziert) oder widerlegt (falsifiziert) werden kann (Brockhaus-Lexikon).

Metapher Griechisch: Übertragung. Redewendung, die in einem übertragenen, meist bildlichen Sinne verwendet wird. Obwohl ein sprachliches Ausdrucksmittel, enthält die Metapher viele Aspekte analoger Kommunikation, da zwischen dem verwendeten Bild und dem, was dadurch ausgedrückt wird, eine Ähnlichkeit besteht (F. Simon und H. Stierlin [1]).

Polyvagale Theorie Stephan Porges hat aufgrund seiner langjährigen Untersuchungen eine differenzierte Theorie über das Zusammenspiel des neurovegetativen Nervensystems entwickelt, die ein vertieftes Verständnis in die Auswirkungen von Traumatisierungen und in die Wirkmechanismen von Traumatherapien ermöglicht. Im Verlaufe der Evolution haben sich im neurovegetativen Nervensystem drei Kreisläufe entwickelt. Unter stressarmen Bedingungen ist das «soziale» Nervensystem aktiv durch den ventralen Teil des Vagusnervs. Über Mimik und Gestik, über die Stimme, die Sprechweise, die Körperhaltung und den persönlichen Rhythmus werden von frühester Kindheit an Beziehungen gestaltet. Tritt Stress auf, wird der betroffene Mensch zunächst durch das sympathische Nervensystem mobilisiert (Kampf- oder Fluchtreaktion). Steigt der Stress weiter an, wird der Organismus des betroffenen Menschen über die dorsalen Anteile des Vagusnervs immobilisiert, eingefroren.

PTBS allgemein Gemäss ICD-10 entsteht die posttraumatische Belastungsstörung als eine verzögerte oder protrahierte Reaktion auf ein belastendes Ereignis oder eine Situation aussergewöhnlicher Bedrohung oder katastrophenartigen Ausmasses, die bei fast jedem oder jeder eine tiefe Verstörung hervorrufen würde … Typische Merkmale sind das wiederholte Erleben des Traumas in sich aufdrängenden Erinnerungen (Nachhallerinnerungen, Flashbacks), Träumen oder Alpträumen, vor dem Hintergrund eines andauernden Gefühls von Betäubtsein und emotionaler Stumpfheit, Gleichgültigkeit gegenüber anderen Menschen, Teilnahmslosigkeit der Umgebung gegenüber, Anhedonie sowie Vermeiden von Aktivitäten und Situationen, die Erinnerungen an das Trauma wachrufen könnten. Gewöhnlich tritt ein Zustand vegetativer Übererregbarkeit mit Vigilanzsteigerung, einer übermässigen Schreckhaftigkeit und Schlaflosigkeit auf. Angst und Depression sind häufig mit den genannten Symptomen assoziiert, und Suizidgedanken sind nicht selten …

PTBS bei Kindern Gemäss DSM-IV: Das Kind war einem traumatischen Erlebnis ausgesetzt. Die traumatische Erfahrung wird anhaltend wiedererlebt: Durch ein eindringliches Wiedererleben des Ereignisses in Form von Bildern, Gedanken oder Wahrnehmungen oder im Spiel, in dem Themen oder Aspekte des Traumas in wiederkehrenden Träumen über das Ereignis oder in Angstträumen ausgedrückt werden.

Trauma/Schock Gemäss W. Emerson: Schock bezieht sich auf negative und bedrückende Lebenserfahrungen, die überwältigend schmerzhaft sind, auf die keine Reaktion möglich ist, auf die es keine Wahl- und Einflussmöglichkeiten gibt und die die Physiologie und Psyche des Opfers in heftiger Weise angreifen. Im Gegensatz dazu bezieht sich Trauma auf eine belastende und negative Lebenserfahrung, die gefühlsmässig schmerzhaft, aber bewältigbar ist und die die Physiologie und Psyche des Opfers nicht in einer unheimlichen Weise angreift. Wenn Schock ausgelöst wird, werden das ganze Schock-System und alle ungelösten Schock-Erfahrungen gleichzeitig aktiviert, unabhängig davon, ob sie thematisch in Beziehung stehen. Die Reaktivierung geschieht auf einer unbewussten Ebene, so dass sich der betroffene Mensch der Gleichzeitigkeit der Schock-Aktivierungen nicht bewusst ist. Er erlebt nur die Stresserfahrung bewusst, die unangemessenen Gefühle und Verhaltensweisen oder Erinnerungsfragmente. Im Vergleich dazu bewirkt eine Trauma-Erfahrung ausschliesslich die Wiederbelebung thematisch bezogener anderer Traumata, nicht aber die Aktivierung aller Tauma-Erfahrungen.

TWS «toxic womb syndrome» William Emerson übernahm diesen Begriff von A. Kafkalides [23]. Über die Nabelschnur wird das Ungeborene versorgt und Abfallprodukte aus dem fötalen Stoffwechsel werden entsorgt. Neben eindeutig schädigenden Substanzen wie Alkohol, Nikotin, Heroin, Umweltgiften erreichen auch Botenstoffe von Gefühlen den kindlichen Organismus. Das Ungeborene kann nur in äusserst beschränktem Ausmass Einfluss auf die Aufnahme der nährenden und der «giftigen» Stoffe nehmen.

Zwillingsthematik Aufgrund der frühen Ultraschalluntersuchungen ist heute bekannt, dass 70–75% der Schwangerschaften als Mehrlingsschwangerschaften beginnen. Nur noch 1,2% aller Geburten sind Mehrlingsgeburten. Viele Menschen starteten demnach mit Geschwistern ins Leben, die meist in der frühen Schwangerschaft starben. Die körperlichen Erinnerungen an diese Erfahrungen bleiben in unterschiedlichen Facetten bei den Überlebenden haften und begleiten sie, meist ohne dass Worte dafür vorhanden sind.

Anhang

Übersetzung des Transkripts von Seite 243 aus der Fallgeschichte von Angela.

Ich wiederhole: «Und gestern Abend wurdest Du sehr traurig, als Edith dich gescholten hat.»
Die Pflegemutter: «Sie war wieder wie ein Baby.»
Angela steht auf und öffnet die Türe einen Spalt.
Therapeutin: «Und jetzt öffnest Du die Tür ein bisschen. Es kommt ein wenig Licht rein.»
Angela: «Mmm!»

Pflegemutter: «Daraufhin ist sie ins Bett gegangen, hat ihre Milchflasche leer getrunken und sich ein Bilderbuch angeschaut. Sie ist ganz erschöpft gewesen!»
Angela stellt ihre Tiere auf. «Da!»
Therapeutin: «Du hast Tiere mitgebracht. Eine Giraffe, ein Zebra … und eine Löwin hat es auch noch!»
Angela: «Und da?»
Co-Therapeut: «Wir sehen es nicht!»
Ich rate weiter, welches Tier sie noch mitgebracht hat. Angela schliesst die Türe wieder ganz.
Co-Therapeut: «Schau, wenn es dunkel ist, sieht man die Figuren nicht, und wenn man die Figuren ein bisschen sieht, ist es nicht dunkel genug.»
Angela geht erneut zur Tür, öffnet sie ein bisschen und fragt: «Hast Du eine Laterne?»
Therapeutin: «Eine Laterne? … Nein! … Ich habe Kerzen.»
Angela: «Mmm …»
Angela steht auf und geht zur anderen Türe, die in den Korridor führt. «Komm! … Drei braucht es schon!»
Wir holen fünf Kerzen. Sowie wir zurückkommen, lässt Angela die Türe einen Spalt weit offen. Ich zünde die erste Kerze an, damit es ein bisschen Licht gibt.
Therapeutin zum Co-Therapeuten: «Das war eine gute Idee! … Jetzt sehen wir schon richtig viel. Wir müssen achtgeben, dass niemand über die Kerzen stolpert und es zu brennen beginnt.»
Angela zur Therapeutin: «Du kannst Dich neben die Kerzen setzen und aufpassen.»
Mit Hilfe der Therapeutin zündet Angela jetzt die übrigen Kerzen an, eine nach der anderen. Sie geht dabei konzentriert und ruhig vor, bittet die Therapeutin um Hilfe.
Angela: «Wenn wir jetzt dunkel machen, haben wir trotzdem Licht!» Sie schliesst die Türe. «Ja, wir haben doch Licht!» Sie gähnt.
Therapeutin: «Du bist ein wenig müde. Und für die Dunkelheit hast Du jetzt eine Lösung gefunden.»
Angela setzt sich zur Pflegemutter: «Ooh, jetzt brennen alle Kerzen. Jetzt haben wir einen ganz grossen Schatten. Schau mal, wie gross ich bin!»
Therapeutin und Co-Therapeut: «So gross bist du schon!»
Die Pflegemutter berichtet, Angela möchte wachsen.
Angela: «Schau, ich will kein Baby mehr sein. Ich will jetzt wachsen.» Sie beginnt zu tanzen und singt, sie wolle jetzt wachsen, gross werden. «Schau, wie gross ich bin!»

Literatur

1 Simon FB, Stierlin H. Die Sprache der Familientherapie – Ein Vokabular. Frankfurt: Klett-Cotta; 1984.
2 Simon FB. Unterschiede, die Unterschiede machen. Berlin: Springer; 1988.
3 Lakoff G, Johnson M. Leben in Metaphern. Heidelberg: Carl Auer; 1998.
4 White M, Epston D. Die Zähmung der Monster. Heidelberg: Carl Auer; 1990.
5 Landolt MA. Psychotraumatologie des Kindesalters. Göttingen: Hogrefe; 2004.
6 Levine P. Waking the Tiger. Berkeley California: North Atlantic Books; 1997.
7 Rothschild B. Der Körper erinnert sich. Die Psychophysiologie des Traumas und der Traumbehandlung. Essen: Synthesis; 2002.
8 Van der Hart O. Vom Trauma gespalten. Leading opinions. Neurologie und Psychiatrie. 2004;5.
9 Van der Kolk Bessel A, McFarlane AC, Weisaeth L, Herausgeber. Traumatic Stress. Grundlagen und Behandlungsansätze. Paderborn: Junfermann; 2000.
10 Steiner R. Gesamtwerk.
11 Saner H. Geburt und Phantasie. Basel: Lenos Verlag; 1977.
12 Nelson CA. Handbook of Early Childhood Intervention. Cambridge: University Press; 2000. p. 216ff.
13 Verny TR. Tomorrow's Baby. New York: Simon & Schuster; 2002.
14 Chamberlain BD. Woran Babies sich erinnern. München: Kösel; 2003.
15 ICD-10: Multiaxiales Klassifikationsschema für psychische Störungen des Kindes- und Jugendalters nach ICD-10 der WHO. Zürich: Hans Huber; 1994.
16 Scheeringa M, Zeanah CH. New findings on alternative criteria for PTSD in preschool children. J Am Acad Child Adolesc Psychiatry. 2003;42:561–70.
17 Jung C. G. Briefe. 3 Bände. Olten: Walter; 1972. Band I, S. 313.
18 Rothschild B. Der Körper erinnert sich. Die Psychophysiologie des Traumas und der Traumbehandlung. Essen: Synthesis; 2002.
19 Iyengar BKS. Licht auf Yoga. Das grundlegende Lehrbuch des Hatha-Yoga. München: O. W. Barth; 1993.
20 Porges S. The polyvagal theory, phylogenetic substrates of a social nervous system. Int J Psychophysiol. 2001;42(2):123–46. Vortrag gehalten am Polarity Therapie-Zentrum Schweiz in Zürich im Mai 2003.
21 Stulz-Koller A. Ein sicheres Haus für Charly. Int J Prenat Perinat Psychol Med. 2002;14(3/4): 325–36.
22 Nager F. Der heilkundige Dichter. Goethe und die Medizin. Zürich: Artemis; 1990.
23 Kafkalides A. The Knowlegde of the Womb. Corfu: Triklino House; 1995 [1980].
24 Bateson G. Geist und Natur. Eine notwendige Einheit. 1979. Frankfurt/M.: Suhrkamp; 1982.

Beobachtungen bei der Behandlung von Kindern, die durch künstliche Befruchtung gezeugt wurden*

Karlton Terry

In meiner «Baby Clinic» in Boulder laden wir meistens einmal monatlich Babys und ihre Eltern ein, um mit unserem Team vier Stunden zusammen zu sein. Reihum lenken wir dann die Aufmerksamkeit für etwa eine Stunde auf ein Kind und seine Familie und machen dann mit der nächsten Familie weiter. Im Laufe der vergangenen Jahre haben wir Babys auf vielen Altersstufen erlebt, vom Neugeborenen bis zum Fünfjährigen. Wir haben mit adoptierten Babys gearbeitet, Babys mit traumatischen Geburten oder komplizierten Operationen, Kaiserschnittgeburten, Babys aus künstlicher Befruchtung sowie Babys, die in ihrer Entwicklung zurückgeblieben sind.

Bei dieser Arbeit habe ich zwei Assistentinnen. Die eine ist eine zertifizierte erfahrene Rolferin; sie ist sehr geübt darin, mit verschiedenen Methoden den menschlichen Körper wahrzunehmen, darunter Cranio-Sacral-Therapie. Sie beobachtet die Körpersignale des Babys, hilft mir bei physischem Kontakt und arbeitet gelegentlich craniosacral. Meine andere Assistentin ist Elterncoach. Sie beobachtet das Baby und die Eltern mit der Absicht, deren Gefühle wahrzunehmen; wir nennen diese Rolle «Die Empathin». Beide Assistentinnen haben viele Jahre bei mir gelernt und kennen die prä- und perinatalen Einflüsse auf das Leben von Kindern. Zum Team gehört ausserdem eine Kindergärtnerin, die mit den Babys spielt, wenn sie nicht im Mittelpunkt unserer Aufmerksamkeit stehen.

Die teilnehmenden Eltern tauschen sich bei dieser Vorgehensweise stark untereinander aus, was zur dynamischen Bindung der Familien beiträgt. Für uns ist es immer eine wunderbare und informative Erfahrung, wenn wir hören, was die Eltern über ihre Babys denken und fühlen, wie ihre Babys heranwachsen und mit welchen Herausforderungen sie ringen. Für die Eltern ist es hilfreich und beruhigend, wenn sie von anderen Eltern hören, wie diese mit den gleichen Herausforderungen umgehen.

Wenn immer möglich, laden wir Babys, die eine ähnliche Geschichte haben, gemeinsam ein. In der Sitzung am Vormittag haben wir beispielsweise vier adoptierte Babys; in einer anderen Sitzung geht es dann um

* Übersetzt von Peter Brandenburg.

Kaiserschnittgeburten. Auf diese Weise können Eltern mit ähnlichen Erfahrungen sich zusammentun und ihre Gedanken austauschen. Die Fälle, die ich im Folgenden beschreibe, betreffen Klienten mit Kindern aus künstlicher Befruchtung (IVF – In-vitro-Fertilisation) aus meiner Praxis, die auch an der Baby Clinic teilnahmen. Die Kombination aus eigener Arbeit und den Erfahrungen in der Gruppe hat sich als hervorragende Unterstützung für viele Familien herausgestellt.

In meiner Praxis hatte ich Gelegenheit, mit vier Zwillingspaaren verschiedener Altersstufen zu arbeiten, alle aus künstlicher Befruchtung. Vier Babys habe ich über vier Jahre von klein auf begleitet, die anderen vier waren älter, als wir uns das erste Mal begegneten. Die ältesten Zwillinge waren acht Jahre alt.

Ich möchte festhalten, dass alle IVF-Babys während ihrer gesamten Verkörperung intensiv beobachtet und manipuliert werden; von der Präkonzeption bis zur Geburt werden sie behandelt, geprüft und bewertet. Fast alle IVF-Babys sind Kaiserschnittgeburten. Die meisten von ihnen sind Zwillinge, da mehrere befruchtete Eizellen in der Gebärmutter in der Annahme implantiert werden, dass nicht alle überleben werden. Die übrigen befruchteten Eizellen werden tiefgefroren und in der Klinik aufgehoben. Dies sind nur einige der Prozeduren, die IVF-Babys über sich ergehen lassen müssen. (Es gibt viele Gründe für diese komplexen und oft invasiven Überprüfungen und Behandlungen. Viele Ärzte und Techniker mögen den aufrichtigen Wunsch haben, unfruchtbaren Paaren zu helfen, aber ich vermute, ein Teil der Motivation liegt darin, dass IVF-Kliniken immer höhere Erfolgsquoten haben wollen, wenn sie potentielle Eltern umwerben.)

Auch wenn meine Erfahrungen begrenzt sind, so scheint mir, dass IVF-Babys einige Dinge gemeinsam haben, die ich bei anderen Babys oder Kindern, die man aufgrund von Geburt oder Operationserfahrung in einer Gruppe zusammenfassen könnte (z.B. Notkaiserschnitt oder transkulturell adoptierte Babys), so nicht erkennen kann. Im Allgemeinen brauchen sie Unterstützung dabei, Strukturen zu finden, ihren Körper zu «finden» und sich mit ihren Emotionen sicher zu fühlen. Diese nicht sofort auffallenden Merkmale werden hoffentlich deutlicher in den nachfolgenden Beispielen, zusammen mit einigen individuelleren Themen und Dynamiken.

Fast alle dieser Kinder hatten eine ungewöhnliche und unerwartete Eigenschaft gemeinsam, nämlich eine gewisse Art von Beziehung zu den befruchteten Eizellen, die nicht implantiert, sondern tiefgefroren wurden. Keine der IVF-Familien, mit denen ich gearbeitet habe, hatte über die weitere Verwendung der gefrorenen Eizellen eine Entscheidung getroffen. Zu den Optionen gehören: Implantation bei der Mutter als Versuch, mehr Kinder zu bekommen; Spenden für Stammzellforschung; sich ihrer entledigen; oder sie in gefrorener Vergessenheit zu belassen. Alle Eltern hatten beträchtliche Schwierigkeiten damit, sich für eine dieser Möglichkeiten zu entscheiden, und niemand wollte weitere Kinder. Ein Elternteil schilderte, wie die Eizellen bei der Implantation zunächst «einfach nur Eizellen» waren, aber nachdem sie daraus Kinder empfangen hatten, schienen die Eizellen eine gewichtigere Bedeutung zu bekommen. Ich weiss nicht, ob diese Fragen in der frühen Beratungsphase, bevor die IVF-Versuche beginnen, routinemässig mit Eltern besprochen werden. Ich bin aber der Meinung, dass es aus ethischen Gründen von Bedeutung ist und mit potentiellen Eltern besprochen werden sollte; alle Eltern in meiner Praxis rangen und ringen um eine Entscheidung.

Die IVF-Babys hatten unterschiedliche Beziehungen zu ihren «nichtanwesenden» Brüdern und Schwestern. Ein einjähriges Zwillingsmädchen in einer der Familien – sie konnte bereits stehen und fing gerade an, einige wunderbare erste Worte zu sprechen – hatte ein beständiges Muster, nach links und nach oben zu schauen. Nach jedem dieser Blicke hatte sie einen sehr ausgeprägten und traurigen Gesichtsausdruck. Sowohl die Eltern als auch ich stimmten darin überein, dass sie einen sehnsüchtigen Ausdruck im Gesicht und in den Augen hatte. Ihr Verhalten in Bezug auf dieses Schauen war beständig und offensichtlich, so dass die Eltern und ich uns einig waren, dass es sich um ein Thema handelte, mit dem wir arbeiten sollten.

Wir stellten fest, dass sie nur dann auf diese spezielle Art und Weise schaute, wenn sie stand. Während einer Sitzung versuchte ich, verschiedene Objekte in den Bereich zu halten, den sie anvisierte, um zu sehen, ob es eine Reaktion geben würde. Zunächst hielt ich einen kleinen Gummiball mit Noppen hoch, aber sie schien jenseits des Balls zu schauen. Dann hielt ich ein kleines Bilderbuch in den Bereich, und sowohl die Eltern wie auch ich fanden, dass sie sich zwar auf den Prozess mit mir einliess, aber dennoch durch das Buch hindurchschaute. Plötzlich kam mir der Gedanke, dass ihr Erleben mit der Empfängnis zu tun haben könnte, und darüber hinaus auch mit den nichtimplantierten, befruchteten Eizellen aus ihrem IVF-Vorgang. Dem Impuls nachgebend, wählte ich zwei kleine, nackte Babypuppen aus. Während sie mich bei der Auswahl beobachtete, regte sich ein Gefühl in ihr, und sie begann, ein wenig zu zittern. Über Augenkontakt stellten die Eltern und ich fest, dass etwas Bedeutsames geschah. Als ich die Puppen in den Bereich brachte, in den sie geschaut hatte, zitterte sie deutlich, brach in Tränen aus und rannte zu ihren Eltern, die sie mit Mitgefühl umarmten. Der Blick ihrer Augen machte deutlich, dass sie etwas sehr Tiefes verarbeitete, und die Empathie ihrer Eltern unterstützte den Heilungsprozess.

Während der Besprechung am Ende der Sitzung zögerte ich, die Idee zu formulieren, dass das Mädchen etwas sah oder empfand, das mit ihren befruchteten, aber nichtimplantierten, nichtanwesenden Geschwistern zu tun haben könnte. IVF-Eltern sind sehr empfindlich in Bezug auf den ganzen Aufwand, den sie unternommen haben, um Kinder zu bekommen. Es gibt häufig Scham auf vielen Ebenen: Scham darüber, dass sie nicht auf natürlichem Wege empfangen konnten; Scham wegen der ständigen und manchmal invasiven medizinischen Untersuchungen; Scham wegen der ungeklärten Verwendung der verbliebenen befruchteten Eizellen; und schliesslich Scham wegen der Unfähigkeit, vaginal zu gebären. Ich beziehe mich selten auf die gefrorenen Embryonen oder stelle Fragen dazu, es sei denn, die Eltern initiieren das Gespräch. In diesem Fall begannen beide Eltern zu weinen und erzählten, dass sie neulich über die Möglichkeit gesprochen hatten, dass ihre Tochter «ihre Geschwister anschaut». Sie versicherten mir, dass diese Gespräche nicht stattgefunden hatten, während die Kinder in Hörweite waren. Obwohl ich bereits einige Zeit mit ihnen gearbeitet hatte, sie mir vertrauten und sich in unserer gemeinsamen Arbeit sicher fühlten, erzählten sie, dass sie sich nicht getraut hatten, mir zu erzählen, was das Verhalten ihrer Meinung nach bedeutete. Diese Sitzung ermöglichte dem Kind und seinen Eltern, in einer sicheren und akkurat empathischen Umgebung ihre Gefühle zu äussern.

Ich möchte eine weitere, noch deutlichere Erfahrung in Bezug auf die Beziehung eines IVF-Babys zu seinen Geschwistern schildern, die aus einer sehr liebenswerten Familie stammt, mit der ich etwa vier Jahre gearbeitet habe. Beide Eltern waren sehr bewusst und liebevoll und respektierten ihre Babys, einen Jungen und ein Mädchen. Ihre Tochter hatte gegen Ende der vier Jahre einige bedeutsame Träume. Die Träume begannen, nachdem wir einige Sitzungen gemacht hatten, die dazu dienten, den Kindern zu helfen, traumatische Aspekte ihrer Empfängnis aufzulösen, die mit intrazytoplasmatischer Spermieninjektion (ICSI) durchgeführt worden war. Bei einer ICSI-Empfängnis werden Spenderinnen-Eizellen benutzt. Die Spermien des Vaters werden zentrifugiert, um die grössten einzusammeln. Diese werden dann in die Spenderinnen-Eizelle injiziert; die daraus hervorgehenden befruchteten Eizellen werden der Mutter implantiert.

Dieses Elternpaar verbrachte jeden Vormittag Zeit mit ihren Kindern, und in den Sitzungen hatten wir oft über Träume der Kinder während der Jahre gesprochen. In dieser Sitzung waren die Eltern recht aufgeregt und wollten ein wenig Zeit ohne die Kinder mit mir verbringen. Die Mutter erzählte, dass ihre Tochter an dem Morgen nach einem Traum sehr aufgewühlt gewesen sei und darum gebeten habe, lange gehalten zu werden. Als die Mutter sie bat, ihr zu sagen, was sie sich wünsche, antwortete das Mädchen: «Wir müssen etwas wegen meiner Brüder und Schwestern unternehmen.» Sie fuhr fort: «Ich habe fünf Brüder und drei Schwestern.» Die Mutter sagte mir, dass es sieben verbleibende Embryonen gab. Die Rechnung geht auf, wenn man bedenkt, dass der lebende Zwilling eines der Geschwister ist, und die Gefrorenen die übrigen. Das Mädchen ergänzte: «Meine anderen Brüder und Schwestern frieren. Sie sind in einer Höhle im Schnee und weinen. Wir müssen etwas für sie tun.» Was soll man zu solch einer Erfahrung sagen? Meiner Meinung nach bedarf es mit Sicherheit einer ernsthaften Betrachtung.

Bei den IVF-Babys, mit denen ich gearbeitet habe, gibt es eine besonders auffällige Beobachtung: Alle haben eine besondere Art, von ihrem Körper getrennt zu sein. Die beste, wenn auch nicht wissenschaftlichste Art, dieses Phänomen zu beschreiben, ist die Feststellung, dass die Babys und Kinder anscheinend Schwierigkeiten haben, geerdet, organisiert und entspannt in ihrem Körper zu sein. Ich möchte in meiner subjektiven Wahrnehmung sogar so weit gehen zu sagen, dass es den Kindern schwerfällt, ihren Körper überhaupt zu «finden». Ich meine hier etwas anderes als die Beziehung zwischen einem Kind und seinem Körper bei beispielsweise Zerebralparese. Diese Kinder haben eine Art dichter Qualität, sowohl neurologisch wie auch physiologisch, während IVF-Kinder eher das Gegenteil sind. Ich möchte es beschreiben als eine Art Luftigkeit oder Dünnheit in der Verbindung zwischen dem physischen System und der Person darin. Vielleicht kann es auch beschrieben werden als Disharmonie zwischen «ihnen selbst» und ihren Körpern. Die IVF-Kinder, mit denen ich gearbeitet habe, scheinen eine zaghafte, vorsichtige Beziehung zu Struktur und Form zu haben, einschliesslich der Struktur ihres eigenen Körpers.

Um zu verdeutlichen, was ich meine, möchte ich ein Erlebnis von einem Nachmittag schildern, an dem wir mit vier Kindern aus drei Familien gearbeitet haben, alles Kaiserschnittgeburten. Zwei Kinder waren auf natürliche Weise gezeugt, zwei mit IVF. Bei Kaiserschnittbabys gestalten wir unter anderem einen Tunnel oder eine «Gasse», um den Geburtskanal zu repräsentieren, durch den sie bei der Geburt hätten geboren werden können. Der Tunnel wird durch die Eltern und Assistentinnen in zwei Reihen gebildet, mit einem Ausgang am Ende. Der Ausgang besteht meistens aus zwei Stühlen mit darüberliegenden Decken; in der Mitte ist eine Lücke, durch die das Baby herauskommt, um dann von seiner wartenden Mutter in Empfang genommen zu werden. Mit der Gestaltung eines symbolischen Geburtskanals möchten wir die Babys ermutigen, wenigstens in Ansätzen zu erfahren und verstehen, wie eine vaginale Geburt hätte sein können, anstatt aus der Gebärmutter herausgezogen worden zu sein. Diese Technik wurde von William Emerson und anderen erfolgreich angewendet, um Traumata aus Kaiserschnittgeburten aufzulösen.

Die Kinder waren drei bis vier Jahre alt und damit gross genug, Spiele und einfache Anweisungen zu verstehen. Wir baten jedes Kind, am offenen Ende des Tunnels zu beginnen (Gebärmutter) und dann den Tunnel hinunterzukriechen oder zu schlängeln (Vagina). Im letzten Abschnitt mussten sie die Decken passieren, um der Mutter zu begegnen. Als Erste gingen die natürlich empfangenen Kaiserschnittbabys. Sie wurden von den Eltern und Assistentinnen, die den Geburtskanal bildeten, ermutigt und berührt. Die Eltern sagten Dinge wie: «Du schaffst das!» oder «Geh' in die Richtung, Mama wartet auf Dich!» Beide Kinder waren aktiviert (sichtbare Anzeichen von Stress) während des Vorgangs; sie blieben liegen, mühten sich ab (obwohl kein physisches Hindernis sie daran hinderte, sich vorwärtszubewegen) und versuchten, den Tunnel durch die Seite zu verlassen. Der Versuch des «Seitenausgangs» ist bei fast allen Kaiserschnittbabys sehr verbreitet, die ich bei dieser Übung beobachtet habe, insbesondere wenn sie für sie neu ist. Es handelt sich um eine direkte Rekapitulation ihrer Kaiserschnittgeburten. Beiden Babys gelang es schliesslich (immer eines allein, während die anderen drei im Kinderbetreuungsbereich spielten), durch den simulierten Geburtskanal hindurchzukrabbeln, die Decken zu passieren und ihre Mütter zu finden.

Dann war das nächste Kind dran. Wir baten eines der IVF-Kinder, zum offenen (Gebärmutter-)Ende des Tunnels zu gehen; es lachte, drang von der Seite in den Tunnel ein, verliess den Tunnel im rechten Winkel an der gegenüberliegenden Seite, ging um die Stühle herum (vaginales Ende) und umarmte seine Mutter. Seine Schwester, das zweite IVF-Kaiserschnittbaby, beobachtete alles aus dem Spielbereich. Sie sah ihren Bruder vergnügt spielen und nahm an, dass sie die Erlaubnis hatte, selbst am Spiel teilzunehmen. Sie wurde gebeten, an den Anfang des Tunnels zu gehen, aber sie webte ihren Weg willkürlich in den Tunnel hinein und wieder hinaus, und um die Stühle herum zu ihrer Mutter. Beide Kleinkinder, offensichtlich in der Annahme, dass sie das gleiche Spiel wie die ersten beiden spielten, bewegten sich weitschweifig und willkürlich um die Eltern und Assistentinnen, die die Tunnelstruktur beibehielten, herum. So sehr der Vater sich auch bemühte, die Regeln zu erläutern, die Kinder waren nicht in der Lage, unsere Version des Spiels zu spielen. Normalerweise verstehen diese beiden Kinder Anleitungen und folgen ihnen auch (manchmal mit ein wenig Verhandlung). Schliesslich gab der etwas frustrierte Vater auf und fragte, ob er ein Kind an das offene Ende des Tunnels stellen könnte, da er seinen Kindern die Erfahrung des Durchquerens des Geburtskanals ermöglichen wollte. Wir waren einverstanden und arrangierten den Tunnel so, dass der Vater am offenen Ende war. Er platzierte seinen Sohn an den Anfang des Tunnels und bat ihn förmlich, durch den Tunnel sowie durch die Decken zu gehen und an der anderen Seite seine Mutter zu finden. Der Junge hüpfte auf und ab und fing an, seine Schwester zu jagen, die in den Tunnel hinein- und wieder hinausrannte.

Schliesslich gaben wir den Plan auf, die beiden Kinder an diesem Spiel zu beteiligen; wir sahen ein, dass zu viel Zwang erforderlich gewesen wäre. Sie waren einfach nicht in der Lage, den Anweisungen auf natürliche Weise Folge zu leisten. Ich hatte noch keine Gelegenheit, diese Übung mit anderen IVF-Kindern zu wiederholen, es würde mich aber nicht wundern, wenn die Ergebnisse die gleichen wären.

IVF-Kinder können, wie alle anderen Kinder, wunderbare menschliche Wesen mit zarten Seelen sein, und ich liebe diejenigen, mit denen ich gearbeitet habe und dadurch gut kenne, wirklich. Aus meiner Sicht, insbesondere wenn es um Struktur, Form sowie die persönliche Beziehung zum eigenen Körper geht, erlebten sowohl die IVF-Kinder, denen ich begegnet bin, wie auch ihre Eltern ein höheres Ausmass an Frustration. Nach meiner Erfahrung brauchen IVF-Kinder in manchen Bereichen ein wenig zusätzliche Aufmerksamkeit. Falls meine Beobachtungen für die grössere IVF-Population verallgemeinerbar sind, könnte man sagen, dass IVF-Babys nicht immer die kleinen «Freudenbringer» sind, auf die ihre Eltern hoffen. Da IVF-Babys zumeist als Zwillinge kommen, vergrössern sie zusätzlich die Betreuungsanforderungen für die bereits gestressten Eltern. Eltern von IVF-Babys haben bereits eine ganze Menge mitgemacht, haben bisweilen schon viele Jahre versucht, ein Kind zu zeugen, bevor sie sich auf den teuren und harten IVF-Vorgang eingelassen haben.

Ich mache mir Sorgen darüber, dass die IVF-Technologie erheblich weiter fortgeschritten ist als unser Verständnis der psychologischen Folgen dieser Prozedur. Eltern mit Schwierigkeiten bei der Zeugung könnte mit einer ernsthaften Studie der psychologischen und physiologischen Tendenzen von IVF-Kindern gedient werden. Sie wären im Vorfeld besser über eine Entscheidung informiert, von der grosse finanzielle Ausgaben abhängen, erheblicher Stress in der Schwangerschaft für die Mutter und die Babys sowie (fast immer) eine Kaiserschnittgeburt und eine plötzliche Verdoppelung der Familiengrösse.

Ich weiss nicht, ob die Besonderheiten, die ich beobachtet habe, bei allen oder bei vielen IVF-Kindern vorliegen, und ich kenne keine Studien in diesem Bereich. Ich weiss nicht, wie relevant dies für die IFV-Kultur ist, die erschaffen wird und schnell wächst. Was ich mit Sicherheit weiss, ist, dass diese Tendenzen reale und nachweisbare Auswirkungen auf alle Familien haben, mit denen ich gearbeitet habe, und ich mache mir Sorgen über die wachsende Popularität von IVF-Befruchtungen, in denen dieser Grad an Bewusstheit nicht gegeben ist.

Interessanterweise zeugten zwei der Familien nach einer Menge persönlicher Arbeit mit ihren Babys – was natürlich eine starke Wirkung auf die Eltern beinhaltet – ohne Absicht und zu ihrer eigenen Überraschung ein weiteres Kind; auch die folgende Geburt war natürlich. Es hat den Anschein, als hätte sich in den Eltern etwas bewegt, während sie so tief und einfühlsam mit ihren IVF-Kindern gearbeitet haben.

Nachbemerkung:

Eltern die eine künstliche Befruchtung planen oder IVF-Kinder haben und mit Karlton Terry oder seinen Assistentinnen in Kontakt treten möchten, können dies über www.karltonterry.com.

Zur weiteren Lektüre (Anm. d. Herausgebers): De Jong TM. Babys aus dem Labor. Segen oder Fluch? Weinheim/Basel: Beltz; 2002.

Die Autorinnen und Autoren

Christine Caldwell, PhD, LPC, ADTR, ist Gründerin und Direktorin des Somatic Psychology Department an der Naropa University in Boulder, Colorado, USA. Sie ist internationale Lehrerin und Ausbildnerin sowie Autorin zweier Bücher: «Getting Our Bodies Back» und «Getting in Touch». Sie bietet Therapieausbildungen in somatischer Evolution an (den sogenannten «Moving Cycle»), mit Spezialisierungen für die Arbeit mit Sucht, Spiel, Bewegungsabläufen, Geburt und Tod und anderem mehr.

Adresse: Somatic Psychology Department, Naropa University, Boulder CO 80302

David Chamberlain, PhD, kalifornischer Psychologe, ist ein internationaler Pionier der prä- und perinatalen Psychologie. In einer landesweiten Forschungsarbeit mit Mutter-Kind-Paaren konnte er 1980 aufzeigen, dass Geburtserinnerungen verlässliche Erinnerungen und nicht Fantasien sind, wie man bis dahin geglaubt hatte. Mit über 55 Publikationen, die auf der ganzen Welt studiert und diskutiert werden, ist er einer der Hauptautoren auf dem Gebiet der prä- und perinatalen Psychologie. Sein populäres Buch «The Mind of Your Newborn Baby» (dt.: «Woran Babys sich erinnern») wurde in 12 Sprachen übersetzt. D. Chamberlain ist einer der Mitbegründer und Fakultätsmitglied des Santa Barbara Graduate Institute, der ersten Universität, die eine Vollausbildung mit Master- und Doktortitel in prä- und perinataler Psychologie anbietet.

Adresse: 1105 N Outare, Santa Barbara, CA 93105, USA, E-Mail: dbchamb@pacbell.net

Rose Drescher Schwarz, Dr. med., Spezialärztin Psychiatrie/Psychotherapie für Kinder, Jugendliche und Erwachsene FMH. Aufgewachsen in Trier und Mannheim, nach dem Abitur Studium in Heidelberg, Paris und Freiburg i.Br. Zwei erwachsene Kinder, geschieden, im Zuge der 68er-Bewegung engagiert in Kinderläden. Auf der Basis einer psychoanalytischen Ausbildung vielfältige Fortbildungen: Gestalttherapie (Hildegund Heinl), Körpertherapie (George Downing), Bewegungsanalytische Therapie (Cary Rick), Tanztherapie (Andrea Juhan Rosenberg), Pesso-Gruppentherapie (Diane und Albert Pesso Boyden), Imaginative Regressionstherapie (Alice und Guus Hulscher Oesterreicher, auch L. Reddemann), Prä- und Perinatale Psychotherapie (Ray Castellino, Marjorie Rand, William Emerson, Karlton Terry). Assistenzzeit bzw. Oberarztzeit in Freiburg i. Br., Basel und Liestal/ Bruderholz, seit 1990 in eigener Praxis.

Adresse: Waldeckweg 42 / Parkstrasse 5, CH-4102 Binningen, E-Mail: info@rosedrescher.com, www.rosedrescher.com

William Emerson, PhD, ist Psychotherapeut, Forscher, Ausbildner, Schriftsteller und ein Pionier auf dem Gebiet der prä- und perinatalen Psychologie. Er ist Co-Präsident der APPPAH, der US-Amerikanischen professionellen Vereinigung für prä- und perinatale Psychologie und Medizin. W. Emerson gehört zu den weltweit ersten Psychotherapeuten, die prä- und perinatale Behandlungsmethoden für Babys und Kinder entwickelten, und ist ein anerkannter Experte für die prä- und perinatale Psychotherapie Erwachsener. Er ist Autor von fünf Büchern, zahlreichen Artikeln und Videofilmen über prä- und perinatale Psychologie. W. Emerson hat an mehreren Universitäten gelehrt und verschiedene Stipendien und Auszeichnungen für seine Forschungen erhalten. Dr. Emerson hat während 25 Jahren als Psychotherapeut praktiziert; zurzeit leitet er Ausbildungsseminare und Workshops in den USA, in Kanada und Europa und schreibt ein Buch über traumatische Auswirkungen der Geburtshilfepraxis.

Adresse: 490 Bodega Avenue, Petaluma, CA 94952, USA, www.emerson birthrx.com

Ludwig Janus, Dr. med., aufgewachsen in Essen, Studium der Psychologie und Medizin in München, Essen und Göttingen. Psychoanalytische Weiterbildung in Göttingen und Heidelberg. Seit 1975 psychoanalytischer Psychotherapeut in eigener Praxis in Heidelberg. Dozent und Lehranalytiker am Psychoanalytischen Weiterbildungsinstitut in Heidelberg. Past-Präsident der Internationalen Studiengemeinschaft für Pränatale und Perinatale Psychologie und Medizin (ISPPM) (www.isppm.de), Past-Präsident der Deutschen Gesellschaft für Psychohistorische Forschung (www.psychohistorie.de), Mitglied psychoanalytischer und anderer Fachgesellschaften – DPG, DGPT, DAGG, DKPM.

Zahlreiche Publikationen zur prä- und perinatalen Psychologie und zur Psychohistorie, unter anderem: «Wie die Seele entsteht», Mattes, Heidelberg 1997; «Die Psychoanalyse der vorgeburtlichen Lebenszeit und der Geburt», Psychosozial, Giessen 2000; «Der Seelenraum des Ungeborenen», Walter, Düsseldorf 2000; «Pränatale Psychologie und Psychotherapie», Mattes, Heidelberg 2004; mit Sigrun Haibach «Seelisches Erleben vor und während der Geburt», LinguaMed, Neu-Isenburg 1997; mit Helga Häsing «Ungewollte Kinder», text-o-phon, Wiesbaden 1999; mit Winfried Kurth «Psychohistorie und Politik», Mattes, Heidelberg 2003; und weitere Bände des Jahrbuchs für Psychohistorie, Mattes, Heidelberg. Weitere Literatur siehe www.isppm.de,

Seminare siehe www.ludwig-janus.de. Mitherausgeber des «International Journal of Prenatal and Perinatal Psychology and Medicine» und der Buchreihe «Ergebnisse der Pränatalen Psychologie», Mattes Verlag, Heidelberg.

Adresse: Schröderstr. 85, D-69120 Heidelberg, E-Mail: LuJanus@aol.com, www.ludwig-janus.de

Albert Pesso ist zusammen mit seiner Frau Diane Boyden-Pesso der Begründer von Pesso Boyden System Psychomotor (PBSP), einer weit herum anerkannten interaktiven Psychotherapiemethode, die den Klienten hilft, neue Erinnerungen zu kreieren, um emotionale Defizite aus der Vergangenheit zu kompensieren. In den 47 Jahren seit der Entwicklung von PBSP hat Albert Pesso als Direktor für Psychomotorische Therapie am McLean Hospital (Belmont) und an der Schmerzabteilung des New England Rehabilitation Hospitals gearbeitet, als Adjunct Professor am kalifornischen Fielding Institut und als Konsiliarius für psychiatrische Forschung am Veterans Administration Hospital in Boston. Er hat PBSP auch an der Harvard Universität und an anderen pädagogischen und medizinischen Institutionen unterrichtet. Albert Pesso hat fast ein Dutzend Bücher geschrieben oder mitverfasst, mehr als 50 Artikel publiziert und Hunderte von Seminaren auf der ganzen Welt geleitet. Er hat Vorträge gehalten an zahlreichen Konferenzen von psychologischen Verbänden und Organisationen auf der ganzen Welt.

Adresse: Strolling Woods on Webster Lake, Lake Shore Drive, Franklin, NH 03235, USA, www.pbsp.com

Marjorie L. Rand, PhD, ist seit 30 Jahren Körperpsychotherapeutin. Sie entwickelte zusammen mit Jack Rosenberg die Integrative Body Psychotherapy (IBP) und veröffentlichte mit ihm zusammen das Buch: «Body, Self and Soul: Sustaining Integration». Sie ist zertifizierte Master-Trainerin für IBP. Als Direktorin von «New Institutes for IBP» gründete sie von 1986 bis 2002 zehn IBP-Institute in den USA, Kanada und Europa und lehrte an ihnen. Sie trug auch ein Kapitel zu Christine Caldwells Buch «Getting in Touch. A Guide To the New Body Psychotherapies» bei. Zurzeit arbeitet sie zusammen mit Babette Rothschild (Autorin von «Der Körper erinnert sich»; und «The Body Remembers Casebook») an einem Buch über die somatische Seite indirekter Traumatisierung. Sie hat viele Artikel in professionellen Zeitschriften veröffentlicht, darunter im *Journal for Association For Pre- and Perinatal Health* und *The Journal of the International Association for Pre- and Perinatal Medicine.* Sie ist Mitglied des Advisory Board sowie mehrerer anderer Komitees der United States Association for Body Psychotherapy (USABP).

Adresse: 616N Poinsettia Avenue, Manhattan Beach, CA 90266, USA, www.drrandbodymindtherapy.com

Franz Renggli, Dr. phil. II, Psychoanalytiker und Körperpsychotherapeut, Paar- und Familientherapeut, spezialisiert für die Heilung frühester Verletzungen aus Schwangerschaft und Geburt. Arbeitet auch mit Babys und ihren Familien. Autor von «Angst und Geborgenheit» 1974, «Selbstzerstörung aus Verlassenheit» 1992 und «Der Ursprung der Angst» 2001. Diverse Artikel und Weiterbildungsangebote auf: www.franz-renggli.ch.

Adresse: Nonnenweg 11, CH-4055 Basel, www.franz-renggli.ch

Peter Schindler, Dr. med., Facharzt für Psychiatrie und Psychotherapie FMH, Präsident der Internationalen Studiengemeinschaft für Prä- und Perinatale Psychologie und Medizin Schweiz (ISPPM.CH), Präsident der Fachgruppe für Psychiatrie und Psychotherapie sowie Kinder- und Jugendpsychiatrie und -psychotherapie der Medizinischen Gesellschaft Basel, Mitglied der Schweizerischen Gesellschaft für Psychiatrie und Psychotherapie (SGPP), Ausbildner, Supervisor und Lehrtherapeut der Schweizerischen Gesellschaft für Bioenergetische Analyse und Therapie (SGBAT/SSATB), Certified Bioenergetic Therapist des International Institute for Bioenergetic Analysis (IIBA), langjährige Ausbildung in prä- und perinataler Psychologie und Psychotherapie bei William Emerson, Marjorie Rand und Karlton Terry. Prä- und perinataler Psychotherapeut für Babys, Kinder und Erwachsene. Nationaler und internationaler Workshopleiter, Ausbildner und Lehrer für prä- und perinatale Psychologie und Psychotherapie für ISPPM.CH und für das Institute for Pre- and Perinatal Education, Denver, USA. Zahlreiche Vorträge und Publikationen zur Körperpsychotherapie und prä- und perinatalen Psychologie. Mitherausgeber von Körper und Seele Band 1 bis 7, Schwabe Verlag Basel. Verheiratet, Vater einer Tochter und eines Sohnes, seit 19 Jahren in eigener Praxis für körperorientierte Psychotherapie in Basel tätig.

Adresse: Eulerstrasse 17, CH-4051 Basel, E-Mail: PeterSchindler@gmx.ch, www.isppm.ch

Antonia Stulz-Koller ist Spezialärztin FMH für Kinder- und Jugendpsychiatrie und -psychotherapie. Seit neun Jahren arbeitet sie in einer Gemeinschaftspraxis in der Stadt Zürich.

Nach dem Studium der Medizin und während ihrer Assistenz- und Oberarztjahre absolvierte sie eine Ausbildung in systemischer Therapie in Heidelberg (D) bei Fritz Simon, Gunthard Weber und Arnold Retzer. Fasziniert von der prä- und perinatalen Psychologie besuchte sie in den folgenden zehn Jahren Aus- und Weiterbildungskurse zur Behandlung von prä- und perinatalen Traumen bei William Emerson, Ray Castellino und Karlton Terry. Gleichzeitig studierte sie weitere traumaspezifische Behandlungstechniken aus der Hypnotherapie. Seit einigen Jahren liegt ihr psychotherapeutischer Schwerpunkt bei der Behandlung von belasteten Säuglingen und Kleinkindern und deren Familien. Antonia Stulz-Koller lebt mit ihrem Partner und ihren zwei Töchtern in Zürich.

Adresse: Edisonstrasse 24, CH-8054 Zürich, E-Mail: antonia.stulz@hin.ch, www.praxis-maertplatz.ch

Karlton Terry ist prä- und perinataler Pädagoge. In den letzten 18 Jahren hat er Workshops geleitet und Vorträge gehalten in den USA, der Schweiz, Deutschland, Belgien, Österreich, Italien, England und Mexiko. Er half, die «Clinic for Pre- and Perinatal Bonding» in Mexiko aufzubauen und gründete das «Institute for Pre- and Perinatal Education» in den Vereinigten Staaten. Er ist Vorsteher des «Consulate Healing Center» in Denver, Colorado, USA, mit über 50 Mitarbeitern, die Naturheilkunde und holistische Medizin praktizieren. Er ist Autor von mehreren Artikeln und Büchern zur prä- und perinatalen Psychologie. Sein neuestes Buch behandelt das Thema der Bindung mit Babys.

Adresse: 1556 Steel Street, Denver, 80206 USA, www.karltonterry.com

Rien Verdult ist Entwicklungspsychologe und Psychotherapeut. Er arbeitet in eigener Praxis mit Erwachsenen und Babys. Ursprünglich hat er mit Alzheimer-Patienten gearbeitet und ist über diese Arbeit mit der pränatalen Psychologie in Kontakt gekommen. Darüber hinaus hat er drei Bücher geschrieben, worin u.a. auch eine Begleitmethode für Alzheimer-Patienten beschrieben wird. Er ist interessiert an der Bedeutung der pränatalen und frühkindlichen Bindungserfahrungen für die affektive Weiterentwicklung des Kindes und seines Gehirns. William Emerson und Karlton Terry haben ihn in pränataler Psychotherapie ausgebildet. Er ist Mitglied der ISPPM und APPPAH.

Adresse: Opleeuwstraat 59, B-3840 Gors-Opleeuw (Borgloon), E-Mail: rien.verdult@skynet.be, www.stroeckenverdult.be

Schriftenreihe «Körper und Seele» der Schweizerischen Gesellschaft für Bioenergetische Analyse und Therapie (SGBAT)

Band 1
Mit Leib und Seele – Wege der Körperpsychotherapie
ISBN 978-3-7965-2076-1

Band 2
Der Körper in der Psychotherapie
ISBN 978-3-7965-1017-5

Band 3
Verführung in Kindheit und Psychotherapie
ISBN 978-3-7965-1018-2

Band 4
Schock und Berührung
ISBN 978-3-7965-1019-9

Band 5
Zwischen Himmel und Erde.
Beiträge zum Grounding-Konzept
ISBN 978-3-7965-1020-5

Band 6
Bioenergetik im Spannungsfeld der Geschlechter.
Liebe, Erotik, Sexualität in der Körperpsychotherapie
ISBN 978-3-7965-1060-1

Band 7
Am Anfang des Lebens.
Neue körperpsychotherapeutische Erkenntnisse
über unsere frühesten Prägungen
durch Schwangerschaft und Geburt
ISBN 978-3-7965-2644-2

Sonderband
Körperpsychotherapie – Bioenergetische Konzepte im Wandel
ISBN 978-3-7965-1807-2

Das Signet des 1488 gegründeten Druck- und Verlagshauses Schwabe reicht zurück in die Anfänge der Buchdruckerkunst und stammt aus dem Umkreis von Hans Holbein. Es ist die Druckermarke der Petri; sie illustriert die Bibelstelle Jeremia 23,29: «Ist nicht mein Wort wie Feuer, spricht der Herr, und wie ein Hammer, der Felsen zerschmettert?»